实用临床护理要点

甄守梅　鹿鸣君　段凌慧　冯金莲　王丽芳　胡曼◎主编

吉林科学技术出版社

图书在版编目（ＣＩＰ）数据

实用临床护理要点/甄守梅等主编．−长春：吉林科学技术出版社，2024.3

ISBN 978-7-5744-1177-7

Ⅰ．①实… Ⅱ．①甄… Ⅲ．①护理学 Ⅳ．①R47

中国国家版本馆 CIP 数据核字(2024)第 064529 号

实用临床护理要点

主　　编	甄守梅　等
出 版 人	宛　霞
责任编辑	梁丽玲
封面设计	树人教育
制　　版	树人教育
幅面尺寸	185mm×260mm
开　　本	16
字　　数	310 千字
印　　张	13.25
印　　数	1~1500 册
版　　次	2024 年 3 月第 1 版
印　　次	2024 年 12 月第 1 次印刷

出　　版	吉林科学技术出版社
发　　行	吉林科学技术出版社
地　　址	长春市福祉大路5788号出版大厦A座
邮　　编	130118
发行部电话/传真	0431−81629529 81629530 81629531
	81629532 81629533 81629534
储运部电话	0431−86059116
编辑部电话	0431−81629510
印　　刷	廊坊市印艺阁数字科技有限公司

书　　号	ISBN 978-7-5744-1177-7
定　　价	80.00元

编 委 会

主 编　甄守梅（临沂市人民医院）

　　　　鹿鸣君（枣庄市中医医院）

　　　　段凌慧（聊城市第二人民医院）

　　　　冯金莲（临朐县人民医院）

　　　　王丽芳（曹县磐石医院）

　　　　胡　曼（济宁市公共卫生医疗中心）

目　　录

第一章　急危重症护理

第一节　创伤

一、概述

创伤有狭义和广义之分。狭义的创伤是指机械能量作用于人体所造成的机体结构完整性破坏。广义的创伤是指机体遭受外界某些物理性、化学性、生物性致伤因素作用后所引起的人体结构与功能的破坏。

(一)创伤分类

1.按致伤原因

可分为武器伤、火器伤、烧(烫)伤、冻伤、化学伤、放射性损伤等。

2.按致伤部位

可分为颅脑伤、胸部伤、腹部伤、上肢伤、下肢伤等。

3.按损伤类型

(1)开放性创伤:是指皮肤或黏膜表面有伤口,甚至可引起深部器官损伤者,如撕裂伤、切割伤、砍伤等。

(2)闭合性创伤:是指皮肤或黏膜表面完整无伤口者,如挤压伤、扭伤、闭合性骨折等。

4.按伤情

(1)轻伤:是指无生命危险,现场无需特殊处理的伤情。

(2)重伤:是指暂时无生命危险,生命体征稳定,可密切观察,力争尽早处理的伤情。

(3)危重伤:是指有生命危险,需紧急处理的伤情。

(二)创伤后机体的反应

创伤后机体可发生全身及局部反应,这些反应有利于机体对抗致伤因子的有害作用,维持内环境的稳定和促进机体的康复。如反应过于强烈,对机体也会造成有害的影响。

1.局部反应

局部反应主要是急性炎症反应,有利于组织修复,但过强而广泛的炎症反应,则会导致局部组织张力过大,引起血液循环障碍,发生组织坏死,造成炎症损害。

2.全身反应

(1)应激反应:是机体创伤后针对有害刺激所作出的维护机体内环境稳定的综合反应,主要表现为面色苍白、心动过速、皮肤出汗等,由精神刺激、组织损伤、器官功能障碍、创伤并发症等引起。

(2)代谢改变:创伤后代谢改变主要表现为高代谢症状,如心率加快、心排血量增加、外周循环阻力下降、静息能耗增加、氧耗量增加,糖类、脂类和氨基酸的利用增加等。随之而来的是物质代谢紊乱,如糖代谢紊乱时,糖原分解、脂肪动员、血糖升高;蛋白质代谢紊乱时,肌肉蛋白严重分解、尿氮丢失、血尿素氮升高、负氮平衡显著。高代谢状态若不控制,将发展成为多器官功能障碍综合征。

(3)免疫改变:近年研究证明,创伤早期继发感染来源于肠腔。由于严重创伤引起肠黏膜缺血水肿、局部坏死,肠道屏障遭到破坏,肠道内细菌穿过肠黏膜上皮细胞或间隙进入固有层,侵入淋巴、血流并扩散至全身,这个过程称为"细菌移位"。肠源性感染多为两种以上的细菌混合感染,如在休克基础上并发感染,则加速多器官衰竭的进程。免疫功能障碍导致感染脓毒血症及多器官功能障碍综合征,成为创伤后期患者死亡的主要原因。

(三)创伤的评估

在对创伤患者进行现场救护时应做到及时、快速、准确,而 ABCDE 评估法就是一种简单、实用、有效的评估方法,尤其是在大量伤病员且人手不足的情况下应用此法进行检伤分类,可以达到节省人力物力资源、正确地判断伤情与生命体征情况、确立抢救优先顺序的目的。对于重伤患者,要优先处理威胁生命的因素,如心搏、呼吸停止,大出血等。ABCDE 评估法内容主要包括以下几方面:

A(airway):气道是否通畅、有无异物等。

B(breathing):呼吸情况。

C(circulation):循环情况以及大出血是否有效控制。

D(disability):肢体功能障碍,意识障碍状况。

E(exposure):暴露受伤部位,避免遗漏严重致命伤。

救护人员可根据 ABCDE 评估法对患者的伤情作出评估,不但节省时间、提高效率,而且还能防止遗漏。

二、多发伤救护

多发伤是指在同一致伤因素作用下,人体同时或相继有两个以上的解剖部位或器官受到创伤,且其中至少有一处可以危及生命的严重创伤,或并发创伤性休克者。

多发伤的特点主要体现在:①各器官相互影响,加重损伤反应;②伤情较单一,损伤严重、复杂;③伤情变化快,病死率高;④休克发生率高;⑤低氧血症发生率高;⑥容易漏诊和误诊;⑦并发症发生率高;⑧抢救复杂且易发生矛盾。

要注意多发伤与多处伤、复合伤、联合伤在概念上的区别。多处伤是指同一解剖部位或脏器有两处以上的损伤;复合伤是指两种以上的致伤因素同时或相继作用于人体所造成的损伤;

联合伤是指创伤造成膈肌破裂,胸部和腹部均造成损伤。

(一)护理评估

现场评估患者伤情时主要是对危及生命的伤情进行评估,对呼吸、循环、意识等情况进行观察。对呼吸的观察主要是了解呼吸道是否通畅,观察呼吸的频率、节律,有无通气不良、鼻翼扇动,胸廓运动是否对称,听诊呼吸音是否减弱等;对循环的观察主要是血压、脉搏、皮肤黏膜的颜色,从而判断休克程度、组织灌注情况等;依据患者的反应、瞳孔大小、各种反射的情况等对意识进行判断。病情允许的情况下可详细采集病史对伤情作全面评估,并进行各种特殊实验室检查和影像学诊断,如 X 线摄片、B 超、CT、MRI 等。根据评估的结果,确立损伤救治的先后顺序。

(二)病情判断

凡因同一致伤因素而出现下列伤情两条以上者定为多发伤。①颅脑损伤:颅骨骨折、颅内血肿、脑挫伤或裂伤、颌面部骨折;②颈部损伤:大血管损伤或颈椎损伤;③胸部损伤:多发肋骨骨折,血气胸,心肺、气管、纵隔、横隔和大血管损伤;④腹部损伤:腹腔内脏损伤、出血、后腹膜血肿;⑤脊柱骨折伴有神经损伤;⑥骨盆骨折伴有休克;⑦上肢长骨干、肩胛骨骨折;⑧下肢长骨干骨折;⑨四肢广泛撕脱伤;⑩泌尿生殖系统损伤:肾、膀胱、尿道、子宫、阴道破裂。

(三)急救护理

1.现场救护

(1)脱离危险环境:救护人员到达现场后,应使伤员迅速安全地脱离危险环境,排除可能继续造成伤害的因素。搬运伤员时动作要轻稳,切忌将伤肢从重物下硬拉出来,以免造成继发性损伤。

(2)保持呼吸道通畅:呼吸道梗阻或窒息是伤员死亡的主要原因,应迅速解除呼吸道梗阻。

(3)迅速止血:控制明显的外出血是减少现场死亡的最重要措施。最有效的紧急止血法是加压于出血处,压住出血伤口或肢体近端的主要血管,加压包扎伤口,抬高患肢,控制出血。对出血不止的四肢大血管出血,可用止血带止血法,并严格按止血带止血要求处理。

(4)伤口处理:伤口用无菌敷料或干净织物覆盖,外用绷带或布条包扎。

(5)保存好断离肢体:伤员断离的肢体应用无菌包或干净布包好,外套塑料袋,周围置冰块低温保存,断肢应随伤员送往医院,以备再植手术。

(6)抗休克:现场抗休克的主要措施为迅速临时止血,输液扩容和应用抗休克裤。

(7)现场观察:目的是了解致伤因素以及伤员意识、脉搏、瞳孔、皮肤黏膜颜色、出血量等,帮助判断伤情并指导治疗。

2.途中监护

(1)用物准备:做好途中救护的抢救器材、药品等物品准备,保证途中抢救工作不中断。

(2)伤员体位:伤员在转送途中的体位,应根据不同的伤情选择。一般创伤伤员取仰卧位;颅脑创伤、颌面部创伤应侧卧位或头偏向一侧;胸部创伤取半卧位或患侧向下的低斜坡卧位;

休克患者取仰卧中凹位。

(3)搬运方式:疑有脊椎损伤的患者,应 3~4 人一起搬动,保持头部、躯干成一直线,置于硬板上平卧,以防导致继发性脊髓损伤,尤其是颈椎损伤,造成突然死亡。

(4)转送要求:担架运送时,伤员头部在后,下肢在前,以便于观察;飞机转运时,体位应横放,以防飞机起落时头部缺血;车辆转运时,头部在后,注意控制车速,防急刹车并尽量减少颠簸。

(5)病情观察:注意伤员的生命体征、意识、面色、瞳孔对光反应等情况,发现异常及时处理。

3.院内救护

(1)抗休克:尽快建立两条静脉输液通道,根据医嘱给予快速补液。

(2)控制出血:对已用敷料包扎过的出血部位,外面用绷带加压包扎,并抬高出血肢体;对活动性较大的出血应迅速钳夹止血;对内脏大出血应进行手术处理。

(3)胸部创伤的处理:对开放性创伤,应迅速将创口暂时封闭,张力性气胸应尽快穿刺并行胸腔闭式引流。

(4)颅脑创伤的处理:应注意防止脑水肿,防止呕吐物吸入,一旦明确颅内血肿,应迅速采取减压措施。

(5)腹部内脏创伤的处理:疑有腹腔内出血时,应立即行腹腔穿刺术、B 超检查,并尽快输血,防止休克,做好术前准备,尽早剖腹探查。

(6)呼吸道烧伤的处理:保持呼吸道通畅,防止窒息,必要时行气管切开。

(7)骨折的处理:给予临时止血固定,待生命体征平稳后再处理骨折。

三、复合伤救护

复合伤是指人体同时或相继遭受两种或两种以上不同性质致伤因素作用而引起的损伤。复合伤有多种类型,常见的复合伤主要有放射复合伤、烧伤复合伤、化学复合伤。复合伤通常具有一伤为主、伤情可被掩盖、多有复合效应的特点。

(一)放射复合伤

人体同时或相继遭受放射和多种非放射损伤且以放射损伤为主的创伤称为放射复合伤。

1.护理评估

伤情程度、存活时间及病死率主要取决于辐射剂量的多少及合并其他损伤的程度。患者除具有造血功能障碍、感染、出血等特殊病变的临床症状外,还可能会出现休克、胃肠道系统功能障碍、组织坏死等损伤症状。特别是休克,其发生率和严重程度较单一伤为重,是早期死亡的重要原因之一。如创面伴有伤口,则伤口愈合延迟,且易发感染,导致组织坏死更加严重,甚至发生创面溃烂,最终导致创口肉芽组织形成不良,创口愈合延迟。伴有骨折的患者则骨痂形成慢,造成骨折不愈合或形成假关节。

2.急救护理

(1)紧急救护:

①去除致伤因素:防止再次损伤。

②保持呼吸道通畅:特别是昏迷患者,必要时给氧。

③及时止血:及时进行包扎或采取相应止血措施。

(2)一般护理:

①抗休克:迅速开通多条静脉通道,按医嘱及时输液,补充血容量。

②预防感染:及早并彻底清创,加强对创面局部感染的控制,可适当应用抗生素。

③抗辐射处理:对局部进行清洗和消毒,胃肠道沾染者可采取催吐、洗胃、导泻等措施,并尽早口服碘化钾。

④饮食护理:可根据伤情食用清淡、易消化、富含纤维素、维生素的食物,症状重者可暂时禁饮、禁食,必要时通过静脉和胃肠外营养补充足够能量。

⑤心理护理:伤情较重的患者,易出现紧张、焦虑甚至恐惧的情绪,应加强心理指导。

(二)烧伤复合伤

烧伤复合伤是指人体同时或相继受到热能和其他创伤所致的损伤,其中以烧伤为重。临床比较常见的是烧伤合并冲击伤。

1.护理评估

烧伤复合伤除因烧伤导致体表损伤,引起患者脱水、易感染等症状外,还可引起机体各器官功能的障碍,特别是合并有其他创伤的患者,还会表现为相应伤情的临床症状,出现相互加重的效应,致使休克、感染等的发生程度重且发生率较高、持续时间长。

(1)伴心脏创伤:早期出现心动过缓,以后出现心动过速,严重者会有各种类型的心律失常,甚至出现心力衰竭。

(2)伴肺创伤:会出现肺出血、水肿、破裂等,导致气胸、血胸、肺不张,患者可有胸闷、咯血、呼吸困难,严重者出现肺出血、肺水肿症状,是现场死亡的主要原因。

(3)伴肝创伤:可出现肝血肿、出血、破裂等,有肝功能障碍的表现,有肝区疼痛,丙氨酸氨基转移酶升高,出、凝血障碍等。

(4)伴肾创伤:可出现少尿、无尿、血尿、血尿素氮及肌酐升高等肾衰竭的表现。

(5)其他:造血功能可受到抑制,血白细胞、红细胞、血小板等可减少;可出现听力、语言、视力、运动等障碍,也可有昏迷等症状。

2.急救护理

(1)紧急救护:

①防治肺损伤:严重的肺出血、肺水肿是早期死亡的主要原因。应快速有效地保持呼吸道通畅,有呼吸困难、窒息者应该紧急行气管插管或气管切开,并给予高流量的氧气,若发生肺水肿,给氧时通过 20%~30%乙醇湿化,必要时机械辅助呼吸。

②抗休克:初步估计烧伤的程度和面积,迅速建立多条静脉通道,根据相关要求进行及时

有效的补液,维持血压,防止患者发生休克。

③创面处理:对于烧伤创面应尽早进行冷疗,并做好包扎处理,争取在6h内进行清创,对于深度创伤,应早期切痂进行自体植皮。对于有创口的患者,要及早进行清创并注意无菌操作;有骨折的患者要尽早对骨折进行固定,必要时手术处理。

(2)一般护理:

①抗感染:对于创面要尽早用无菌敷料进行包扎,注意无菌操作,防止感染。同时防止各种内源性感染,使用抗生素和破伤风抗毒素预防注射。

②病情观察:随时密切观察患者呼吸、血压、脉搏、心律、心率、意识及瞳孔的变化,一旦出现异常要尽早进行处理。

③对心、脑、肾的保护:除随时注意观察相应脏器出现的异常症状外,可进行预防性的治疗,防止心力衰竭、脑功能障碍及肾衰竭。

④疼痛护理:让患者采取合适的体位,除及时包扎、止血外,可按医嘱适当应用镇痛剂。

⑤心理护理:患者会出现焦虑、紧张、恐惧的心理表现,应随时加强心理指导。

(三)化学复合伤

化学复合伤是指一种或多种化学致伤因素与其他致伤因素同时或相继作用于人体引起的损伤。目前多见于专业人员使用的化学制剂或民用化学药物,如强酸、强碱、工业有害化学制剂与溶剂、农药等。

1.护理评估

化学毒物可经呼吸道、消化道、皮肤黏膜进入人体,引起中毒症状,严重者导致死亡。尤其是当合并有创伤伤口时,毒物可经伤口快速吸收,中毒程度明显加重。毒物的种类不同,其临床表现也各有差异,有些毒物会导致肺水肿,引起呼吸困难,严重的导致呼吸衰竭;有的毒物影响中枢神经系统,导致头痛、头晕、幻觉、狂躁、昏迷等症状;有些引起循环系统异常,导致心率增快、心律失常等,严重者可导致心力衰竭。

2.急救护理

(1)紧急救护

①迅速撤离危险现场:施救者应迅速穿戴好防护服和防护面具,并携带相关防护用具,及时地将患者运送到安全通风的区域,为下一步抢救做好准备。

②清除毒物:尽早对沾染毒物的部位进行清洗,以便于消除有毒物质并减少毒物经创口吸收,必要时可选用相应的中和剂、保护剂等进行清洗,然后用无菌敷料进行包扎。在毒物诊断明确的情况下,有条件时也可选用相应的抗毒剂或特效解毒剂。

(2)一般护理

①病情观察:加强患者临床症状的观察,注意患者生命体征、意识、瞳孔、尿量、排泄物及分泌物等的变化,如有异常,及时处理。

②预防并发症:对患者可能出现的呼吸衰竭、心力衰竭、休克等并发症,可通过保持呼吸道通畅、防治肺水肿、应用洋地黄类强心药、迅速补充血容量等措施进行预防和治疗。

③心理护理:加强心理护理,解除患者焦虑、恐惧心理。

四、颅脑创伤救护

颅脑创伤是一种常见的外伤,多由暴力或意外伤害等原因引起,一旦发生则症状较重,如不及时抢救将给患者带来严重的后果,甚至导致死亡。

(一)分类

1.按损伤部位分类

(1)头皮损伤:头皮血肿、头皮挫裂伤、头皮撕脱伤。

(2)颅骨骨折:颅顶骨折、颅底骨折。

(3)脑损伤:脑震荡、脑挫裂伤、脑干损伤。

2.按伤情分类

(1)轻型:单纯性脑震荡伴或不伴颅骨骨折。

①原发性昏迷 0～30min。

②仅有轻度头昏、头痛等症状。

③神经系统和脑脊液检查无明显改变。

④格拉斯哥昏迷评分(GCS)计分 13～15 分,GCS 计分标准如表1-1。

表 1-1　GCS 计分标准

睁眼反应	计分	言语反应	计分	运动反应	计分
自动睁眼	4	回答正确	5	按吩咐动作	6
呼唤睁眼	3	答非所问	4	刺痛能定位	5
刺激睁眼	2	胡言乱语	3	刺痛能躲避	4
不睁眼	1	只能发音	2	刺痛肢体屈曲反应	3
		不能发音	1	刺痛肢体过伸反应	2
				不能运动	1

(2)中型:轻度脑挫裂伤伴有颅骨骨折。

①原发性昏迷时间在 12h 之内。

②有轻度神经系统阳性体征,如颈强直、脑膜刺激征等。

③生命体征有轻度改变。

④GCS 计分 9～12 分。

(3)重型:广泛粉碎性颅骨骨折,重度脑挫裂伤。

①出现急性颅内血肿、脑干伤及脑疝,昏迷在 12h 以上,持续性昏迷或进行性昏迷加重。

②有明显神经系统阳性体征。

③生命体征有明显改变。

④GCS 计分 5～8 分。

(4)特重:严重脑干伤或脑干衰竭者。

①伤后持续性深昏迷,有去皮质强直或伴有其他部位的脏器伤、休克等。

②已有晚期脑疝,包括双瞳散大、生命体征严重紊乱或呼吸已接近停止。

③GCS 计分 3~4 分。

(二)护理评估

1.外伤史

一般都有头部外伤史。

2.临床表现

(1)意识障碍:伤后绝大多数患者立即出现不同程度的意识障碍,这是判断患者有无脑损伤的重要依据。

(2)头痛、呕吐:头痛由头皮、颅骨创伤,蛛网膜下隙出血、颅内血肿、颅内压过高或脑血管的异常舒缩引起。早期呕吐多因迷走或前庭神经等结构受影响所致,后期频繁呕吐有可能因颅内压进行性增高而引起,表现为特征性的喷射状呕吐。

(3)瞳孔变化:伤后一段时间才出现的进行性一侧瞳孔散大,伴意识障碍加重、生命体征紊乱和对侧肢体瘫痪,是脑疝的典型改变,但需排除药物因素;双侧瞳孔散大、对光反应消失、眼球固定伴深昏迷或去皮质强直多为脑干损伤或临终表现;双侧瞳孔大小多变、对光反应消失伴眼球分离或异位多表示中脑损伤;眼球震颤多见于小脑或脑干损伤。

(4)肢体偏瘫:伤后一侧肢体少动或不动,对疼痛刺激反应迟钝或无反应,有锥体束征,并进行性加重,应考虑血肿引起脑疝或血肿压迫运动中枢。

(5)生命体征变化:脑损伤严重时可伴有生命体征的改变。

(6)脑疝:颅内压增高可引起颅内各腔室间压力不均衡,导致某些部位的脑组织受压向邻近的解剖间隙移位,并危及患者生命。小脑幕切迹疝最为常见。

3.辅助检查

CT 是颅脑外伤患者的首选检查。

(三)急救护理

1.紧急救护

(1)头位与体位:颅内高压者可采用头高位(15°~30°),以利于静脉血回流和减轻脑水肿;意识不清并伴有呕吐或舌后坠者,应采用平卧位,头偏向一侧,或采用侧卧位,以利呕吐物和口腔分泌物的排出;休克者宜采用平卧位,有脑脊液耳漏、鼻漏者应避免头低位,采用半卧位常能明显减轻脑脊液漏。

(2)保持呼吸道通畅:充分给氧,必要时气管切开机械给氧。

(3)抗脑水肿:主要应用物理降温,如冰帽、冰袋,同时给予脱水利尿药,常用甘露醇、呋塞米。

(4)止血、抗休克:控制出血,纠正休克。

（5）对开放性及闭合性颅脑损伤采取相应措施：

①开放性颅脑损伤：迅速包扎头部和其他部位伤口，减少出血，应争取在伤后 6h 内进行清创缝合，最迟不超过 72h。如有插入颅腔的异物则要加以固定保护，有条件时手术取出；有脑膨出时，用敷料缠绕其周围保护脑组织，以免污染和增加损伤。

②闭合性颅脑损伤：主要针对颅内血肿或重度脑挫裂伤合并脑水肿引起的颅内压增高和脑疝，常用手术开颅血肿清除术、去骨瓣减压术、钻孔引流术。

2.一般护理

（1）加强病情观察：严密观察伤员的意识、瞳孔及生命体征，加强颅内压监测，注意脑疝等并发症的发生。

（2）饮食护理：伤后 2～3d 禁饮食，注意补钾，24h 尿量保持在 600mL 以上。

（3）药物治疗的护理：按医嘱应用脱水利尿药、激素等药物，休克患者快速准备配血、输血或输液，但对烦躁不安的患者应做好安全护理，禁用吗啡、哌替啶镇静，可按医嘱给予地西泮。

五、胸部创伤救护

胸部创伤包括胸壁、胸腔内脏器官和膈肌的直接性损伤以及由此产生的继发性病变，如连枷胸、血气胸、纵隔气肿、心包压塞等。

（一）分类

1.按致伤原因和伤情分类

（1）闭合性损伤：指受暴力撞击或挤压所致的胸部组织和脏器损伤，但胸膜腔与外界大气不直接相通。常见的致伤原因有挤压伤、钝器打击伤、高空坠落伤、爆震伤等。胸部闭合性损伤的严重程度取决于受伤组织、器官的数量和伤情，以及有无胸外合并损伤。

（2）开放性损伤：损伤穿破胸膜，使胸膜腔与外界相通，造成气胸、血胸或血气胸，有时还可穿破膈肌或伤及腹腔内脏器官。主要见于战时的火器伤，在平时多为锐器刺伤。

2.按损伤程度分类

（1）非穿透伤：只伤及胸壁，而胸膜或纵隔完整无损。

（2）穿透伤：损伤穿通胸膜腔或纵隔。

3.按伤道情况分类

（1）贯通伤：损伤既有入口又有出口，常伴有内脏损伤。

（2）非贯通伤：伤道只有入口而无出口，往往有异物存留，易致继发感染。

（3）切线伤：伤道仅切过胸壁或胸膜腔周缘。

（二）护理评估

1.外伤史

详细询问受伤的时间、地点、受伤及处理方式，尽可能得到有助于诊断的信息。

2.临床表现

（1）疼痛：受伤部位剧烈疼痛，呼吸或咳嗽时加剧。

（2）出血：可以是胸壁伤口的出血，也可以表现为血胸。

（3）咯血：较大的支气管损伤和深部肺组织损伤后带有咯血；肺表面挫伤可无咯血或伤后数日才于痰内出现陈旧性血块；肺爆震伤者，在口腔、鼻腔内可见血性泡沫样分泌物。

（4）呼吸困难：气胸、血胸、连枷胸、反常呼吸、肺损伤、纵隔气肿、呼吸道梗阻均可引起不同程度的呼吸困难。

（5）休克：见于严重胸廓创伤，心脏和大血管创伤引起的大量失血、心包压塞以及心力衰竭均可导致休克。因治疗原则不同，应鉴别不同原因引起的休克。

（6）皮下气肿及纵隔气肿：空气来源于肺、气管、支气管或食管的裂伤，经裂伤的壁层胸膜、纵隔胸膜或肺泡细支气管周围疏松间隙沿支气管树蔓延至皮下组织，胸壁皮下气肿最先出现，纵隔气肿先出现在颈根部。严重时（如存在张力性气胸）气肿可迅速沿皮下广泛蔓延，上达颈面部，下达腹壁、阴囊及腹股沟区。张力性纵隔气肿还可压迫气管及大血管而引起呼吸、循环功能障碍。

（7）胸壁伤口、伤道：开放性胸部创伤的患者在胸壁可见伤口，根据伤口、伤道在胸壁的位置可判断可能被伤及的胸腔内脏器官，以及是否同时有腹腔内脏器官的损伤。

（8）体征：

①连枷胸（外伤性浮动胸壁）：胸部创伤时，可出现患侧呼吸运动减弱或消失；多根多处肋骨骨折时，可出现胸壁软化。

②反常呼吸：浮动胸壁在呼吸时与其他部位的正常胸壁运动正好相反。

③纵隔摆动：开放性气胸由于两侧胸膜腔压力不等使纵隔移位，并可随呼吸运动而左右摆动。

3.辅助检查

胸部 X 线检查、诊断性穿刺、开胸探查有助于伤情的诊断。

（三）急救护理

1.紧急救护

（1）体位：胸部创伤患者宜采取患侧卧位，以减轻疼痛，保持有效呼吸，同时也可将积血或积液限制在局部范围。

（2）保持呼吸道通畅：及时清除口咽部异物，吸净气管、支气管中的血液和分泌物，防止窒息，给予高流量吸氧，必要时行气管插管或气管切开术。

（3）纠正休克：对有失血性休克表现的患者，迅速建立两条静脉通道，快速输液纠正休克，同时要做好血型鉴定、交叉配血试验，为输血做准备。

（4）气胸、血胸的处理：开放性气胸先将伤口闭合，再按闭合性气胸处理。张力性气胸危及生命，先用粗针头穿刺胸腔减压，变张力性为开放性，再做胸腔闭式引流。

（5）连枷胸的处理：多根肋骨多处骨折致胸壁软化者需立即纠正反常呼吸，以纠正低氧血症。

（6）创伤性窒息的处理：创伤性窒息可无明显的胸部损伤，但多伴有多发性肋骨骨折、血气胸、脊柱骨折或心肌挫伤等合并伤。受伤时伤病员可能发生呼吸暂停或窒息,全身发绀或意识不清,但一般均能恢复,仅有少数伤员因呼吸停止过久而发生心脏停搏。急救时症状多能自行恢复,预后良好,主要治疗其合并伤,患者应休息、吸氧,疑有神经系统症状如脑水肿时,应限制进液量。

2.一般护理

(1)加强病情观察:密切观察意识、生命体征等变化,对于持续心电监护、脉搏氧饱和度监测、血气分析监测的患者要注意各项数值的变化。

(2)用药护理:按医嘱合理用药,合理调整输液、输血速度。

(3)引流管的护理:对放置胸腔闭式引流管的患者做好引流管的护理,加强感染的预防。

(4)疼痛的护理:疼痛剧烈者可口服或肌内注射镇痛药,但对有呼吸困难、低血压者禁用或慎用。

(5)加强心理护理:对意识清醒患者,应做好心理护理,使其消除紧张情绪,配合治疗。

六、腹部创伤救护

腹部创伤范围较广,凡膈以下、盆底以上躯干部的创伤,均属腹部创伤,包括腹壁、腹腔内脏器官、盆腔器官、腹膜后器官、横膈以及盆底本身的损伤。

(一)分类

腹部创伤可分为开放伤和闭合伤两大类。开放伤多由利器或火器所致;闭合伤常由挤压、碰撞、拳击、足踢等钝性暴力引起,故又称钝性损伤,易伤及实质性脏器,如肝、脾、肾、胰等,也可伤及空腔脏器,如膀胱或胃肠道等。

按腹膜是否破损又分为穿透伤和非穿透伤两种,穿透伤多数伤及脏器,诊断常较明确。

(二)护理评估

1.外伤史

通过详细询问及调查,了解腹部外伤史,以利于判断病情。

2.临床表现

(1)意识:单纯腹部创伤者大多意识清楚;车祸或腹内大血管损伤伴休克者,意识淡漠、表情紧张、烦躁不安;合并颅脑创伤者,多呈昏迷状态。

(2)面色:多有面色苍白、出冷汗、口渴。

(3)呼吸:腹内脏器伤常呈胸式呼吸。

(4)脉搏与血压:有内出血和腹膜炎时脉搏增快。病情越重,血压越低,严重休克者血压测不出。

(5)休克:实质性器官损伤出血量超过1500mL、出血速度快者,伤后早期即有低血容量性休克。空腔脏器损伤如超过12h,易并发中毒性休克。

(6)腹痛:一般单纯内出血腹痛较轻,而空腔脏器穿孔致腹膜炎者,腹痛严重。

（7）恶心、呕吐：腹壁伤无此症状，腹内脏器损伤大多伴有恶心及呕吐。

（8）体征：

①局部体征：闭合伤腹部大多无明显创伤伤痕，少数仅见下腹壁淤血；开放伤应检查致伤入口。

②腹膜刺激征：是腹内脏器损伤的重要体征，压痛最明显的部位常是受伤器官所在。但多数器官损伤或受伤较久时，全腹均有压痛、肌紧张和反跳痛。引起腹膜炎时，腹壁呈板状强直。

③肠鸣音：减弱或消失。

④移动性浊音：腹内液体多者，腹部有移动性浊音，但休克者不宜检查移动性浊音。

3.辅助检查

（1）实验室检查：检测红细胞计数和血红蛋白，注意有无持续性下降，进一步明确有无腹腔内出血的可能，测白细胞计数以了解腹腔感染情况，血尿或尿液中有大量红细胞提示泌尿系统损伤，胰腺有损伤时血尿淀粉酶增高。

（2）诊断性腹腔穿刺：若穿刺抽出不凝固血液，提示腹腔内出血；如抽出胃内容物或胆汁，提示胃肠或胆囊损伤；如抽出尿液，则为膀胱损伤；如无液体抽出，并不能完全排除内脏损伤的可能，仍应严密观察病情。

（3）诊断性腹腔灌洗：适用于腹腔穿刺阴性而临床怀疑者，具体做法是：穿刺成功后将塑料管尾端接输液瓶，缓缓注入 500mL 生理盐水，将输液瓶转向低位，利用虹吸作用使腹腔内液体回流入输液瓶，出现 10mL 以上的无凝块的血性灌洗液即表明腹腔有内出血。

（4）其他：常用的有 X 线、B 超、CT、腹腔镜等检查。

（三）急救护理

1.紧急救护

（1）休息、禁食：绝对卧床休息，取仰卧屈曲位以减轻疼痛刺激，凡疑有内脏器官损伤者均应禁食，必要时行胃肠减压。

（2）保持呼吸道通畅：及时清除呼吸道分泌物，防止窒息，必要时气管插管，合理氧疗。

（3）补充血容量：迅速开放 2～3 条静脉通道，用粗针头输入平衡液等抗休克，并快速抽血做血型鉴定及交叉配血试验，尽早输入全血。

（4）创口处理：异物刺入者不能将其立即拔出，应妥善包扎固定后转送至医院急诊手术处理。开放伤有肠管脱出时，可用生理盐水纱垫覆盖，外加无菌敷料包扎，或外罩盆、碗后包扎，原则上不应将内脏器官还纳，以免污染腹腔。若有颅脑、胸部、骨折等复合伤，应一并采取急救措施。

（5）剖腹探查：适用于腹痛和腹膜刺激征进行性加重、怀疑内出血或穿孔、腹腔穿刺或灌洗阳性者。其适应证主要有：①腹痛或腹膜刺激症状进行性加重，肠鸣音逐渐减少、消失或出现腹胀，白细胞计数逐渐上升者；②出现口渴、烦躁、脉率增高、红细胞计数进行性下降、血压不稳等内出血现象者；③出现消化道出血者；④救治后病情不见好转或出现休克者。

2.一般护理

（1）病情观察：伤后 24h 内应注意测量血压、脉搏和呼吸，至少每 30min 一次；每 30～

60min检查腹部体征,并测定体温和血红蛋白;观察尿、粪、呕吐物的性质和量,这些观测有助于明确诊断和判断病情发展。患者脉搏加快、体温上升、腹膜刺激征明显时,提示空腔脏器破裂有发展;若血红蛋白和血压下降、脉压变小、脉搏加快,甚至出现烦躁不安、面色苍白、皮肤湿冷等,表明内出血量很大,需及时处理。

(2)用药护理:合理应用药物,根据病情选择抗生素,开放性创伤时应预防性注射破伤风抗毒血清;对诊断不明确者,禁用吗啡、哌替啶等镇痛药,以免掩盖病情。

(3)记录出入液量:维持水、电解质平衡,保持静脉输液通畅,做好出入液量记录,了解病情变化。

第二节　休克

休克是由各种强烈致病因子作用于机体,引起的组织有效循环血量减少,导致机体组织血液灌流不足、组织缺氧、细胞代谢紊乱和器官功能受损的临床综合征。休克的根本原因是组织细胞供氧不足和需求增加,特征是产生炎症介质。不同病因的休克虽各有特点,但都具有共同的病理生理变化,即微循环障碍、代谢改变和继发器官损害。休克的基础损害是有效循环血量减少,组织灌注不足。典型的临床表现是神志障碍、皮肤苍白、湿冷、血压下降、脉压缩小、脉搏细速、发绀及少尿等。因此,临床上要根据休克不同阶段的病理、生理特点采取积极的治疗护理措施,以挽救患者生命。

一、病因与分类

(一)病因

引起休克的原因很多,常见有以下几类病因引起的休克。

1.低血容量性休克

大量的出血(急性创伤、消化道出血)和大面积烧伤,剧烈呕吐、腹泻等引起大量的血浆或体液的丢失,导致血容量的急剧减少。当急性失血超过总血量的30%即可引起休克,超过总血量50%则可导致患者迅速死亡。低血容量性休克包括创伤性休克和失血性休克,创伤性休克除了失血,还有创伤对神经的强烈刺激,使交感神经兴奋、周围毛细血管收缩、静脉回流减少,同时心率增快,影响心排血量。常见于撕裂伤、挤压伤、爆炸伤、冲击波伤、骨折、大手术等。失血性休克不仅取决于失血的量,还取决于失血的速度。多见于大血管破裂,腹部损伤所致的肝、脾破裂,胃、十二指肠出血,门静脉高压所致的食管、胃底静脉曲张破裂出血,宫外孕出血等。

2.感染性休克

感染性休克主要由细菌产生的毒素引起,也可由病毒、真菌、立克次氏体、衣原体、原虫等微生物感染引起,其中革兰阴性细菌感染所致的休克最为多见。如急性腹膜炎、胆道感染等,作用机制是细菌内毒素使机体产生生物活性物质引起小血管扩张,血管床容积扩大,血浆渗出,血容量相对不足。

3.心源性休克

心源性休克由心脏排血功能急剧减退所导致。与失血性休克不同,心源性休克是液体超过了心脏负荷能力,引起心排血量明显减少,使机体有效循环血量和组织灌注量下降,常见于大面积急性心肌梗死、急性心肌炎、严重心律失常、心包填塞等。

4.过敏性休克

致敏原作用于机体,使致敏细胞释放出血清素、组织胺、缓激肽等血管活性物质,引起周围血管扩张,血管床容积扩大,血压下降而使有效循环血量相对不足而发生休克。过敏体质的人易发,除最常见的青霉素过敏以外,破伤风抗毒素、吸入物及接触物等也可诱发。

5.神经源性休克

由高位脊髓麻醉或脊髓损伤、内外伤、剧烈疼痛等因素引起。上述因素可使交感神经功能紊乱,致小动脉和小静脉扩张,周围血管阻力下降,血管内容量增加,导致有效循环血量相对不足而发生休克。特点是四肢可保持温暖。

(二)休克的分类

休克的分类方法很多,目前还没有统一的标准,主要有以下四种分类方法。

1.按病因分类

该分类法临床采用较多,一般将休克分为低血容量性休克、感染性休克、心源性休克、过敏性休克和神经源性休克五类。这种按病因分类的方式,有利于诊断,以消除病因和及时治疗。

2.按病理学分类

即按照血流动力学机制、血容量分布,将休克分为以下几种。

(1)低血容量性休克:主要是有效循环血量减少。有外源性因素造成的失血、烧伤或感染所致的血容量丢失,呕吐、腹泻、脱水、利尿等原因所造成的水、电解质丢失。内源性因素造成的感染、过敏和一些内分泌功能紊乱导致的血管通透性增高,容量血管外渗。

(2)心源性休克:为心功能不全引起的心输出量急剧减少。常见于大面积的心肌梗死(梗死范围大于左心室体积的40%)、心肌炎、心律失常等。

(3)梗阻性休克:为血流的主要通道受阻。如腔静脉梗阻、心包填塞、肺动脉栓塞及主动脉夹层动脉瘤等。

(4)分布性休克:主要是由于容量血管扩张、循环血量不足所致。常见原因为神经节阻断、脊髓休克等神经损害或麻醉药物过量。还有是以体循环阻力降低为主要表现,导致血液重新分布,主要是感染因素所致,即感染性休克。

3.按血流动力学特点分类

(1)高动力型休克:亦称为高排低阻型休克,血流动力学特点为总外周血管阻力低,心排血量高,多见于革兰氏阳性球菌感染性休克。休克时皮肤血管扩张,血流量增多皮肤温度升高,故又称为"暖休克"。

（2）低动力型休克:亦称为低排高阻型休克。此型休克临床上最常见,多见于低血容量性休克,神经源性休克和创伤性休克。其血流动力学特点为总外周血管阻力高,心排血量低。休克时皮肤血管收缩,血流量减少,皮肤温度降低,故又称为"冷休克"。

4.按始动环节分类

（1）低血容量性休克:始动环节是血容量急剧减少。

（2）心源性休克:始动环节是心排血量的急剧减少。

（3）血管源性休克:始动环节是由外周血管(主要是微小血管)扩张所致的血管容量增多,循环血量相对不足。

二、病理生理

各类休克共同的病理生理基础是有效循环血容量锐减、组织灌注不足,及产生炎症介质。

（一）微循环的改变

1.微循环收缩期(休克早期)

由于有效循环血容量显著减少,引起循环容量降低、动脉血压下降。主动脉弓和颈动脉窦压力感受器引起血管舒缩中枢加压反射,交感-肾上腺轴兴奋导致大量儿茶酚胺释放以及肾素-血管紧张素分泌增加,引起心跳加快、心排出量增加以维持循环相对稳定,又通过选择性收缩外周(皮肤、骨骼肌)和内脏(如肝、脾、胃肠)的小血管使循环血量重新分布,保证心、脑等重要器官的有效灌注。由于内脏小动、静脉血管平滑肌及毛细血管前括约肌受儿茶酚胺等激素的影响发生强烈收缩,动静脉间短路直接开放,增加了回心血量;毛细血管前括约肌收缩和后括约肌相对开放有助于组织液回吸收和血容量得到部分补偿。但微循环内因前括约肌收缩而致"只出不进",血量减少,组织仍处于低灌注、缺氧状态。若能在此时去除病因积极复苏,休克常较容易得到纠正。

2.微循环扩张期

休克继续进展,微循环将进一步因动静脉短路和直接通道大量开放,使原有的组织灌注不足更为严重,细胞因严重缺氧处于无氧代谢状态,并出现能量不足、乳酸类代谢产物蓄积和舒血管的介质如组胺、缓激肽等释放。这些物质可直接引起毛细血管前括约肌舒张,而后括约肌则因对其敏感性低仍处于收缩状态。结果微循环内"只进不出",血液滞留、毛细血管网内静水压升高、通透性增强致血浆外渗、血液浓缩和血液黏稠度增加,于是又进一步降低回心血量,致心排出量继续下降,心、脑器官灌注不足,休克加重而进入抑制期。此时微循环的特点是广泛扩张,临床上患者表现为血压进行性下降、意识模糊、发绀和酸中毒。

3.微循环衰竭期

若病情继续发展,便进入不可逆性休克。淤滞在微循环内的黏稠血液在酸性环境中处于高凝状态,红细胞和血小板容易发生聚集并在血管内形成微血栓,甚至引起弥散性血管内凝血。此时,由于组织缺少血液灌注,细胞处于严重缺氧和缺乏能量的状况,细胞内的溶酶体膜破裂,溶酶体内多种酸性水解酶溢出,引起细胞自溶并损害周围其他的细胞。最终引起大片组织、整个器官乃至多个器官功能受损。

(二)代谢改变

机体在应激状态下,儿茶酚胺和肾上腺皮质激素明显升高,抑制蛋白质生成、促进蛋白质分解,促进糖异生、抑制糖降解,导致血糖含量升高。由于组织灌注不足和细胞缺氧,体内主要通过无氧糖酵解获得能量。随着无氧代谢的加重,乳酸盐不断增加,丙酮酸盐则下降,此时因微循环障碍及肝代谢能力下降,使乳酸盐不断堆积,产生代谢。

1.无氧代谢引起代谢性酸中毒

当氧释放不能满足细胞对氧的需要时,将发生无氧糖酵解。缺氧时丙酮酸在胞浆内转变成乳酸,因此,随着细胞氧供减少,乳酸生成增多,丙酮酸浓度降低,即血乳酸浓度升高和乳酸/丙酮酸(L/P)比率增高。在没有其他原因造成高乳酸血症的情况下,乳酸盐的含量和 L/P 比值,可以反映患者细胞缺氧的情况。当发展至重度酸中毒 pH$<$7.2 时,心血管对儿茶酚胺的反应性降低,表现为心跳缓慢、血管扩张和心排出量下降。

2.能量代谢障碍

创伤和感染使机体处于应激状态,交感-肾上腺髓质系统和下丘脑-垂体-肾上腺皮质轴兴奋,使机体儿茶酚胺和肾上腺皮质激素明显升高,从而抑制蛋白合成、促进蛋白分解,以便为机体提供能量和合成急性期蛋白的原料。上述激素水平的变化还可促进糖异生、抑制糖降解,导致血糖水平升高。

在应激状态下,具有特殊功能的酶类蛋白质被消耗后,则不能完成复杂的生理过程,进而导致多器官功能障碍综合征,脂肪分解代谢明显增强,成为危重患者机体获取能量的主要来源。

(三)炎症介质释放和缺血再灌注损伤

严重创伤、感染、休克可刺激机体释放过量炎症介质。炎症介质包括白介素、肿瘤坏死因子、集落刺激因子、干扰素和血管扩张剂等。活性氧代谢产物可引起脂质过氧化和细胞膜破裂,代谢性酸中毒和能量不足影响细胞膜的屏障功能。细胞膜受损后通透性增加,Na^+-K^+泵、钙泵的功能障碍。使细胞内外离子及体液分布异常,钠、钙离子进入细胞内不能排出,钾离子在细胞外不能进入细胞内,导致血钠降低、血钾升高,细胞外液随钠离子进入细胞内,引起细胞外液减少和细胞肿胀、死亡,而大量钙离子进入细胞内后除激活溶酶体外,还导致线粒体内钙离子升高,线粒体被破坏。溶酶体膜破裂后释放出水解酶,产生心肌抑制因子(MDF)、缓激肽等毒性因子,对机体造成不利影响,进一步加重休克。

(四)内脏器官的继发性损害

1.肺损害

低灌注和缺氧可使肺毛细血管内皮细胞和肺泡上皮受损,内皮细胞损伤引起毛细血管通透性增加引起肺间质水肿,肺泡上皮受损使表面活性物质减少,肺泡表面张力升高,致肺泡萎陷引起肺不张,造成氧弥散障碍,患者出现进行性呼吸困难,严重时导致急性呼吸窘迫综合征（ARDS）。

2.肾损害

因血压下降、儿茶酚胺分泌增加使肾血管痉挛、有效循环容量减少、肾滤过率明显下降而发生少尿。休克时,肾内血流重新分布并转向髓质,因而不但滤过尿量减少,还可导致皮质区的肾小管缺血坏死,发生急性肾衰竭。

3.脑损害

持续的血压下降,脑灌注压和血流量下降将导致脑缺氧,缺血、CO_2 潴留和酸中毒会引起脑细胞肿胀、血管通透性增高而导致脑水肿和颅内压增高。

4.心肌损害

由于代偿机制的作用,心率加快、舒张期缩短或舒张压降低,使冠状动脉灌流减少,导致缺血和酸中毒,从而损伤心肌,当心肌微循环内血栓形成,可引起心肌的局灶性坏死和心力衰竭。另外,因缺血缺氧、酸中毒及高血钾均可加重心肌损害。

5.胃肠道损害

肠系膜血管紧张素 α 受体的密度比其他部位高,所以对血管加压物质的敏感性高,休克时肠系膜上动脉血流量可减少 70%。肠黏膜因灌注不足而受到缺氧性损伤。另外,肠黏膜细胞也富含黄嘌呤氧化酶系统,并产生缺血-再灌注损伤,可引起胃应激性溃疡和肠源性感染。因正常黏膜上皮细胞屏障功能受损,导致肠道内的细菌或其毒素经淋巴或门静脉途径侵害机体,称为细菌移位和内毒素移位,形成肠源性感染,这是导致休克继续发展和形成多器官功能障碍综合征的重要原因。

6.肝损害

休克可引起肝缺血、缺氧性及肝血窦和中央静脉内微血栓形成,可破坏肝的合成与代谢功能。生化检测有 ALT、血氨升高等代谢异常,可黄疸表现。受损肝的解毒和代谢能力均下降,可引起内毒素血症,并加重已有的代谢紊乱和酸中毒。

三、临床表现

按照休克的发病过程可分为休克代偿期和休克抑制期,或称休克早期或休克期。

1.休克代偿期（休克早期）

由于机体代偿能力,患者中枢神经系统兴奋性增高,交感-肾上腺轴兴奋。临床表现为意识清楚、精神紧张、兴奋或烦躁不安、皮肤苍白、四肢厥冷、心率加快、脉压小、呼吸加快、尿量正常或减少等。休克代偿期如处理及时得当,休克可较快得到纠正。否则,病情继续发展,则进入休克抑制期。

2.休克抑制期（休克期）

休克没有得到及时的治疗,超过了机体的代偿能力,进入休克抑制期。患者表现为神情淡漠、反应迟钝,甚至可出现意识模糊或昏迷;出冷汗、口唇肢端发绀,脉搏细速、血压进行性下降

(收缩压 60~80mmHg)。严重时,全身皮肤、黏膜出现瘀点瘀斑,四肢厥冷,脉搏摸不清、血压测不出,尿少甚至无尿(低于 20mL/h)。若出现进行性呼吸困难、脉速、烦躁、发绀,一般吸氧而不能改善呼吸状态,应考虑并发急性呼吸窘迫综合征。此期常继发多器官系统功能衰竭而死亡。

四、辅助检查

1.血、尿、粪常规

创伤性休克、失血性休克早期,由于血液浓缩,血红蛋白和血细胞比容可高于正常;大量失血数小时后,红细胞和血红蛋白显著降低。休克合并感染和全身炎症反应时,血中白细胞计数可明显升高,伴随着休克的进一步发展,血小板计数逐渐降低。尿比重增高提示血液浓缩或血容量不足,消化系统出血时可有粪便隐血实验阳性或黑便。

2.动脉血气分析

可帮助了解酸碱平衡情况,休克时可因肺换气不足,出现 $PaCO_2$ 明显升高;若患者通气良好,但 $PaCO_2$ 仍超过 45~50mmHg 时,常提示严重肺泡功能不全;$PaCO_2$ 高于 60mmHg,吸入纯氧仍无改善者则可能是 ARDS 的先兆。动脉血液酸碱度(pH)正常为值 7.35~7.45。通过监测 pH、碱剩余(BE)、缓冲碱(BB)和标准碳酸氢盐(SB)的动态变化有助于了解休克时酸碱平衡的情况。

3.血生化检查

包括肝肾功能检查、血糖、电解质检查,动态监测可及时了解有无合并多器官功能衰竭及酸碱平衡失调的程度。

4.凝血功能及酶学检查

休克时容易出现凝血和纤溶系统功能障碍,持续进展可发展成弥散性血管内凝血(DIC),因此,对疑有 DIC 的患者,应测定其血小板的数量和质量、凝血因子的消耗程度及反映纤溶活性的多项指标。当血小板计数低于 $80 \times 10^9/L$;凝血酶原时间比对照组延长 3s 以上;血浆纤维蛋白原低于 1.5g/L 或呈进行性降低;结合临床若有休克及微血管栓塞症状和出血倾向时,便可考虑 DIC 的发生。

五、护理评估

(一)健康史

引起休克的原因很多,临床上根据休克的病因、始动因素和血流动力学变化,对休克分别进行分类。

1.按休克的病因分类

可分为低血容量性休克、感染性休克、过敏性休克、心源性休克及神经源性休克。

(1)低血容量性休克:①失血如外伤导致肝脾破裂出血、各种损伤(骨折、挤压综合征)、大血管破裂(腹主动脉瘤破裂)及大手术;②体液丧失(剧烈呕吐、腹泻、烧伤)。

(2)感染性休克:由细菌及毒素作用所致。常继发于革兰阴性杆菌感染,如急性化脓性腹膜炎、绞窄性肠梗阻、败血症、急性化脓性胆管炎等(表1-2)。

表 1-2 感染性休克的临床表现

临床表现	冷休克(低动力型)	暖休克(高动力型)
神志	躁动、淡漠或嗜睡	清醒
皮肤温度	湿冷或冷汗	温暖、干燥
皮肤色泽	苍白、发绀或花斑样发绀	淡红或潮红
脉搏	细速	慢、搏动清楚
脉压(mmHg)	<30	>30
尿量(每小时)	<25mL	>30mL

(3)过敏性休克:常由于接触、食入或注射某种致敏物质,如药物(青霉素)、注射血清制剂或疫苗、油漆、花粉、异体蛋白(鱼、虾、蟹)等。

(4)心源性休克:主要是由于心功能不全引起,常见于急性心肌梗死、急性心肌炎、心包填塞等。

(5)神经源性休克:常由于剧烈疼痛、严重的创伤、严重的脊髓损伤、麻醉平面过高等引起。

2.按休克发生的始动因素分类

休克的始动因素主要是血容量减少导致有效循环血量下降,其次心脏泵血功能严重障碍及血液分布异常均可导致休克,据此,可分为低血容量性、心源性、心外阻塞性及分布性休克。

(1)低血容量性休克:血容量减少是其始动因素。如快速大量失血、大面积烧伤引起的大量血浆丢失、大量出汗、实质脏器破裂出血(肝、脾)等。

(2)心源性休克:心功能不全引起的心输出量减少是其始动环节。如大面积的心肌梗死,严重的弥散性心肌病变(急性心肌炎)、严重的心律失常等。

(3)心外阻塞性休克:心外阻塞性疾病(缩窄性心包炎、心包填塞、肺动脉高压)引起的心脏后负荷增加是其始动因素。

(4)分布性休克:外周血管(主要是微血管)扩张所致的血容量扩大是其始动因素。大量血液淤积在外周血管致回心血量减少引起休克。导致血管扩张的因素有感染、过敏、剧烈疼痛、中毒、脑损伤等。

3.按血流动力学特点分类

(1)低排高阻型休克:由于外周血管收缩致外周血管阻力增高,心输出量减少。低血容量性、心源性、创伤性和大多数(革兰阴性菌)感染性休克均属此类。由于外周血管收缩,致使皮肤温度降低,又称为冷休克。

(2)高排低阻型休克:由于外周血管扩张致外周血管阻力降低,心输出量正常或增加。部分(革兰阳性菌)感染性休克属此类。由于外周血管扩张,致皮肤温度升高,又称为暖休克。

临床上凡遇到严重损伤、大量出血、重度感染以及过敏患者和有心脏病史者,应考虑到并发休克的可能。通过询问患者的病因,检查患者病情如有无腹痛和发热、有无严重烧伤、损伤或感染等引起的大量失血和失液,询问患者发病后的救治情况等判断休克的类型及程度。

(二)身体状况

通过对患者全身检查的评估和辅助检查结果,了解休克的严重程度并判断各重要器官的功能。

1.症状与体征

(1)休克早期(微循环缺血期即缺血缺氧期):临床表现为意识清楚,轻度兴奋或烦躁不安;面色苍白,多汗,皮肤湿冷;血压正常,舒张压可升高、脉压减小,心率加快;呼吸深而快;尿量减少。此期若处理得当,休克可很快得到纠正,否则将发展进入休克期。

(2)休克期(微循环淤血期):临床表现为烦躁不安或神情淡漠;全身皮肤由苍白转为淡红或发绀,四肢湿冷;血压可下降至 60～80mmHg;呼吸急促,出现呼吸衰竭;尿量进一步减少或无尿,并出现代谢性酸中毒。

(3)休克晚期(微循环凝血期又称 DIC):临床表现为意识不清或昏迷;全身皮肤发绀、紫斑出现、四肢厥冷、冷汗;体温不升;脉细弱、血压甚低或测不到;呼吸微弱或不规则,呼吸衰竭,低氧血症,酸中毒;无尿;有呕血、便血等倾向,患者常继发心、肺、肾等器官功能衰竭。

2.休克程度的判定

临床上将休克分为轻、中、重三度(表 1-3)。

表 1-3　休克程度的估计

程度	轻度	中度	重度
意识	清楚	淡漠	意识模糊,甚至昏迷
口渴	口渴	口渴明显	非常口渴
皮肤黏膜	苍白	苍白,发凉	显著苍白,肢端冰冷
血压	正常或稍高	70～90mmHg	60mmHg 以下
脉搏	100 次/分以下,有力	100～200 次/分	难触及
尿量	正常	尿少	尿少或无尿
CVP	降低	明显降低	0
出血量估计	20%以下(800mL 以下)	20%～40%(800～1600mL)	40%以上(1600mL)以上

(三)心理状况

休克患者病情危重,监护仪器设备及抢救措施繁多,现场气氛紧张,易使患者心理紧张而产生焦虑、恐惧心理。

(四)实验室及其他检查

1.血液检查

可了解血液的情况,红细胞计数、血红蛋白值可提示失血情况。

2.动脉血气分析

可判断患者缺氧或肺功能状况。

3.血清电解质测定

可了解体液代谢和酸碱平衡失调的程度。

4.中心静脉压(CVP)

可反映血容量和心功能情况,可了解休克严重程度。

5.DIC测定

疑有DIC时,测定血小板计数、凝血酶原时间、血浆纤维蛋白原含量以及3P试验,血小板低于$80×10^9/L$,纤维蛋白原低于$1.5g/L$,凝血酶原时间较对照延长3s以上,结合临床表现可考虑DIC。

六、急救护理

(一)积极配合治疗护理原发疾病

在尽快恢复有效血容量时,应协助找出病因,及时治疗护理引起休克的原发病。

(二)一般护理

将患者安置在ICU或抢救室,保持通风良好,室温22℃～28℃,湿度70%,定期室内消毒,避免院内感染。多数休克患者因体温下降有畏寒表现,应注意保暖,可采用加盖棉被、毛毯、调节病室内温度等措施进行保暖。但不宜用热水袋、电热毯等方法提升患者体表温度,以避免烫伤及皮肤血管扩张加重休克。对高热的休克患者应予以物理降温,必要时按医嘱使用药物降温。此外,应注意及时更换被汗液浸湿的衣、被等,做好患者的皮肤护理和保持床单清洁、干燥。失血性休克患者常需快速大量输血,但若输入低温保存的库存血易使患者体温降低,故输血前(尤其冬季)应注意将库血置于常温下复温后再输入。

(三)密切监测病情

1.观察生命体征、意识等变化

病情危重时每15min记录1次,根据休克情况,定时测体温、血压、脉搏、呼吸。脉率变化较早,常常在血压变化之前就出现脉搏加快。当脉率恢复提示休克好转趋向。常用脉率/收缩压(mmHg)计算休克指数,帮助判断休克的有无及轻重。指数为0.5提示无休克;1.0～1.5提示有休克,>2.0提示休克严重。待病情稳定后,每30min～1h记录1次。观察面唇色泽、肢端皮肤颜色、温度及尿量变化,患者意识变化可反映脑组织灌流情况,若患者从烦躁转为平静,淡漠迟钝转为对答自如,提示病情好转。皮肤色泽、温度可反映体表灌流情况,若患者唇色红润、肢体转暖,则提示休克好转。定时监测体温、脉搏、呼吸、血压及CVP变化。

2.监测重要脏器的功能

注意观察出血现象,快速补液时应注意有无肺水肿及心力衰竭的表现,发现异常应及时处理。

（四）补充血容量的护理

1.建立静脉通道

应迅速建立两条以上静脉输液通道，一条保证快速输液迅速扩容，另一条保证各种药物按时输入。若周围血管萎陷或肥胖患者静脉穿刺困难时，应立即行中心静脉穿刺插管，并同时监测CVP。注意输液速度，根据病情需要，一般应掌握先快后慢的原则，既要保证尽快补足有效血容量，又要防止输液过快引起或加重心力衰竭，尤其是老年人及心功能减退者。

2.合理补液

根据心、肺功能、失血、失液量、血压及CVP值调整输液量和速度。若血压及中心静脉压均低时，提示血容量严重不足，应予以快速大量补液；若血压降低而中心静脉压升高，提示患者有心功能不全或血容量超负荷，应减慢速度，限制补液量，以防肺水肿及心功能衰竭。

常用的液体有晶体液和胶体液两种，常用的晶体液有生理盐水、林格乳酸液、5%葡萄糖氯化钠液、高渗氯化钠溶液；胶体液有全血和血浆成分、右旋糖酐、白蛋白、羟乙基淀粉。

抗休克通常先快速输入晶体液，如平衡盐溶液、生理盐水等，以疏通微循环，增加回心血量和心搏出量。后输胶体液，如全血、血浆、白蛋白等。针对低血容量性休克患者，补液应首选晶体液，力争在短时间内恢复有效循环血量。一般开始快速输入林格乳酸液1000~2000mL。若患者在快速输入2500mL晶体液无反应时，应予输全血或血液成分。轻度休克时可输注浓缩红细胞，中、重度休克时应输注全血。

3.准确记录出入量

在抢救休克过程中，应有专人准确记录输入液体的种类、数量、时间、速度等，并详细记录24h出入液量以作为后续治疗的依据。

4.监测尿量与比重

留置尿管并测定每小时尿量，如>30mL/h，说明肾脏血液灌流得到改善，提示休克好转。尿比重还可帮助鉴别少尿的原因是血容量不足还是肾衰竭引起的，对指导临床治疗具有重要意义。

（五）改善组织灌注，维持有效的气体交换

1.体位

将患者置于仰卧中凹位，即头和躯干抬高20°~30°，下肢抬高15°~20°，以利膈肌下移促进肺扩张，并可增加肢体回心血量，改善重要内脏器官的血供。

2.使用抗休克裤

医用抗休克裤是通过充气压迫外周血管床，增加外周血管阻力和促进静脉血液回流而使血压升高。休克纠正后，为避免气囊放气过快引起低血压，应由腹部开始缓慢放气，并每15min测量血压1次，若发现血压下降超过5mmHg，应停止放气并重新注气。

3.用药的护理

（1）监测浓度和速度：血管活性药物必须在补足血容量的基础上使用，否则可使有效循环

血量减少,应从低浓度、低速度开始,并用心电监护仪每5～10min监测1次血压,血压平稳后每15～30min测1次。根据血压测定值调整药物浓度和滴速,以防血压骤升或骤降引起不良后果。

(2)严防药液外渗:静脉滴注去甲肾上腺素时,切忌漏到皮下,防止造成局部组织坏死,若发现注射部位红肿、疼痛,应立即更换注射部位,并用0.25%普鲁卡因封闭穿刺处,以免发生皮下组织坏死。

(3)药物的停止使用:血压平稳后,应逐渐降低药物浓度,减慢速度后撤除,以防突然停药引起不良反应。

(4)其他:对于有心功能不全的患者,遵医嘱给予毛花苷C(西地兰)等增强心肌功能的药物,用药过程中,注意观察患者心率变化及药物的不良反应。

4.维持有效的气体交换

(1)改善缺氧状况:多采用鼻导管或面罩给氧,氧流量为4～6L/min,氧浓度为37%～45%,以提高肺静脉血氧浓度。严重呼吸困难者,应协助医师行气管插管或气管切开,尽早使用呼吸机辅助呼吸。

(2)监测呼吸功能:密切观察患者的呼吸频率、节律、深浅度及面唇色泽变化,动态监测动脉血气,了解缺氧程度及呼吸功能。若发现患者呼吸频率>30次/分或<8次/分,提示病情危重;若患者出现进行性呼吸困难、发绀、氧分压<8kpa(60mmhg),吸氧后无改善,则提示已出现呼吸衰竭或ARDS,应立即报告医师,积极做好抢救准备和协助抢救。

(3)避免误吸、窒息:对昏迷患者,应将其头偏向一侧,以防舌后坠或呕吐物、气道分泌物等误吸引起窒息。有气道分泌物或呕吐物时应及时予以清除。

(4)维持呼吸道通畅:在病情允许的情况下,鼓励患者定时做深呼吸,协助拍背并鼓励其有效咳嗽、排痰;对气管插管或气管切开者应及时吸痰;定时观察患者的呼吸音变化,若发现肺部湿啰音或喉头痰鸣音时,及时改善缺氧状况。

(六)防治感染、预防并发症的护理

休克时机体处于应激状态,患者免疫力功能下降,免疫力减弱,容易继发感染,应注意预防。严重感染患者应及时予以控制感染。

1.防治感染

①严格按照无菌技术原则执行各项护理操作;②遵医嘱合理应用有效抗菌物;③避免误吸,对于神志淡漠或昏迷患者,头偏向一侧,及时清除呼吸道分泌物和呕吐物等,以防误吸导致肺部感染。鼓励患者定时深呼吸,定时翻身、拍背并协助患者咳嗽、咳痰,及时清除呼吸道分泌物,必要时每日3次采用糜蛋白酶稀释液做雾化吸入,以利痰液稀释和排出。

2.预防并发症

①按常规加强留置尿管的护理,预防泌尿道感染;②有创面或伤口者,注意观察,及时清洁和更换敷料,保持创面或伤口清洁干燥;③做好口腔护理;④预防压疮,病情允许时,为患者每2h翻身、拍背1次,按摩受压部位的皮肤,预防压疮的发生。

（七）心理护理

各项抢救工作应忙而不乱，准确有序进行，给患者安全感，待病情好转后，及时做好安慰工作，使患者树立战胜疾病的信心，主动配合治疗，保证抢救工作的顺利进行，取得较好的抢救效果。

第三节　烧　伤

烧伤指由热力所引起的组织损伤的统称，其严重程度与许多因素有关，最主要的因素是受伤面积、范围和深度。烧伤属意外事故伤害，由于烧伤患者伤后身心应激反应、烧伤后可能引起的功能与容貌受损，使得烧伤治疗中的护理问题更具复杂性。对于老人与小儿，尤其是婴儿，即使是很轻的烧伤也应引起足够的重视，应立即寻求医疗救护。

一、烧伤的原因

烧伤是由以下因素引起的。①干热：如火灾、火焰等。②电：如电流、闪电等。③摩擦：移动的车轮、绳子或电线等。④射线：暴露于太阳或其他放射性能源物体下。⑤强酸强碱：如硫酸、盐酸、氢氧化钠、氨水、生石灰以及其他化学物质。⑥湿热：如开水、蒸汽等。

二、伤情判断

烧伤伤情判断主要依据是烧伤面积和深度。

1.烧伤面积

(1)手掌法：小面积烧伤的估计方法，以患者的手为准。患者手指并拢时，一手掌面积为1％，手指分开时为1.25％。这是指占全身表面积而言，如某处烧伤面积有两个手掌大（手指并拢），该处烧伤面积就占全身表面积的2％。

(2)中国新九分法：即将人体分为11等份，每份等于体表面积的9％，另加1％构成100％的体表面积。

儿童头大，下肢小，可按下法计算：头颈部面积＝[9＋(12－年龄)]％，双下肢面积＝[46－(12－年龄)]％。

2.烧伤深度的识别

采用"三度四分法"，烧伤的深度一般分为三度。

一度：表皮浅层的损伤，皮肤潮红、稍肿，伴有灼痛。

浅二度：表皮全层和真皮浅层的损伤，产生水疱、充血、肿胀，明显剧痛。

深三度：表皮全层和真皮大部分的损伤，有水疱，创面苍白，夹有红色斑点，疼痛延缓。

三度：全层皮肤的损伤，甚至侵害到皮下组织、肌肉、骨。皮肤呈现苍白或焦黑，组织水肿，失去弹性和痛觉。

三、烧伤严重性分度

国际上对烧伤严重程度的判定无统一标准。目前临床上多采用小面积、中面积、大面积和特大面积来表示烧伤的严重程度。①小面积烧伤二度烧伤面积在 10％以内或三度烧伤面积在 1％以内者,相当于轻度烧伤。②中面积烧伤二度烧伤总面积在 11％～30％或三度烧伤面积在 10％～20％之间的烧伤,相当于中、重度烧伤。③大面积烧伤总面积在 31％～79％或三度烧伤面积在 21％～49％。④特大面积烧伤总面积在 80％以上或三度烧伤面积在 50％以上。

四、烧伤的临床分期

1.急性渗出期(休克期)

烧伤后的体液渗出可自伤后数分钟即开始,2～3h 最快,8h 达高峰,12～36h 缓减,48h 后趋于稳定并开始回吸收。本期体液减少,水、电解质、酸碱紊乱,血液浓缩。烧伤后 48h 内最大的危险是低血容量性休克,液体复苏是早期处理最重要的措施。

2.感染期

烧伤后皮肤生理屏障被破坏,创面组织坏死和渗出成为致病菌的培养基,早期即可并发全身性感染。感染的威胁将持续至创面愈合。

3.修复期

组织烧伤后,炎症反应的同时,组织修复也已开始。浅度烧伤多能自行修复,深二度烧伤靠残存上皮岛融合修复,三度烧伤只能依赖皮肤移植修复。

五、治疗原则

抗休克、抗感染与创面处理是烧伤治疗的 3 个主要问题。

(1)保护烧伤区,防止和清除外源性污染。

(2)防止低血容量性休克。

(3)预防局部和全身感染。

(4)积极治疗烧伤创面:一度:保持清洁,无需特殊处理;浅二度:防止感染,促使上皮自愈;深二度、三度:争取早切削痂植皮封闭创面。

(5)防治并发症。

六、护理

1.护理目标

(1)呼吸正常,无气急、发绀,生命体征稳定。

(2)平稳度过休克期及感染期,无全身性感染发生。

(3)维持体液平衡,循环容量充足,组织灌注良好。

(4)烧伤创面干洁、无分泌物,创面逐渐恢复或植皮后愈合。

(5)减轻疼痛,尽量维护患者舒适。

(6)患者敢于面对伤后的自我形象,情绪稳定,能逐渐适应外界环境。

2.烧伤初期急救处理的护理配合

(1)现场急救与转送:正确的现场急救可以减少死亡、避免或减少深度烧伤或大面积烧伤。①对呼吸、心搏骤停的患者,在现场立即配合医生进行人工呼吸和心脏按压。维持呼吸道通畅,吸氧。②迅速脱离热源,保护受伤部位,进行创面的初期处理,简单包扎。不要除去与烧伤部位黏在一起的衣服,这样会加重组织损伤。必要时可用干净衣服或被单包裹,应及时将伤员送往医院进行抢救。一般烧伤面积在10%以上(小儿在5%以上)或严重烧伤均需住院治疗。③其他救治措施保持1～2个静脉输液通路通畅,镇静剂。④生命体征监护,初步进行烧伤面积、深度估测。

(2)初期处理的护理配合:①初期处理室的准备:一般医院收治严重烧伤患者时,可在普通手术室内进行初期处理。备气管切开包、静脉切开包、导尿包、推车、器械台、照明设备、吸引装置、氧气设备等各类器械物品、被服敷料、外用药液、急救药物、冬眠药物、各种静脉液体等。保持室温在28～32℃左右。②保持呼吸道通畅:呼吸道烧伤患者如有声音嘶哑、呼吸困难,应立即配合医师行气管切开术,氧气吸入,并做好气管切开后的护理。对合并严重外伤、肝脾破裂、大出血、张力性气胸等患者,立即准备急症手术。③迅速建立静脉输液通道:补液是防治烧伤休克的主要措施。应立即建立静脉通道输入晶体液和胶体液。轻者可采用周围静脉和头皮静脉穿刺,如患者已休克、烦躁不安、静脉充盈不佳,穿刺有困难,或大面积烧伤需快速补液,必须立即做静脉切开插管或中心静脉置管,同时采血标本,送常规化验和配血。④镇静、镇痛:除血容量不足因素外,剧痛也是造成烧伤休克的一个重要因素,缓解疼痛十分重要。静脉通道一旦建立,立即遵医嘱经静脉推注稀释的镇痛剂。护士应安慰、鼓励患者,告诉患者医护人员将与之共度难关,提供有力精神支持。⑤留置导尿:凡成人烧伤面积超过30%,小儿超过10%均应留置导尿,观察、记录每小时、24h尿量。⑥清创护理配合清创一定要在血容量已得到纠正、伤者较安静的情况下进行,采用简单清创法。护士准备好清创用的物品,清创包、1:1000苯扎溴铵或1:2000洗必泰、清水、生理盐水、无菌纱布等。剃除烧伤创面周围及附近毛发,剪除指(趾)甲,用肥皂水清洗创面周围正常皮肤,将患者置于无菌塑料单上。在医生清创时,注意观察伤者的一般情况、生命体征,迅速提供需要的物品,保障清创顺利完成。

(3)烧伤休克期护理:大面积烧伤后,创面渗出速度以伤后6～8h内为最快,以后逐渐减慢,一般在烧伤后36～48h渗出液体达最高峰,因此烧伤后48h为休克期。凡是成人烧伤面积超过20%或三度超过10%,小儿面积超过10%或三度超过5%均可发生休克。临床表现为尿量减少,心率加速,末梢循环不良,烦躁不安等。在此阶段中护士应配合医师进行各项抗休克抢救治疗,并做好护理记录。

防治烧伤休克的主要措施是补液治疗。大面积烧伤患者需快速补液以恢复有效循环血量,改善组织血流灌注和缺氧,纠正功能性细胞外液的不足,预防休克发生。因此要求必须迅速建立静脉通道,保证正确、及时输入各种液体。

护士根据医生制订的第一个24h补液计划和尿量、创面渗液量等的情况,合理、准确地安排补液,制订输液表,排列好胶体液、电解质溶液、水分等的输入顺序,计算每小时和每分钟滴速,补液量不足,低血容量不能纠正,病员发生休克。而补液逾量可使全身水肿加重,创面感染,出现早期毒血症,还可引起肺水肿、脑水肿等并发症,影响预后。一般要求第一个8h需补充胶体液、晶体液占总液量之半。

各种液体应交替滴入,不能在较长时间内单纯输入一种液体,特别不能集中在一段时间内输入大量水分。烧伤患者早期可因神经内分泌系统的反应,有贮水、贮钠的现象,临床可出现烦渴、水肿、尿少及尿内钠盐排出减少等症状,如已按分次给予需水量,仍烦渴不止时,应加以限制,并耐心解释不加限制地饮水可加剧全身水肿,甚至出现头痛、抽搐、恶心、呕吐、烦躁、意识模糊等水中毒症状。必要时放置胃管引流。如患者出现酱油色的血红蛋白尿,必须用两路静脉同时进行补液,一路补充容量,另一路快速输注甘露醇及碳酸氢钠,以免肾小管被沉淀的血红蛋白堵塞。

护士密切观察尿量及末梢循环、脉搏、血压、神志等,及时向医生报告,调节补液速度和量。

尿量是调节补液的主要指标,如肾功能正常,尿量间接反映血容量,是判断血容量是否足够的重要指标。在未用利尿剂的情况下,成人每小时尿量为30mL、儿童为15mL、婴幼儿为10mL左右。每小时尿量低于以上水平,首先检查导尿管装置有无不畅,如无异常,表示血容量不足,需加快补液速度。烧伤前有心脏疾患或合并呼吸道灼伤、颅脑损伤、肺部损伤的患者对尿量要求应低于上述水平,成人尿量为每小时20mL左右即可。有血红蛋白尿时,每小时应在50mL左右。心率增快、肢端冷、毛细血管充盈延迟、动脉搏动细弱、烦躁,均提示血容量不足,需要加强补液。

休克期治疗过程中,仍应时刻警惕休克的继续发展,严密观察病情和精神状态,每小时测量体温、脉搏、呼吸,正确记录每小时液体出入量,此外病区应准备氧气和吸引装置,保持病室安静,注意保暖,冬天室温为30~35℃,夏天为28~30℃。如果出现烦躁不安或表情淡漠、烦渴、脉细速、肢端冷、发绀、胃扩张、尿少等任何一个症状时,应及时与医生联系,立即采取措施,并记录病情变化时间。在记录休克症状时,应说明其程度、性质和时间。

(4)烧伤创面护理:正确、精心的创面护理不仅可预防和控制局部感染,而且还可促进创面修复,缩短疗程,减少后遗症。一般根据创面局部情况和部位采取包扎、暴露、半暴露或湿敷等处理。①包扎疗法:随时观察末梢循环,抬高肢体能促进静脉与淋巴回流,减轻局部肿胀。外敷料保持清洁、干燥,如有渗液、大小便污染时应及时更换。出现高热、患肢跳痛、局部有臭味表示创面有感染,应及时打开处理。在炎热季节注意散热,防止中暑。②暴露疗法:注意保持环境清洁和合适的环境温度,夏天为28~30℃,冬天为32~35℃。置伤员于铺有无菌床单及床垫的病床上,应保持床单的干燥和清洁。为加速创面干燥可采用烤灯和热风机。早期创面渗液应及时用消毒棉签吸干,保持创周健康皮肤清洁。为避免创面受压,应每2~4h予以变换体位,必要时可用翻身床定时翻身。已结痂的部位,防止过度活动,避免痂皮裂开出血或感染。③半暴露疗法:适用于不便于包扎的躯干、颈、肩、腋、腹股沟、会阴周围等部位创面以及严重绿脓杆菌感染创面。注意保持室内空气清洁和合适的环境温度,要及时清除分泌物。④湿敷疗法:常用于脓液较多的创面和肉芽创面植皮前的准备。护士应准备好 0.9% 的氯化钠溶液,水温一般控制在 38~40℃,用作病程后期残余创面的浸泡可用温自来水。全身浸泡第一次时间不超过半小时,出浴时用干纱布吸干身上水渍、保暖,勿使患者受凉。浸浴过程注意观察全身情况,如有脉搏、呼吸增快,脸色苍白等虚脱现象,应立即终止浸泡。浸泡时间、次数可根据患者情况而定。浸泡后浴盆等器皿应刷洗消毒。

(5)烧伤感染期护理:烧伤病员度过休克期后,即进入感染期。目前侵袭性感染仍是大面积烧伤患者主要并发症,也是造成死亡的主要原因。早期诊断可提高治愈率。因此护理人员应熟悉烧伤创面脓毒症和败血症的全身症状和创面变化,才能及时发现,积极治疗。①大面积烧伤患者体温突然升高到 40℃ 以上,伴有寒战,或体温下降到 36℃ 以下,同时出现持续心率增快,成人 130~140 次/分钟以上,儿童 160~180 次/分钟以上或出现脉搏和体温分离,都表示有侵袭性感染存在。呼吸变化是侵袭性感染的一个主要症状,呼吸由过度换气、呼吸浅快发展为呼气延长性呼吸困难,晚期呈低头、张口、抬肩呼吸。侵袭感染患者精神状态改变,大多数患者早期表现为兴奋、烦躁、谵妄、呓语、幻觉、骚动等,以后转入抑制、表情淡漠、反应迟钝、嗜睡。胃肠道可出现食欲不振、腹胀或伴有腹泻、肠鸣音减弱消失,随着病情发展,症状逐渐加重。②局部创面早期出现血点,创缘明显炎性浸润,继而肉芽由鲜红变为暗红,上皮停止生长,创缘凹陷。重症者创面及正常皮肤可出现紫黑的出血性坏死斑,是临床极其危险的症候,多见于绿脓杆菌败血症。③对感染期患者,治疗和护理应严格执行无菌操作和创周皮肤清洁,加强创面护理,保持创面干燥,可用烤灯或热风机,并定时翻身。出现精神症状时,要保持病室安静,尽可能减少刺激,护理、治疗要集中,使患者得到休息,防止病员坠床。高热时,可降低室温或用冰袋等物理降温法,也可用口服或注射退热剂,但高热伴寒战时禁用物理降温法降温。低温时要保暖。为正确记录体温变化,可用体温计测肛温。大面积烧伤患者除测脉搏外,还应经常做心脏听诊,可及时发现心律紊乱,及时处理,呼吸困难时给予氧气吸入,保持呼吸道通畅,备好吸引装置。腹胀严重者应禁食,轻度腹胀者饮食应少量多餐,清淡易消化。加强营养可改善机体对感染的防御能力。感染患者营养可采用口服、鼻饲、静脉 3 个途径来达到预期营养摄入要求。

(6)呼吸道烧伤护理:准备好气管切开包、呼吸机、氧气设备、吸引装置等急救用物。呼吸道烧伤后,由于黏膜充血水肿,或因坏死内膜脱落都可阻塞气管、支气管,引起呼吸道梗阻、窒息,需要立即行气管切开术,应用呼吸机机械通气。严密观察患者的病情变化,并做好术后护理,监测脉搏血氧饱和度和血气分析。①保持呼吸道通畅,气管内有分泌物时,应及时抽吸。②保持呼吸道湿润。用生理盐水或注射用水持续点滴气管套管或持续超声雾化吸入。③气管内冲洗。伤后 6~14d 为坏死内膜脱落阶段。脱落坏死内膜与气管分泌物形成凝块可阻塞气管、支气管,可先将生理盐水 5~10mL 滴注入气管,数秒后给予吸引,使坏死的内膜松动,易被吸出。每冲洗、吸引 2～3min 后休息 15～30min,为了防止冲洗时发生缺氧,冲洗前可吸入高浓度氧 5～10min。④鼓励咳嗽、深呼吸及变换体位。鼓励或刺激咳嗽和深呼吸以及定时变换体位,辅以轻轻拍打胸背部,以便深部痰液咳出。气管坏死内膜脱落期,人工冬眠应适当减量或停用,使患者恢复咳嗽反射,以利咳出坏死脱落内膜。⑤呼吸道烧伤患者会厌水肿,吞咽时关闭不全,进食后极易流入气管。为避免吸入性肺炎,留置胃管,进行鼻饲。

(7)烧伤植皮护理:植皮手术是治疗深度烧伤的主要措施之一,为使手术能达到预期效果,必须做好供皮区的准备和手术后护理。①术前准备一般选用大腿和上臂处皮肤。大面积烧伤病员供皮区有限,常选用头皮、足底以及残存的小块健康皮肤。取皮前 1d 剃除供皮区毛发,操作时注意勿损伤皮肤。用肥皂、清水初步清洁,以乙醚拭去皮肤上的油垢,然后再以肥皂,清水擦洗清洁。头皮取皮者,术前 1d 及手术晨各剃毛发 1 次。足底取皮者术前 3d 开始做准备,先将足底洗净,然后用温水浸泡,或做热湿敷待局部皮肤松软后,用刀片刮除老化的角质层,如此反复多次,每天重复进行,刮净为止。②术后护理全身麻醉患者要做好清醒前护理。供皮区一般采用包扎或半暴露。包扎常用于肢体供皮区,一般在术后 2 周更换敷料,如有渗血、臭味、剧烈疼痛应及时检查。躯干和头皮取皮区均采用半暴露,有渗液、渗血应及时用消毒棉签或纱布吸干,也可用红外线灯照射以促使干燥结痂,防止受压,必要时可增加翻身次数。包扎植皮区应固定制动。移动植皮肢体时,要以手掌托起,切忌拉动,大腿跟部的植皮区要防止大小便污染,保持干燥。

(8)烧伤营养护理:严重烧伤患者由于高热,创面渗出,分解代谢增加,加上摄入、吸收及利用不足,患者在短期内可出现严重营养不良,全身抵抗力下降,影响愈合。因此维持营养是烧伤治疗和护理工作中不可忽视的工作。

严重烧伤患者每日热量的需要较正常人为多。其增加程度与烧伤总面积及深度成正比。成人热量计算(kcal/日):25×体重(kg)+40×面积(%)。

严重烧伤患者热量供应不足时。摄入蛋白质将作为热量被利用,不能用于修复。因此在补充营养时应注意糖类、蛋白质、脂肪三者在总热量中的比例,以及氮与非氮热量之间的比例,才能达到理想的营养效果。要求蛋白质占总热量的 15%,脂肪占总热量的 35%,糖类占总热量的 50%。氮与非氮热量之比为 1:(150～200)。

胃肠道进食是最适宜的补给方法,不仅经济、实惠、方便,而且营养素比较完全。除休克期外尽量鼓励患者口服,合理安排进食与翻身的时间,减少餐前治疗,同时给予易消化的高蛋白饮食,饮食需色、香、味俱全以增加患者的食欲。中小面积烧伤患者,如病情允许,即可给一般饮食。根据食欲及全身营养状况,餐间可加牛奶、鸡蛋,餐后吃水果。如果热量和蛋白质摄入不能达到预期要求,要适当由静脉补给。

严重烧伤患者经口服难以达到营养需要者,进食困难(口唇部、口腔黏膜烧伤)、食欲差及昏迷患者,如患者胃肠功能良好,可采用鼻饲营养法,选择直径为 0.2～0.4cm 壁薄、柔软的硅胶胃管,利用输液泵泵入营养液。速度均匀,利于胃肠道吸收,可减少腹泻并发症。常用营养液有米汤、豆浆、牛奶、鼻饲流质、匀浆流质。蛋白质可给予酪蛋白,含多种氨基酸,在胃肠道易消化吸收,不影响胃肠功能。鼻饲营养时应注意:①使用高浓度鼻饲流质时,为防止鼻饲综合征发生,每日应给予适量的水分。较为适宜的营养液浓度为 1kcal/mL。②营养液所含热量应逐渐增加,不能操之过急。若有腹泻、呕吐,应立即减慢泵入速度,调整营养液成分或除去营养液中的脂肪或蛋白质。③在室温中营养液极易变质,宜新鲜配制。配制后放置冰箱内,泵入时每瓶容量不宜超过 200mL。④长期鼻饲患者应监测血清电解质,注意钠、钾、锌、镁及各种维生素的补充。如果胃肠道摄入营养液仍不能达到全日营养需要时,或因腹泻、胃肠道病变或肠麻痹等不能做鼻饲时,则可从静脉补给。观察患者对营养物质的耐受性,配合医生做好患者营养评估,每周测体重,为及时调整营养摄入量提供信息及依据。

(9)烧伤患者尤其是重度烧伤患者,由于病情重、病程痛苦、病程长,愈合后常形成不同程度的瘢痕、畸形,甚至毁容、残疾,严重影响患者工作、生活、家庭、婚姻等,给患者造成很大的心理伤害,患者心情低落,产生孤独、绝望等一系列心理问题,甚至导致行为发生异常。具体表现在不愿看到自己的形象,把房间所有的镜子都蒙上,沉默、少语、逃避,与家人、朋友交流明显减少,感到自卑、无助、忧郁,绝望,性格发生变化。护士应通过心理护理最大限度地满足患者心理需求,培养患者积极、乐观、豁达态度,对机体迅速康复有十分重要作用。①建立良好的护患关系从患者入院起,护士便以亲切的态度、丰富的烧伤康复护理知识与患者进行交流,取得患者信任。②评估心理状态,针对性地护理通过与患者、患者家属交谈了解患者伤前情况、伤后的内心感受。通过患者表情、动作、生理反应,发现患者喜欢什么、害怕什么、最担心的问题是什么,使用量表测量患者有无焦虑、抑郁。③支持性心理护理护士是患者在院内接触最多的非家庭成员,护士的关怀会消除患者最初的自卑与逃避心理,增强与人交流的信心。护士与患者建立了良好的护患关系,取得患者的信任后,其解释说明、指导对患者具有权威性。向患者说明目前的情况是暂时的,通过康复训练可以像正常人一样工作、学习、生活,鼓励患者多与其他烧伤患者接触,提高对残疾的承受能力,增强信心,树立自我能及的生活目标,鼓励并协调患者参与一定的家庭和社会活动。对于烦躁、易动怒的患者应耐心说服、安慰;对于抑郁悲观的患者多与其谈心、鼓励,加强安全措施。

3.健康教育

(1)共同制订早期康复计划,对患者的强化功能锻炼计划给予协助与指导,强调通过康复训练可以生活自理、重返社会。患者无论年龄大小、教育程度高低均表现出相关康复知识缺乏,绝大多数患者不敢做活动,除了害怕疼痛之外,更多的是因为缺乏防止关节僵硬、疤痕挛缩、锻炼肌力等相关康复知识,护士应有针对性地逐项指导。

(2)告知患者严重的挛缩、畸形日后行矫形手术可恢复形体和功能。

第二章 内科疾病护理

第一节 高血压的护理

高血压病是最常见的心血管疾病之一,也是导致人类死亡的常见疾病(如脑卒中、冠心病、心力衰竭等)的重要危险因素。

一、诊断

(一)症状

一般表现起病缓慢,早期可无症状或出现非特异性症状(如头晕、头痛、头胀、眼花、耳鸣、失眠、乏力等),而这些症状与血压水平之间常缺乏相关性。体检可听到主动脉瓣第二心音亢进和主动脉瓣第四心音。前者系主动脉内压力增高所致,后者则系为克服左心室心肌顺应性的降低,左心房代偿性收缩加强所致。当出现抬举性心尖搏动时,提示有左心室肥厚,多见于病程较久者。

1.缓进型高血压病

有家族史者发病年龄提前,起病多数隐匿,病情发展慢,病程长。早期患者血压波动,血压时高时正常,为脆性高血压阶段,多在劳累、精神紧张、情绪波动时易有血压升高,休息和去除上述因素后,血压可降至正常。随着病情的发展,血压可趋向持续性升高或波动幅度变小。患者的主观症状和血压升高的程度可不一致,约半数患者无明显症状,只是在体格检查或因其他疾病就医时才发现有高血压,少数患者则在发生心、脑、肾等器官的并发症时才明确高血压病的诊断。早期患者由于血压波动幅度大,可有较多症状,而在长期高血压后即使在血压水平较高时也可无明显症状。因此,无论有无症状,都应定期检测患者的血压。

(1)神经精神系统表现:头晕、头痛和头胀是高血压病常见的神经系统症状,也可有头部或颈项扳紧感。高血压直接引起的头痛多发生在早晨,位于前额、枕部或颞部。这些患者舒张压多较高,经降压药物治疗后头痛可减轻。高血压引起的头晕可为暂时性或持续性,伴有眩晕者较少,与内耳迷路血管障碍有关,经降压药物治疗后症状可减轻,但要注意有时血压下降得过多也可引起头晕。少数患者有耳鸣、乏力、失眠、工作能力下降等。

(2)心血管系统表现:高血压时心脏最先受影响的是左心室舒张功能。左心室肥厚时舒张期顺应性下降、松弛和充盈功能受影响,甚至可出现在临界高血压和临床检查没发现左心室肥厚时,这可能是由于心肌间质已有胶原组织增加之故,但此时患者可无明显临床症状。

由于高血压可促进动脉粥样硬化,部分患者可因伴有冠状动脉粥样硬化心脏病而有心绞痛、心肌梗死的表现。

(3)肾脏表现:肾血管病变的程度和血压及病程密切相关。实际上,血压未得到控制的本病患者均有肾脏的病变,但在早期可无任何临床表现。随病程的进展可先出现蛋白尿,但是在缓进型高血压病患者出现尿毒症前多数已死于心、脑血管并发症。

(4)其他表现:出现急性大动脉夹层者根据病变的部位可有剧烈的胸痛或腹痛;伴有冠状动脉粥样硬化心脏病者可有心绞痛、心肌梗死的表现;有下肢周围血管病变者可出现间歇性跛行。

2.急进型高血压

在未经治疗的原发性高血压病患者中,约1%可发展成急进型高血压,发病可较急骤,也可发病前有病程不一的缓进型高血压病。典型表现为血压显著升高,舒张压多持续在130~140mmHg或更高。男女比例约3:1,多在中青年发病,近年来此型高血压已少见,可能和早期发现轻中度高血压患者并及时有效的治疗有关。其表现基本上与缓进型高血压病相似,头痛症状明显,病情严重、发展迅速、视网膜病变和肾功能很快衰竭等。常于数月至1~2年内出现严重的心、脑、肾损害,发生脑血管意外、心力衰竭和尿毒症。并常有视物模糊或失明,视网膜可发生出血、渗出物及视盘水肿。由于肾脏损害最为显著,常有持续蛋白尿,24h尿蛋白可达3g,并可有血尿和管型尿,如不及时治疗最后多因尿毒症而死亡。

3.高血压危象

高血压危象包括高血压急症和高血压重症。高血压危象是指①加剧性的恶性高血压,舒张压常＞140mmHg,并伴有眼底乳头水肿、渗出、出血,患者可出现头痛、心悸、烦躁、出汗、恶心、呕吐、嗜睡、迷糊、失明、少尿甚至抽搐、昏迷等症状;②血压明显升高并有脑、心、肾等器官严重病变及其他紧急情况如高血压脑病、脑卒中、颅创伤、急性心肌梗死、急性心力衰竭、急性动脉夹层、急性肾炎、嗜铬细胞瘤、术后高血压、严重烧伤、子痫等。高血压脑病可发生在缓进型或急进型高血压患者,当平均血压上升到约180mmHg以上时,脑血管在血压水平变化时可自主调节舒缩状态以保持脑血流相对稳定的功能减弱甚至消失,由收缩转为扩张,过度的血流在高压状态进入脑组织导致脑水肿,患者出现剧烈头痛、头晕、恶心、呕吐、烦躁不安、脉搏多慢而有力,可有呼吸困难或减慢、视力障碍、黑矇、抽搐、意识模糊、甚至昏迷,也可出现暂时性偏瘫、失语、偏身感觉障碍等。检查可见视盘水肿,脑脊液压力增高、蛋白含量增高。发作短暂者历时数分钟,长者可数小时甚至数日。高血压急症的患者应静脉给药尽快地(以分钟、小时计)将血压控制到适宜的水平。

(二)体征

(1)血压升高是本病最主要的体征。心界可向左下扩大;可闻及主动脉瓣第二音亢进,年龄大者可呈金属音,可有第四心音或主动脉收缩早期喷射音。若患者伴有靶器官受损,可有相关体征。

（2）高血压时，检查眼底可见有视网膜动脉变细、反光增强、狭窄及眼底出血、渗出等；检查颈、腹部有无血管杂音，以及颈动脉、上下肢及腹部动脉搏动情况，注意腹部有无肿块、肾脏是否增大等，这些检查有助于鉴别继发性高血压。

（3）部分患者体重明显超重，体重指数（BMI）均值升高[BMI＝体重（kg）/身高^2（m^2）]。

（三）检查

1.实验室检查

尿液检查早期可呈阴性，随后可出现 β_2-微球蛋白增高或有少量蛋白尿和红细胞；晚期可有大量蛋白尿、尿中有红细胞和管型，尿浓缩和稀释功能减退、肾小球滤过率降低，血肌酐和尿素氮增高。

2.胸部 X 线检查

后期患者并发高血压性心脏病时，有左心室增大。

3.心电图检查

早期可正常，晚期并发高血压性心脏病时可有左心室肥厚或伴劳损。

4.超声心动图检查

早期可无改变或仅见主动脉增宽，晚期并发高血压性心脏病时可有左心室肥厚、顺应性降低。

5.动态血压监测

即在 24h 内，每隔 15min 或 20min 自动连续测量血压和心率。此项检查目前尚无统一的正常值，故并不主要用于诊断，其应用的主要目的在于①排除"白大衣性高血压"：即在诊疗单位内血压升高，但在诊疗单位外血压正常。②了解血压昼夜模式：正常人血压有昼夜波动性。动态血压曲线呈双峰谷，即夜间血压最低，清晨起床后迅速上升，在上午 6～10h 及下午 4～8 时各有一高峰，继之缓慢下降。原发性高血压患者的血压昼夜模式即可与正常人相同，也可不相同，后一种情况多反映靶器官损害的程度较重。目前认为靶器官损害的程度与 24h 动态血压参数相关而与偶测血压不相关。③了解心绞痛发作（即高血压Ⅲ期）时的心率与血压的乘积，为心绞痛分型提供依据。④评价降压药物的疗效，评价的主要指标是谷、峰比值，即服用降压药物后，最大的降压效应（血压最低值，称谷效应）与最小的降压效应（血压最高值，称峰效应）二者之间的比值应＜50％。

（四）诊断要点

（1）在非药物状态下，3 次或 3 次以上非同日多次重复血压测量均超过 140/90mmHg。动态血压监测可进一步明确诊断。

（2）既往有高血压史，即使服药后血压降至正常水平，仍可诊断高血压病。

（3）高血压病的诊断应包括：①确认高血压，即血压是否高于正常；②排除症状性高血压；③高血压分期、分级；④重要脏器心、脑、肾功能估计；⑤有无并发可影响高血压病病情发展和治疗的情况，如冠心病、高脂血症、高尿酸血症、慢性呼吸道疾病等。

（五）鉴别诊断

对突然发生明显高血压（尤其是青年人），高血压时伴有心悸、多汗、乏力或其他一些高血压病不常见的症状，上下肢血压明显不一致，腹部腰部有血管杂音的患者应考虑继发性高血压的可能性，须作进一步的检查以用来鉴别。此外，也要注意与主动脉硬化、高动力循环状态、心排血量增高时所致的收缩期高血压相鉴别。高血压患者均应作尿常规、肾功能、心电图、胸部X线检查、超声心动图、眼底检查等以了解重要脏器的功能，除有助于诊断病情外，也有治疗的参考价值。

二、治疗

（一）治疗原则

1.血压控制的目标值

不同人群降压的目标值：一般人群降压的目标血压值是＜140/90mmHg；对于有糖尿病或肾病的高危高血压患者，血压目标是＜130/80mmHg；对于其他特殊人群，如脑卒中患者、心肌梗死后患者等，危险性分层属于高危患者，对其血压控制仍要求必须控制在＜140/90mmHg。老年收缩期高血压是高血压治疗的难点，尽量将收缩压控制在140mmHg以下。

2.高血压防治策略

（1）低危患者：以改善生活方式为主，如6个月后无效，再给药物治疗。

（2）中危患者：首先是积极改善生活方式，同时观察患者的血压及其他危险因素数周，进一步了解情况，然后决定是否开始药物治疗。

（3）高危患者：必须立即给予药物治疗，同时要积极改善生活方式。

（4）很高危患者：必须立即开始对高血压及并存的危险因素和临床情况进行强化治疗。

部分轻型高血压患者改善生活方式后，可减少甚至免于降压药物治疗；病情较重的患者在改善生活方式后也可提高降压药物的治疗效果。

3.防治原则

必须全方位把握心血管病的危险因素、靶器官的损害（TOD）和并存的临床情况（ACC），做好危险分层，全面降低心血管病的发病率和死亡率。

（二）非药物治疗

非药物治疗包括提倡健康的生活方式，消除不利于心理和身体健康的行为和习惯，尽力减少高血压以及其他心血管病的发病危险。

1.减重

建议体重指数（kg/m²）应控制在24以下。减重对健康的利益是巨大的，如在人群中平均体重下降5～10kg，收缩压可下降5～20mmHg；高血压患者体重减少10%，则可使胰岛素免疫、糖尿病、高脂血症和左心室肥厚改善。减重的方法一方面是减少总热量的摄入，强调减少脂肪并限制过多碳水化合物的摄入；另一方面则须增加体育锻炼，如跑步、打太极拳、跳健美操等。在减重过程中还须积极控制其他危险因素,老年高血压则须严格限盐等。减重的速度可因人而异,但首次减重最好达到减重 5kg 以增强减重信心,减肥可提高整体健康水平,包括减少癌症等许多慢性病,关键是"吃饭适量,活动适度"。

2.合理膳食

(1)减少钠盐摄入:WHO 建议每人每日食盐量不超过 6g。我国膳食中约 80% 的钠来自烹调或含盐高的腌制品,因此限盐首先要减少烹调用盐及含盐高的调料,少食各种咸菜及腌制食品。北方居民减少日常用盐一半,南方居民减少 1/3,则基本接近 WHO 建议。

(2)减少膳食脂肪,补充适量优质蛋白质:有流行病学资料显示,即使不减少膳食中的钠和不减重,如果将膳食脂肪控制在总热量 25% 以下,P/S 比值维持在 1,连续 40d 可使男性收缩压和舒张压下降 12%,女性下降 5%。研究表明,每周吃鱼>4 次与吃鱼最少者相比,冠心病发病率减少 28%。建议改善动物性食物结构,减少含饱和脂肪酸高的猪肉,增加含蛋白质较高而脂肪较少的禽类及鱼类。蛋白质占总热量 15% 左右,动物蛋白占总蛋白质 20%。蛋白质含量依次为奶、蛋:鱼、虾;鸡、鸭;猪、牛、羊肉;植物蛋白中豆类最好。

(3)注意补充钾和钙:MRFIT 研究资料表明钾与血压呈明显负相关,这一相关在 INTERSALT 研究中被证实。中国膳食低钾、低钙,应增加高钾高钙的食物,如绿叶菜、鲜奶、豆类制品等。

(4)多吃蔬菜和水果:研究证明增加蔬菜或水果摄入,减少脂肪摄入可使收缩压和舒张压有所下降,素食者比肉食者有较低的血压。其降压的作用可能基于水果、蔬菜、食物纤维和低脂肪的综合作用。人类饮食应是以素食为主,并辅以适当肉食则最为理想。

(5)限制饮酒:尽管有研究表明少量饮酒可能减少冠心病发病的危险,但是饮酒和血压水平及高血压患病率之间却呈线性相关,大量饮酒可诱发心脑血管疾病发作。因此不提倡用少量饮酒预防冠心病,提倡高血压患者应戒酒。因饮酒可增加服用降压药物的抗性。如果饮酒,建议饮酒量应为少量,男性饮酒每日不超过 30g,即葡萄酒<100～150mL,或啤酒<250～500mL,或白酒<25～50mL;女性则减半量,孕妇不饮酒;不提倡饮高度烈性酒。WHO 对饮酒的新建议是越少越好。

3.增加体力活动

每个参加运动的人特别是中老年人和高血压患者在运动前最好了解一下自己的身体状况,以决定自己的运动种类、强度、频度和持续运动时间。对中老年人应包括有氧、伸展及增强肌力练习三类,具体项目可选择步行、慢跑、太极拳、门球、气功等。运动强度必须因人而异,按科学锻炼的要求,常用运动强度指标可用运动时最大心率达到 180(或 170)减去年龄,如 50 岁的人运动心率为 120～130 次/分,如果求精确则采用最大心率的 60%～85% 作为运动适宜心率,须在医师指导下进行。运动频率一般要求每周 3～5 次,每次持续 20～60min 即可,可根据运动者身体状况和所选择的运动种类以及气候条件等而定。

4.减轻精神压力,保持平衡心理

长期精神压力和心情抑郁是引起高血压和其他一些慢性病的重要原因之一,对于高血压患者,这种精神状态常促使他们酗酒、吸烟,继而降低对抗高血压治疗的依从性。对有精神压力和心理不平衡的人,应减轻精神压力和改变心态,要正确对待自己、他人和社会,倡导健康的生活方式,积极参加社会和集体活动。

5.其他方面

对高血压患者来说戒烟也是重要的。虽然尼古丁只使血压一过性地升高,但它降低服药的依从性并导致增加降压药物的剂量。

(三)药物治疗

降压药物治疗原则:已有证据表明降压药物治疗可以有效地降低心血管疾病的发病率和死亡率,并可防治卒中、冠心病、心力衰竭和肾病的发生和发展。降压药的共同作用为降低血压,不同类别降压药可能有降压以外作用的差别,这些差别是针对不同患者选用药物时的主要参考。

1.常用药物的分类

(1)利尿剂:常用作高血压的基础治疗,主要用于轻中度高血压。应注意这类药物可以影响电解质和血糖、血脂和尿酸代谢,故应慎用于糖尿病、血脂异常患者,痛风患者禁用。包括噻嗪类利尿剂,如氢氯噻嗪,在血肌酐$>2.0\mathrm{mg/dL}$,CFR$<15\sim20\mathrm{mL/min}$时噻嗪类作用明显降低,应该慎用;吲达帕胺具有利尿剂与钙通道阻滞剂双重作用,对血脂的影响比噻嗪类小,有引起低血钾的可能性,在肝脏内代谢,服药后4周达到最大降压效果:保钾利尿剂包括螺内酯、阿米洛利,有保钾作用,肾功能不良时慎用。

(2)β-受体阻滞剂:降压作用较弱,起效时间较长(1~2周)。心脏传导阻滞,严重心动过缓、哮喘、慢性阻塞性肺病与周围血管病患者禁用;胰岛素依赖性糖尿病和高脂血症患者慎用。

(3)钙拮抗剂:可用于各种程度的高血压,在老年人高血压或并发稳定性心绞痛时尤为适用。非二氢吡啶类药物在心脏传导阻滞和心力衰竭时禁忌使用。不稳定性心绞痛和急性心肌梗死时不宜应用速效二氢吡啶类钙拮抗剂。

(4)血管紧张素转换酶抑制剂:适用于各种类型高血压,尤可用于下列情况如高血压并发左心室肥厚、心功能不全或心力衰竭、心肌梗死后、糖尿病肾损害、高血压伴周围血管病变等。妊娠和肾动脉狭窄、肾功能衰竭(血肌酐$>265\mu\mathrm{mol/L}$或$3\mathrm{mg/dL}$)患者禁用。

(5)血管紧张素Ⅱ受体阻滞剂:临床药理作用与ACE抑制剂相似,但不引起咳嗽等不良反应。临床主要适用于ACE抑制剂不能耐受的患者。

(6)α-受体阻滞剂:这类药物对血糖、血脂等代谢过程无影响,包括哌唑嗪、特拉唑嗪、多沙唑嗪等。后两者与α_1-受体亲和力较哌唑嗪弱,血压下降缓和,而直立性低血压发生率较低。

2.高血压药物治疗方法

大多数慢性高血压患者应该在几周内逐渐降低血压至目标水平,这样对远期事件的减低有益。推荐应用长效制剂,其作用可长达24h,每日服用1次,这样可以减少血压的波动、降低主要心血管疾病的发生和防治靶器官损害,并提高用药的依从性。强调长期有规律的抗高血压治疗,达到有效、平稳、长期控制的要求。根据基线血压水平、有无靶器官损害和危险因素,选用单药治疗或联合治疗。

(1)单药治疗:起始时用低剂量单药,如血压不能达标,增加剂量至足量或换用低剂量的另一种药物,如仍不能使血压达标,则将后一种药物用至足量,或改用联合药物治疗。起始用低剂量单药的优点是可以了解患者对各种药物的疗效和耐受性的反应,但需要时间验证。

(2)联合治疗:为了最大程度取得治疗高血压的效果,单药增大剂量易出现不良反应。随机临床试验证明,大多数高血压患者为控制血压需要用两种或两种以上降压药,合并用药时每种药物剂量不大,选用药物间有协同治疗作用或相加作用的药物,其不良反应相互抵消或至少不相加。合理的配方还要考虑到各类药物作用时间的协调性。高血压防治指南支持以下类别降压药组合:

①利尿药和β-受体阻滞剂。

②利尿药和 ACEI 或血管紧张素Ⅱ受体阻滞剂(ARB)。

③钙拮抗剂(二氢吡啶)和β-受体阻滞剂。

④钙拮抗剂和 ACEI 或 ARB。

⑤钙拮抗剂和利尿剂。

⑥α-受体阻滞剂和β-受体阻滞剂。

⑦必要时也可用其他组合,包括中枢作用药如 α_2-受体激动剂和咪哒唑啉受体调节剂合用,或者联合 ACEI 或 ARB。有些患者需要用到 3 种或 4 种药物联合应用。

(3)伴有其他疾病时降压治疗药物的选择:高血压并发其他心血管病时,需要考虑降压药物的器官保护作用,应该充分考虑现有大量临床试验的证据,选用对器官具有保护作用、降低相关临床情况病死率、提高生存率的抗高血压药物。

(四)高血压急症的治疗

1.治疗原则

高血压急症时必须迅速使血压下降至安全水平,以静脉给予降压药为宜,以便根据血压下降水平随时改变药物使用剂量。最初目标是在数分钟至 2h 内使平均动脉压下降不超过 25%,以后的 2～6h 使血压降至 160/100mmHg,避免血压下降过快、过猛而加重心、脑和肾脏缺血。

2.常用治疗药物

(1)静脉用药。

(2)如无静脉给药的条件,也可以口服给药。常见药物有卡托普利 12.5～25mg 口服或舌下给药,最大作用见于给药后 30～90min 内,血容量不足者,易有血压过度下降,肾动脉狭窄患者禁用。硝苯地平缓释片 10～20mg 口服,降压缓慢而持久;尼卡地平 10～30mg 口服或舌下给药,仅有少数患者心率增快,比硝苯地平疗效慢而降压时间更长,可致低血压和颜面潮红。

三、评估

1.一般评估

神志,生命体征,健康史等。

2.专科评估

高血压的分级,头痛的性质,消化道症状,肢体活动度的改变,瞳孔及视力的变化,血压升高的诱发因素等。

四、护理要点

1.一般护理

(1)吸氧:给予氧气吸入每分钟 2～4L。

(2)休息与活动:高血压急症时绝对卧床休息,抬高床头,避免一切不良刺激。保证充足休息和适当的活动。保证病室安静,减少探视。根据年龄及身体状况选择慢跑或步行,一般每周3～5次,每次 30～60min。

(3)饮食护理:以清淡、易消化、低盐、低热量、低脂、低胆固醇饮食为宜,维持体重在标准体重±10%以内。

2.病情观察

(1)监测血压:观察患者血压的改变,每天测血压 2 次,测血压前应让患者休息 15～20min。测量血压应做到"四定":定时间、定体位、定部位、定血压计。

(2)观察症状:原发性高血压起病缓慢,早期常无症状,少数患者发生心、脑、肾等并发症后才被发现。可有头痛、眩晕、疲劳、心悸、耳鸣等症状。

(3)并发症:

①高血压危象:表现为头痛、烦躁、恶心、呕吐、视物模糊等严重症状。

②高血压脑病:表现为严重头痛、恶心、呕吐及不同程度的意识障碍、昏迷等,血压降低即可逆转。

③脑血管病:包括脑出血、脑血栓形成、腔隙性脑梗死、短暂性脑缺血发作。

④其他:心力衰竭、慢性肾衰竭、主动脉夹层。

(4)高血压的分级:我国采用国际统一的血压分类方法和标准(2005 年中国高血压防治指南),具体如下。①正常血压:收缩压<120mmHg 和舒张压<80mmHg。②正常高值:收缩压120～139mmHg 和(或)舒张压 80～89mmHg。③Ⅰ级高血压(轻度):收缩压 140～159mmHg 和(或)舒张压 90～99mmHg。④Ⅱ级高血压(中度):收缩压 160～179mmHg 和(或)舒张压 100～109mmHg。⑤Ⅲ级高血压(重度):收缩压≥180mmHg 和(或)舒张压≥110mmHg。⑥单纯性收缩期高血压:收缩压≥140mmHg 和(或)舒张压<90mmHg。

3.用药护理

(1)血管扩张药:首选硝普钠,能同时直接扩张动脉和静脉,降低心脏前、后负荷。应现用现配,避光滴注,严格控制输液滴数。

(2)利尿药:通过增加水、钠的排出使体内钠及血浆容量减少,心排血量而较少。注意电解质的变化。有高血压脑病时给予脱水药。

(3)β受体拮抗药:最适用于合并冠心病及需用血管扩张药的高血压患者,应观察心率的变化。

4.心理护理

高血压患者由于长期血压较高,会出现长期抑郁或情绪激动。护士应指导患者应用一些放松疗法(如听音乐、和家人聊天、养花、钓鱼、下棋等),减轻心理压力,使心情舒畅,建立战胜疾病的信心,也可适当服用镇静药。

五、健康教育

(1)保持规律的生活方式和稳定的情绪,制订生活规律表,活动时间要相对固定。睡眠要充足,进餐要节制,不可过饱,戒烟限酒,保持心情舒畅。

(2)注意适度保暖,因寒冷使血管收缩导致血压升高,应适当保暖。

(3)用药指导,遵医嘱坚持用药,不能擅自停药、减药和调药。

(4)教会患者家属测量血压的方法,出现病情变化时立即就医。

(5)随访复查3~6个月,复查肝肾功能、电解质、眼底血管等。

第二节　冠心病的护理

一、稳定型心绞痛

稳定型心绞痛是指心绞痛反复发作的临床表现,持续在2个月以上,而且心绞痛发作性质基本稳定。由劳累引起的心肌缺血,表现为阵发性的前胸压榨性疼痛和窒息样感觉,主要位于胸骨后,可放射至左肩或上臂等部位,持续时间为1~5min,休息或含服硝酸甘油后可迅速缓解。冠状动脉供血不足,心肌氧的供需不平衡是心绞痛发作的病理生理基础。多发生于40岁以上男性,劳累、情绪激动、受寒、阴雨天气、急性循环衰竭等均为常见诱因,高血压、高脂血症、吸烟、饮酒、糖尿病、肥胖均为心绞痛高危因素。

(一)诊断

1.症状

稳定型劳力性心绞痛简称稳定型心绞痛,亦称普通型心绞痛,是最常见的心绞痛。由心肌缺血缺氧引起的典型心绞痛发作,其临床表现在1~3个月内相对稳定,即每日和每周疼痛发作次数大致相同,每次发作疼痛的性质和疼痛部位无改变,疼痛时限相仿(3~5min),用硝酸甘油后也在相近时间内发生疗效。心绞痛发作时,患者表情焦虑,皮肤苍白、发冷或出汗。血压可略增高或降低,心率可正常、增快或减慢。

2.体征

(1)可有血压升高、心率增快。

(2)皮肤黏膜可有发绀或苍白(须排除贫血)。

（3）胸廓对称，气管居中，肺部有时可闻及啰音。

（4）心脏听诊有第四、第三心音奔马律，心尖区可有收缩期杂音（二尖瓣乳头肌功能失调所致），第二心音有可逆分裂，还可有交替脉或心前区抬举性搏动等体征。

3.检查

（1）实验室检查：

①血常规：一般无血红蛋白下降，严重贫血亦会有心绞痛症状。

②血糖：测定空腹、餐后 2h 血糖，部分患者有血糖升高。

③血脂：可见血脂升高。

④心肌酶谱：一般无异常变化。

（2）特殊检查：

①心电图：是发现心肌缺血、诊断心绞痛最常用的方法，其种类包括：a.稳定型心绞痛患者静息时心电图半数是正常的，最常见的心电图异常是 ST-T 改变；b.近 95% 的患者心绞痛发作时出现有相当特征的心电图改变，可出现暂时性心肌缺血引起的 ST 移位，在平时有 T 波持续倒置的患者，发作时可变为直立（所谓"假正常化"）；c.心电图负荷试验对怀疑有冠心病的患者给心脏增加运动负荷，而激发心肌缺血的心电图检查，心电图改变以 ST 段水平型或下斜型压低 $\geq 0.1mV$（J 点后 $60\sim80$ 毫秒）持续 2min 作为阳性标准；d.从连续记录的 24h 心电图中发现心电图 ST-T 改变和各种心律失常，出现时间可与患者的活动和症状相对照。

②超声心动图：稳定型心绞痛患者静息时，超声心动图大多数无异常。与负荷心电图一样，负荷超声心动图可以帮助识别心肌缺血的范围和程度。根据各室壁的运动情况，可将负荷状态下室壁运动异常分为运动减弱、运动消失、矛盾运动及室壁瘤。

③放射性核素检查：^{201}Tl-心肌显像或兼做负荷试验，休息时 ^{201}Tl 显像所示灌注缺损主要见于心肌梗死后瘢痕部位；在冠状动脉供血不足部位的心肌灌注缺损仅见于运动后缺血区。

④冠状动脉造影：是目前诊断冠心病最准确的方法，可以准确反映冠状动脉狭窄的程度和部位。

⑤血管内超声：从血管腔内显示血管的横截面，不仅能够提供血管腔的形态，而且能够显示血管壁的形态、结构和功能状态。

4.诊断要点

（1）有上述典型的发作特点和体征，含硝酸甘油后能缓解；存在上述冠心病易患因素。

（2）除外其他原因所致的心绞痛，结合发作时心电图检查特征，一般可建立诊断。

（3）发作时心电图检查可见以 R 波为主的导联中，ST 段压低，T 波低平或倒置；心电图无改变者可考虑作心电图负荷试验和 24h 动态心电图，如心电图出现阳性变化或负荷试验阳性可做出诊断，诊断有困难者行放射性核素和冠状动脉造影术确诊。

5.鉴别诊断

（1）急性心肌梗死：疼痛部位与心绞痛相仿，但性质更剧烈，持续时间多超过 30min，可长达数小时，常伴有心律失常、心力衰竭和（或）休克，含服硝酸甘油多不能使之缓解。心电图中面向梗死部位的导联 ST 段抬高,并有异常 Q 波。实验室检查显示白细胞计数增高、红细胞沉降率增快,心肌坏死标志物(肌红蛋白、肌钙蛋白 I 或 T、CK-MB 等)增高。

(2)其他疾病引起的心绞痛:包括严重的主动脉瓣狭窄或关闭不全、风湿性冠状动脉炎、梅毒性主动脉炎引起冠状动脉口狭窄或闭塞、肥厚型心肌病、X 综合征等病均可引起心绞痛,要根据其他临床表现来进行鉴别。其中 X 综合征多见于女性,心电图负荷试验常阳性,但冠状动脉造影则阴性且无冠状动脉痉挛,预后良好,被认为是冠状动脉系统毛细血管功能不良所致。

(3)肋间神经痛及肋软骨炎:疼痛常累及 1～2 个肋间,但并不一定局限在胸前,为刺痛或灼痛,多为持续性而非发作性,咳嗽、用力呼吸和身体转动可使疼痛加剧,肋软骨处或沿神经行经处有压痛,手臂上举活动时局部有牵拉疼痛,故与心绞痛不同。

(4)心脏神经官能症:患者常诉胸痛,但为短暂(几秒钟)的刺痛或持久(几小时)的隐痛,患者常喜欢不时地吸一大口气或作叹息性呼吸。胸痛部位多在左胸乳房下心尖部附近,或经常变动。症状多在疲劳之后出现,而不在疲劳的当时,做轻度体力活动反觉舒适,有时可耐受较重的体力活动而不发生胸痛或胸闷。含服硝酸甘油无效或在 10 多分钟后才见效,常伴有心悸、疲乏及其他神经衰弱的症状。

(5)不典型疼痛:还须与反流性食管炎等食管疾病、膈疝、消化性溃疡、肠道疾病、颈椎病等相鉴别。

(二)治疗

治疗原则为改善冠脉供血,降低心肌耗氧,降脂、抗炎、抗凝、抗栓,稳定并逆转动脉粥样硬化斑块。

1.一般治疗

发作时应立刻休息,一般患者在停止活动后症状即可消除,平时应尽量避免各种确知的足以引起发作的因素,如①过度的体力活动、情绪激动、饱餐等,冬天注意保暖,平时避免烟酒,调整日常生活与工作量;②减轻精神负担;③保持适当的体力活动,以不发生疼痛为度;④治疗高血压、糖尿病、贫血等疾病。

2.药物治疗

(1)发作时的治疗:

①立即停止活动,安静休息。

②药物治疗:硝酸甘油 0.3～0.6mg 置于舌下含化,迅速为唾液吸收,1～2min 见效。长时间反复应用可产生耐受性,效力降低,停用 10h 以上,即可恢复疗效。不良反应有头痛、头胀、面红、心悸等,偶有低血压。硝酸异山梨酯 5～10mg 舌下含化,2～5min 见效,可持续2～3小时。也可用上述药物的气雾剂喷雾。同时可考虑应用镇静剂。

(2)缓解期治疗:

①抗血小板药物:阿司匹林可降低血液黏稠度,减少心绞痛发作,减少死亡和心肌梗死发生率,一般每日 75～150mg;氯吡格雷每日 75mg 单用或与阿司匹林合用。

②硝酸酯类制剂：硝酸异山梨酯 5～20mg 口服，每日 3 次，服后半小时起作用，持续 3～5 小时；缓释剂可持续 12h，可用 20mg，每日 2～3 次。5-单硝酸异山梨酯等长效硝酸酯类药物，每次 20～40mg，每日 2 次。硝酸甘油膏或贴片涂或贴在胸前或上臂皮肤而缓慢吸收，用于预防夜间心绞痛发作。要注意硝酸酯类药物的耐药性。

③β-受体阻滞剂：降低心率和血压，从而降低心肌耗氧，缓解心绞痛发作。注意与硝酸酯类合用有协同作用。只要无禁忌证，β-受体阻滞剂要坚持持续应用，不能停用，停用时要逐渐减量，以防反跳；哮喘患者禁用。常用口服制剂有：美托洛尔 25～150mg，每日 2～3 次，缓释片 100～200mg，每日 1 次；阿替洛尔 12.5～50mg，每日 1～2 次；比索洛尔 2.5～10mg，每日 1 次。兼有 α-受体阻滞作用的卡维地洛 25mg，每日 2 次。

④钙拮抗剂：扩张冠状动脉，解除冠状动脉痉挛；抑制心肌收缩力，减少心肌耗氧；扩张周围血管，降低动脉压，减轻心脏负荷，是治疗变异型心绞痛的首选药物。常用制剂有硝苯地平缓释片（10～20mg，每日 2 次）、硝苯地平控释片（30～60mg，每日 1 次）、地尔硫䓬（30～120mg，每日 3 次）、维拉帕米（40～80mg，每日 3 次）或缓释剂 240～480mg 每日 1 次。

⑤中医中药：复方丹参制剂、通心络、脑心通、速效救心丸等均可在冠心病患者与其他西药合并使用，缓解心绞痛。

3.介入治疗

临床观察显示，经球囊导管心肌血运重建术与内科保守疗法相比，前者能使稳定型心绞痛患者的生活质量提高（活动耐量提高），但是心肌梗死的发生和死亡率无显著差异；随着心血管新技术的出现，尤其新型药物涂层支架及新型抗血小板药物的应用，介入治疗不仅可以改善患者的生活质量，而且可以明显降低心肌梗死的发生率和死亡率。

4.外科治疗

主要是行冠状动脉旁路移植术，手术适应证：①冠状动脉多支病变，尤其并发糖尿病患者；②冠状动脉左主干病变；③适合行介入治疗的患者；④心肌梗死伴有室壁瘤，须进行室壁瘤切除的患者；⑤狭窄远端管腔要通畅，血管供应区有存活心肌。

（三）护理

1.护理评估

（1）身体评估：

①一般状态：评估患者精神应激状态、体力活动、饮食状况。评估患者体重指数（BMI）、腰围、腹围。

②生命体征：评估患者体温、血压、脉搏、呼吸、意识、末梢循环情况等。

（2）病史评估：重点了解患者是否具有冠心病的危险因素，包括年龄、性别、工作性质、经济状况、家族史、既往史、生活方式、不良嗜好等因素；评估患者目前心绞痛发作的频次、诱因及发作时疼痛的部位、性质、持续时间、缓解方式、伴随症状、服药种类以及服药后反应；评估患者对疾病知识及诱因相关知识的掌握程度、合作程度、心理状况（如患者有无焦虑、抑郁等表现）。评估时，注意参考冠心病患者危险因素调查表、综合医院焦虑抑郁评估量表。

(3)评估患者的活动能力,判断患者发生跌倒、坠床、压疮的危险程度。参考北京大学第一医院日常生活能力评定 Barthel 指数量表、北京大学第一医院患者跌倒危险因素评估表、北京大学第一医院患者压疮 Braden 评分表。

2.护理措施

(1)一般护理:

①心绞痛发作时嘱患者立即停止活动,卧床休息,并密切观察。缓解期一般不需卧床休息。嘱患者尽量避免各种已知的可以避免的诱因。

②给氧。

③遵医嘱给予低盐、低脂、低胆固醇、高维生素的治疗饮食,注意少量多餐,并告知患者其治疗饮食的目的和作用。

④运动指导:建议稳定型心绞痛患者每天进行有氧运动 30min,每周运动不少于 5d。

(2)病情观察:

①观察患者疼痛的部位、性质、持续时间、生命体征,必要时给予心电监护。注意 24h 更换电极片及粘贴位置,避免影响监测效果,减少粘胶过敏发生。按照护理级别要求按时记录各项指标参数,如有变化及时通知医生。

②心绞痛发作者遵医嘱给予药物治疗后,注意观察患者用药后反应。如需输液治疗,要保证输液管路通畅、按时观察输液泵工作状态,确保药液准确输注。观察穿刺部位,预防静脉炎及药物渗出。

③倾听患者主诉,注意观察患者胸痛改善情况。

④观察患者活动情况:根据患者的病情、活动能力制订合理的康复运动计划。

(3)用药护理:

①应用硝酸甘油时,应注意用法是否正确、胸痛症状是否改善;使用静脉制剂时,应遵医嘱严格控制输液速度,观察用药后反应,同时告知患者由于药物扩张血管会导致面部潮红、头部胀痛、心悸等不适,以解除患者顾虑。

②应用他汀类药物时,定期监测血清氨基转移酶及肌酸激酶等生化指标。

③应用阿司匹林时,建议饭后服用,以减少恶心、呕吐、上腹部不适或疼痛等胃肠道症状。观察患者是否出现皮疹、皮肤黏膜出血等不良反应,如发生及时通知医生。

④应用 β 受体拮抗剂时,监测患者心率、心律、血压变化。嘱患者在改变体位时动作应缓慢。

⑤应用低分子肝素等抗凝药物时,注意口腔、黏膜、皮肤、消化道等部位出血情况。

(4)心理护理:心绞痛患者常反复发作胸痛,使其产生紧张不安或焦虑的情绪,而焦虑能增加交感神经兴奋性,增加心肌需氧量,加重心绞痛。所以应向患者做好解释,减轻患者的心理压力;建立良好的护患关系,给予心理支持。

(5)健康教育:

①饮食指导:向患者及家属讲解饮食的治疗原则为低盐、低脂、少食多餐,避免暴饮暴食。

合理膳食,指导选择血糖指数较低、适量优质蛋白质、高纤维食物,以达到既维持全身营养供给,又不给心脏增加负担的目的。

②药物指导:心绞痛患者需要长期规律口服药治疗。患者在用药过程中需掌握各种药物的名称、作用、剂量,监测可能出现的不良反应等。如服硝酸甘油片后持续症状不缓解或近期心绞痛发作频繁,应警惕近期内发生心肌梗死的可能,及时就诊治疗。

③休息与运动指导:发病时应卧床休息,保持环境安静,防止不良刺激。病情稳定后根据年龄、体质、病情,指导患者适当运动。应多选择中小强度的有氧运动,如步行、慢跑、登楼梯、太极拳等,每次 20～40min,要循序渐进,长期有规律锻炼。肥胖患者可根据自身情况适当增加活动次数。在运动中若出现心悸、头晕、无力、出冷汗等不适时应马上停止活动。

④定期复查:监测血压、血脂、心电图。

⑤预防并发症的指导:平时避免情绪激动、寒冷刺激、劳累、便秘、饱餐等诱因;养成良好的作息习惯,戒烟限酒;平时适当锻炼是预防疾病复发及并发症的重要方法。

二、非 ST 段抬高型急性冠脉综合征

急性冠脉综合征(ACS)指冠心病中急性发病的临床类型,包括不稳定型心绞痛(UA)、非ST 段抬高型心肌梗死(NSTEMI)和 ST 段抬高型心肌梗死(STEMI)。近年又将前两者合称为非 ST 段抬高型 ACS,约占 3/4,后者称为 ST 段抬高型 ACS,约占 1/4。其中 UA 和 NSTEMI 若未及时治疗,可能进展成 STEMI。

(一)发病机制

ACS 即在冠状动脉粥样硬化的基础上,发生斑块破裂或糜烂、溃疡,并发血栓形成、血管收缩、微血管栓塞等导致急性或亚急性的心肌供氧减少。不稳定型心绞痛(UA)指介于稳定型心绞痛和 AMI 之间的临床状态,它是 ACS 中的常见类型,若 UA 伴有血清心肌标志物明显升高,即可确诊为非 ST 段抬高型心肌梗死(NSTEMI)。STEMI 的病理生理特征是由于心肌丧失收缩功能所产生的左心室收缩功能降低、血流动力学异常和左心室重构所致。

(二)临床表现

1.症状

UA 和 NSTEMI 胸部不适的部位及性质与典型的稳定型心绞痛相似,但通常程度更重,持续时间更长,可达 30min,胸痛可在休息时发生。UA 和 NSTEMI 的临床表现一般具有以下 3 个特征之一:

(1)静息时或夜间发生心绞痛,常持续 20min 以上。

(2)新近发生的心绞痛(病程在 2 个月内)且程度严重。

(3)近期心绞痛逐渐加重(包括发作的频度、持续时间、严重程度和疼痛放射到新的部位)。发作时可有出汗、恶心、呕吐、心悸或呼吸困难等表现;而原来可以缓解心绞痛的措施此时变得无效或不完全有效。不稳定型心绞痛严重度分级见表 2-1。

表 2-1　Braunwald 不稳定型心绞痛严重度分级

严重程度	定义	一年内死亡率或心肌梗死率
Ⅰ级	严重的初发型或恶化型心绞痛,无静息时疼痛	7.3%
Ⅱ级	亚急性静息型心绞痛(在就诊前 1 个月内发生),但近 48h 内无发作	10.3%
Ⅲ级	急性静息型心绞痛,在 48h 内有发作	10.8%

2.体征

胸痛发作时可出现脸色苍白、皮肤湿冷;可闻及一过性收缩期杂音。

(三)辅助检查

1.心电图

症状发作时的心电图有重要诊断意义,UA 患者症状发作时主要表现为 ST 段压低,其心电图变化随症状缓解而完全或部分消失,如心电图变化持续 12h,常提示发生 NSTEMI。NSTEMI 常有持续性 ST 段压低≥0.1mV 或伴对称性 T 波倒置,相应导联 R 波电压进行性降低,ST 段和 T 波的改变常持续存在。

2.心肌标志物检查

心肌血清标志物是鉴别 UA 和 NSTEMI 的主要标准。UA 时,心肌标志物一般无异常增高,若 cTnT 及 cTnI 超过正常值,则可考虑 NSTEMI 的诊断。

3.其他

冠状动脉造影和其他侵入性检查。

(四)诊断

根据典型的胸痛症状和辅助检查尤其是心电图改变,结合冠心病危险因素,非 ST 段抬高型 ACS 可确诊。UA 与 NSTEMI 的鉴别主要参考心电图上 ST-T 改变的持续时间和血清心肌标志物检测结果。

(五)治疗

应及早发现、及早住院,连续监测心电图,以发现缺血和心律失常;多次测定血清心肌标志物。UA 或 NSTEMI 的治疗目标是稳定斑块、缓解心肌缺血以及改善长期预后。

1.一般治疗

不稳定心绞痛患者应收治 CCU,卧床休息 12~24h,给予心电监护。有明确低氧血症患者或存在左心室衰竭患者需给氧。病情稳定或血运重建后症状控制可建议循序渐进的活动。最初 2~3d 给予流食,症状缓解后可给予易消化的半流食,少量多餐。保持大便通畅,避免便秘,必要时可给予缓泻剂。

2.抗栓治疗

可预防冠状动脉内进一步血栓形成、促进内源性纤溶活性溶解血栓,包括抗血小板和抗凝两部分。

3.抗心肌缺血治疗

包括β受体拮抗剂、硝酸酯类药物、镇痛剂、钙离子通道阻滞剂。

4.其他药物治疗

长期应用 ACEI 对预防再发缺血事件和死亡、改善心室重构有益;他汀类调脂药物除了对血脂的调节作用外,还可以稳定斑块、改善内皮细胞功能。

(六)护理

1.护理评估

(1)身体评估:

①一般状态:评估患者精神、活动耐力、饮食状况。评估患者体重、BMI、腰围、腹围。

②生命体征:评估患者体温、血压、脉搏、呼吸、意识、末梢循环情况等。

(2)病史评估:除了解患者是否具有冠心病的危险因素外,重点评估心绞痛发作特点、心绞痛严重分级、心肌酶学的变化及危险分层。危险分层的内容包括病史、疼痛特点、临床表现、心电图、心脏标记物等。评估患者服药情况:既往是否服药、服药种类以及服药后反应。评估患者对疾病知识及诱因相关知识的掌握程度、合作程度、心理状况(如患者有无焦虑、抑郁等表现)。

(3)其他:评估患者的活动能力,判断患者发生跌倒、坠床、压疮的危险程度。

2.护理措施

(1)一般护理:

①患者应卧床休息 12～24h,给予持续心电监护。

②保持病室环境安静,使患者充分休息;对患者进行必要的解释和鼓励,使其积极配合治疗,解除其焦虑和紧张情绪,减轻其心脏负担。

③有明确低氧血症(动脉血氧饱和度≤92%)或存在左心室功能衰竭者,遵医嘱给氧。

④疾病最初 2～3d 以流质饮食为主,以后随症状减轻而逐渐增加易消化的半流食,宜少量多餐,钠盐和液体的摄入量应根据尿量、呕吐量及有无心衰症状而做调整,告知患者其治疗饮食的目的和作用。

⑤病情稳定或血运重建、症状控制后,鼓励患者早期、循序渐进地活动。

⑥告知患者排便时避免用力,可通过增加饮食中膳食纤维的含量或按摩腹部来促进肠蠕动,必要时遵医嘱给予缓泻剂。

(2)病情观察:

①遵医嘱每日和(或)出现症状时做心电图检查,标记胸前导联位置,观察心电图的动态演变。

②必要时给予心电监护,观察患者心率、心律、血压、血氧饱和度的情况。每 24h 更换电极片及粘贴位置,避免影响监护效果,减少粘胶过敏发生。按时记录各项指标数值,如有变化及时通知医生。

③准确记录患者出入量。

④保证输液管路通畅,按时观察输液泵工作状态,确保药液准确输注。观察穿刺部位,预防静脉炎及药物渗出。

（3）用药护理：

①应用硝酸甘油时,应注意用法是否正确、胸痛症状是否改善；使用静脉制剂时,应遵医嘱严格控制输液速度,观察用药后反应,同时告知患者由于药物扩张血管会导致面部潮红、头部胀痛、心悸等不适,以解除患者顾虑。

②应用他汀类药物时,定期监测血清氨基转移酶及肌酸激酶等生化指标。

③应用阿司匹林时,建议饭后服用,以减少恶心、呕吐、上腹部不适或疼痛等胃肠道症状。观察患者是否出现皮疹、皮肤黏膜出血等不良反应,如发生必须及时通知医生。

④应用β受体拮抗剂时,监测患者心率、心律、血压变化。嘱患者在改变体位时动作应缓慢。

⑤应用低分子肝素等抗凝药物时,注意口腔、黏膜、皮肤、消化道等部位出血情况。

⑥应用吗啡的患者,应观察患者有无呼吸抑制,以及使用后疼痛程度改善的情况。

（4）心理护理：患者反复发作胸痛,使其常有紧张不安或焦虑的情绪,应向患者做好解释,减轻患者的心理压力。护士应态度和蔼,多关心体贴患者,观察病情细致,技术操作娴熟、有条不紊,以取得患者信任。向患者详细解释病情,使患者对所患疾病有所了解,同时和患者、家属就病情变化进行沟通,强调治疗的正面效果,使患者增强康复信心。

（5）健康教育：

①指导患者改变生活方式,合理膳食,增加膳食纤维和维生素,少食多餐,避免暴饮暴食,戒烟限酒。

②告知患者心绞痛发作时安静卧床休息,缓解期应以有氧运动为主,如散步、打太极、骑车、游泳等,运动前做好准备活动并备好硝酸甘油,如有不适应立即停止运动。生活作息规律,保证充足睡眠。保持大便通畅,避免过度用力加重心脏负荷。

③指导患者出院后遵医嘱服药,不擅自增减药量或停药,做好药物不良反应的自我监测。随身携带硝酸甘油以备急需。硝酸甘油应在棕色避光瓶内保存并放于干燥阴凉处,开封6个月后不再使用,及时更换,以确保疗效。告知服用他汀类药物的患者,如出现肌痛、肝区胀痛等症状时及时就医。

④病情监测指导：教会患者及家属心绞痛发作时缓解胸痛的方法,胸痛发作时应立即停止活动或舌下含服硝酸甘油,如含服硝酸甘油后胸痛不能缓解,或心绞痛发作比以往频繁、程度加重、疼痛时间延长,应及时就医。定期复查心电图、血压、血脂、肝功能。

三、急性 ST 段抬高型心肌梗死

心肌梗死(MI)是心肌的缺血性坏死,急性心肌梗死(AMI)是在冠状动脉病变的基础上,发生冠状动脉血供急剧减少或中断,使相应的心肌严重而持久地缺血所致的部分心肌急性坏死。临床表现为胸痛、急性循环功能障碍、心电图改变以及血清心肌标志物升高。心肌梗死包括非 ST 段抬高型心肌梗死(NSTEMI)、ST 段抬高型心肌梗死(STEMI)。STEMI 发生后数小时所做的冠状动脉造影显示,90%以上的心肌梗死相关动脉发生完全闭塞。心肌供血完全停止后,所供区域心室壁心肌发生透壁性坏死。

本病在欧美常见,每年约有 150 万人发病。50%的死亡发生在发病后的 1h 内,其原因为心律失常,最多见为室颤。我国缺乏 AMI 死亡率的全国性统计资料,北京 1984—1991 年35~74 岁人群急性冠心病事件死亡率,男性由 84/10 万上升至 98/10 万,女性由 43/10 万上升至67/10 万。

(一)病因及发病机制

在冠状动脉粥样硬化的基础上,发生斑块破裂或糜烂、溃疡,并发血栓形成、血管收缩、微血管栓塞等导致急性或亚急性的心肌供氧减少。

(二)临床表现

与梗死的部位、大小、侧支循环情况密切相关。

1.先兆

发病前数天有乏力、胸部不适、活动时心悸、烦躁、心绞痛等前驱症状,心绞痛发作较以往频繁、性质较剧烈、持续时间长,硝酸甘油疗效差,诱发因素不明显。心电图 ST 段一时性明显抬高或压低。

2.症状

(1)疼痛:性质和部位与稳定型心绞痛相似,程度更剧烈,伴有大汗、烦躁、濒死感,持续时间可达数小时至数天,休息和服用硝酸甘油不缓解。少数患者无疼痛,一开始即表现为休克或急性心力衰竭。

(2)胃肠道症状:疼痛剧烈时常伴恶心、呕吐、上腹胀痛。

(3)心律失常:24h 内最多见。以室性心律失常为主,如室性期前收缩、室性心动过速,室性期前收缩落在前一心搏的易损期时(R on T 现象),常为心室颤动的先兆。室颤是心肌梗死早期的主要死亡原因。下壁心肌梗死易发生房室传导阻滞及窦性心动过缓;前壁心肌梗死易发生室性心律失常。

(4)低血压和休克:疼痛可引起血压下降,如疼痛缓解而收缩压仍低于 80mmHg,则应警惕心肌广泛坏死造成心输出量急剧下降所致的心源性休克的发生。

(5)心力衰竭:主要为急性左心衰竭,由于心肌梗死后心脏收缩力显著减弱或不协调所致。重者可发生急性肺水肿并可危及生命。右心室心肌梗死的患者可一开始就出现右心衰竭表现,伴血压下降。根据有无心衰表现,按 Killip 分级法(表 2-2)将急性心肌梗死的心功能分为4 级。

表 2-2　急性心肌梗死后心衰的 Killip 分级

分级	表现
Ⅰ级	无明显心功能损害证据

分级	表现
Ⅱ级	轻、中度心衰主要表现为肺底啰音(<50%的肺野)、第三心音及 X 线胸片上肺淤血的表现
Ⅲ级	重度心衰(肺水肿),啰音>50%的肺野
Ⅳ级	心源性休克

3.体征

心率多增快,右心室梗死或梗死面积大可发生心率减慢;心律不齐;心尖部第一心音减弱。

(三)辅助检查

1.心电图

急性心肌梗死患者做系列心电图检查时,可记录到典型的心电图动态变化,是临床上进行急性心肌梗死检出和定位的重要检查。

2.血清心肌标志物检查

肌酸磷酸激酶同工酶(CK-MB)增高是反映急性坏死的指标。cTnT 或 cTnI 诊断心肌梗死的敏感性和特异性均极高。血肌红蛋白增高,其出现最早而恢复也快,但特异性差。

3.放射性核素检查

可显示心肌梗死的部位和范围,判断是否有存活心肌。

4.超声心动图

了解心室壁运动及左心室功能,帮助除外主动脉夹层,诊断室壁瘤和乳头肌功能失调等。

5.磁共振成像

可评价心肌梗死的范围以及评估左心室功能。

6.选择性冠状动脉造影

可明确冠状动脉闭塞的部位,为决定下一步血运重建策略提供依据。

(四)诊断

世界卫生组织(WHO)的急性心肌梗死诊断标准:依据典型的临床表现、特征性的心电图表现、血清心肌标志物水平动态改变,3 项中具备 2 项,特别是后 2 项即可确诊。

2012 年召开的欧洲心脏病学会(ESC)年会上公布了第三版更新的心肌梗死全球统一诊断标准:检测到心肌标志物,尤其是肌钙蛋白(cTn)升高和(或)下降,至少有一次超出正常参考值上限,并且至少伴有下列一项证据:①心肌缺血的症状。②新发的或推测新发的显著 ST-T 改变或新出现的左束支传导阻滞(LBBB)。③心电图出现病理性 Q 波。④影像学检查发现新发的心肌丢失或新发的节段性室壁运动异常。⑤冠脉造影或尸检发现冠脉内存在新鲜血栓。

(五)治疗

早发现、早入院治疗,缩短因就诊、检查、处置、转运等延误的治疗时间。原则是尽早使心肌血液再灌注,挽救濒死心肌,保护和维持心脏功能;及时处理严重心律失常、泵衰竭和各种并发症,防止猝死,注重二级预防。

1.一般治疗

（1）休息：应绝对卧床休息，保持环境安静，防止不良刺激，解除患者焦虑。

（2）给氧。

（3）监测：急性期应常规给予心电监测3～5d，除颤器处于备用状态。严重心力衰竭者应监测肺毛细血管压和静脉压。

（4）抗血小板药物治疗。

2.解除疼痛

根据疼痛程度选择不同药物尽快解除疼痛，并注意观察用药后反应。

3.再灌注心肌

及早再通闭塞的冠状动脉使心肌得到再灌注，是STEMI治疗最为关键的措施，可挽救濒死心肌、缩小心肌梗死的范围，从而显著改善患者预后。包括溶栓治疗、介入治疗、CABG。

4.其他药物治疗

（1）β受体拮抗剂、ACEI、CCB：有助于改善恢复期心肌重构，减少AMI病死率。

（2）他汀类调脂药物：宜尽早应用，除了对低密度脂蛋白胆固醇（LDL-C）降低带来的益处外，他汀类药物还通过抗炎、改善内皮功能和稳定斑块等作用达到二级预防作用。

5.抗心律失常治疗

心律失常必须及时消除，以免演变为严重心律失常甚至导致猝死。

6.抗低血压和心源性休克治疗

包括维持血容量、应用升压药、应用血管扩张剂、纠正酸中毒及电解质紊乱等。上述治疗无效时，可用IABP增加冠状动脉灌流，降低左心室收缩期负荷。

7.治疗心力衰竭

主要是治疗急性左心衰竭，以应用利尿剂为主，也可选用血管扩张剂减轻左心室的前、后负荷。

8.抗凝疗法

无论是否采用再灌注治疗，均应给予抗凝治疗，药物的选择视再灌注治疗方案而定。

（六）护理

1.专科护理评估

（1）身体评估：

①一般状态：评估患者的神志状况，尤其注意有无面色苍白、表情痛苦、大汗或神志模糊、反应迟钝甚至晕厥等表现。评估患者BMI、腰围、腹围以及睡眠、排泄形态有无异常。

②生命体征：评估患者体温、心率、心律、呼吸、血压、血氧饱和度有无异常。

（2）病史评估：

①评估患者年龄、性别、职业、饮食习惯、有无烟酒嗜好、家族史及锻炼习惯。

②评估患者此次发病有无明显的诱因、胸痛发作的特征，尤其是起病的时间、疼痛程度、是否存在进行性加重，有无恶心、呕吐、乏力、头晕、呼吸困难等伴随症状，是否有心律失常、休克、

心力衰竭的表现。了解患病后的诊治过程,是否规律服药、服药种类以及服药后反应。评估患者对疾病知识及诱因相关知识的掌握程度、合作程度、心理状况(如患者有无焦虑、抑郁等表现)。

③评估患者心电图变化:

ST 段抬高性心肌梗死的特征性改变:a.面向坏死区的导联 ST 段抬高呈弓背向上型,面向透壁心肌坏死区的导联出现宽而深的 Q 波,面向损伤区的导联上出现 T 波倒置。b.在背向心肌坏死区的导联出现相反的改变,即 R 波增高、ST 段压低和 T 波直立并增高。

非 ST 段抬高性心肌梗死的特征性改变:a.无病理性 Q 波,有普遍性 ST 段压低≥0.1mV,但 aVR 导联(有时还有 V1 导联)ST 段抬高,或有对称性 T 波倒置。b.无病理性 Q 波,也无 ST 段变化,仅有 T 波倒置变化。

ST 段抬高性心肌梗死的心电图演变:a.急性期起病数小时内可无异常或出现异常高大两支不对称的 T 波。b.急性期起病数小时后,ST 段明显抬高呈弓背向上型,与直立的 T 波连接,形成单相曲线;数小时至 2d 内出现病理性 Q 波,同时 R 波减低。c.亚急性期改变若早期不进行干预,抬高的 ST 段可在数天至 2 周内逐渐回到基线水平,T 波逐渐平坦或倒置。d.慢性期改变数周至数月后,T 波呈 V 形倒置,两支对称。T 波倒置可永久存在,也可在数月至数年内逐渐恢复。

ST 段抬高性心肌梗死的定位:ST 段抬高性心肌梗死的定位和范围可根据出现特征性改变的导联来判断。

④评估心肌损伤标志物变化:a.心肌肌钙蛋白 I(cTnI)或 T(cTnT):是诊断心肌坏死最特异和敏感的首选指标,起病 2～4h 后升高。cTnI 于 10～24h 达峰值,7～10d 降至正常;cTnT 于 24～48h 达峰值,10～14d 降至正常。b.CK-MB:对判断心肌坏死的临床特异性较高,在起病后 4h 内增高,16～24h 达峰值,3～4d 恢复正常。适用于早期诊断和再发心肌梗死的诊断,还可用于判断溶栓效果。c.肌红蛋白:有助于早期诊断,但特异性差,起病后 2h 内即升高,12h 内达峰值,24～48h 内恢复正常。

⑤评估患者管路的情况,判断有无管路滑脱的可能。

(3)评估患者的活动能力,判断患者发生跌倒、坠床、压疮的危险程度。

2.护理措施

(1)急性期的护理:

①入院后遵医嘱给氧,氧流量为 3～5L/min,可减轻气短、疼痛或焦虑症状,有利于心肌氧合。

②心肌梗死早期易发生心律失常、心率和血压的波动,立即给予心电监护,同时注意观察患者神志、呼吸、出入量、末梢循环情况等。

③立即进行 22 导联心电图检查,初步判断梗死位置并采取相应护理措施:前壁心肌梗死患者应警惕发生心功能不全,注意补液速度,观察有无呼吸困难、咳嗽、咳痰等症状。如前壁梗死面积较大影响传导系统血供者,也会发生心动过缓,应注意心率变化;下壁、右室心梗患者易

发生低血压、心动过缓、呕吐等，密切观察心率、血压变化，遵医嘱调整用药，指导患者恶心时将头偏向一侧，防止误吸。

④遵医嘱立即建立静脉通路，及时给予药物治疗并注意用药后反应。

⑤遵医嘱采血，做床旁心肌损伤标志物检查，一般先做肌红蛋白和 cTnI 检测。

⑥遵医嘱给予药物负荷剂量，观察用药后反应，如有呕吐，观察呕吐物性质、颜色，观察呕吐物内有无之前已服药物，并通知医生。

⑦如患者疼痛剧烈，遵医嘱给予镇痛药物，如吗啡、硝酸酯类药物，同时观察患者血压变化及有无呼吸抑制的发生。

⑧拟行冠状动脉介入治疗的患者给予双侧腕部及腹股沟区备皮准备，备皮范围为双上肢腕关节上 10cm、从脐下到大腿中上 1/3，两侧至腋中线，包括会阴部。

⑨在患者病情允许的情况下简明扼要地向患者说明手术目的、穿刺麻醉方法、术中出现不适如何告知医生等，避免患者因手术引起进一步紧张、焦虑。

⑩接到导管室通知后，立即将患者转运至导管室，用过床易将患者移至检查床上，避免患者自行挪动加重心肌氧耗。

⑪介入治疗后如患者使用血小板糖蛋白 GPⅡb/Ⅲa 受体拮抗剂（如替罗非班）药物治疗，注射低分子肝素者应注意用量减半，同时应观察患者的皮肤、牙龈、鼻腔黏膜等是否有出血、瘀斑，穿刺点是否不易止血等，必要时通知医生，遵医嘱处理。

⑫遵医嘱根据发病时间定期复查心电图及心肌酶，观察动态变化。

(2)一般护理：

①休息：发病 12h 内绝对卧床休息、避免活动，并保持环境安静。告知患者及家属，休息可以降低心肌氧耗量，有利于缓解疼痛，以取得合作。

②给氧：遵医嘱鼻导管给氧，2～5L/min，以增加心肌氧供。吸氧过程中避免患者自行摘除吸氧管。

③饮食：起病后 4～12h 内给予流食，以减轻胃扩张。随后遵医嘱过渡到低脂、低胆固醇、高维生素、清淡、易消化的治疗饮食，少量多餐，患者病情允许时告知其治疗饮食的目的和作用。

④准备好急救用物。

⑤排泄的护理：及时增加富含纤维素的水果、蔬菜的摄入，按摩腹部以促进肠蠕动；必要时遵医嘱使用缓泻剂；告知患者不要用力排便。

(3)病情观察：

①遵医嘱每日检查心电图，标记胸前导联位置观察心电图的动态变化。患者出现症状时随时行心电图检查。

②给予持续心电监护，密切观察患者心率、心律、血压、氧饱和度的情况。24h 更换电极片及粘贴位置，避免影响监护效果，减少粘胶过敏发生。按照护理级别要求定时记录各项指标数值，如有变化及时通知医生。

③保证输液通路通畅,观察输液速度,定时观察输液泵工作状态,确保药液准确输注,观察穿刺部位,预防静脉炎及药物渗出。

④严格记录患者出入量,防止患者体液过多增加心脏负荷。

⑤嘱患者呕吐时将头偏向一侧,防止发生误吸。

(4)用药护理:

①应用硝酸甘油时,应注意用法是否正确、胸痛症状是否改善;使用静脉制剂时,遵医嘱严格控制输液速度,观察用药后反应,同时告知患者由于药物扩张血管会导致面部潮红、头部胀痛、心悸等不适,以解除患者顾虑。

②应用他汀类药物时,定期监测血清氨基转移酶及肌酸激酶等生化指标。

③应用阿司匹林时,建议饭后服用,以减轻恶心、呕吐、上腹部不适或疼痛等胃肠道症状。观察患者是否出现皮疹、皮肤黏膜出血等不良反应,如发生及时通知医生。

④应用β受体拮抗剂时,监测患者心率、心律、血压变化,同时嘱患者在改变体位时动作应缓慢。

⑤应用低分子肝素等抗凝药物时,注意观察口腔黏膜、皮肤、消化道等部位出血情况。

⑥应用吗啡的患者,应观察患者有无呼吸抑制,以及使用后疼痛程度改善的情况。

(5)并发症护理:

①猝死急性期:严密进行心电监护,以及时发现心率及心律变化。发现频发室性期前收缩、室性心动过速、多源性或 R on T 现象的室性期前收缩及严重的房室传导阻滞时,应警惕发生室颤或心脏骤停、心源性猝死,需立即通知医生并协助处理,同时遵医嘱监测电解质及酸碱平衡状况,备好急救药物及抢救设备。

②心力衰竭:AMI 患者在急性期由于心肌梗死对心功能的影响可发生心力衰竭,特别是急性左心衰竭。应严密观察患者有无呼吸困难、咳嗽、咳痰、少尿、低血压、心率加快等,严格记录出入量。嘱患者避免情绪激动、饱餐、用力排便。发生心力衰竭时,需立即通知医生并协助处理。

③心律失常:心肌梗死后室性异位搏动较常见,一般不需要做特殊处理。应密切观察心电监护变化,如患者有心衰、低血压、胸痛伴有多形性室速、持续性单形室速,应及时通知医生,并监测电解质变化。如发生室颤,应立即协助医生除颤。

④心源性休克:密切观察患者心电监护及血流动力学(如中心静脉压、动脉压)监测指标,定时记录数值,遵医嘱给予补液治疗及血管活性药物,并观察给药后效果、患者尿量、血气指标等变化。

(6)心理护理:急性心肌梗死患者胸痛程度异常剧烈,有时可有濒死感,患者常表现出紧张不安、焦虑、惊恐心理,应耐心倾听患者主诉,向患者解释各种仪器、监测设备的使用及治疗方法、需要患者配合的注意事项等,以减轻患者的心理压力。

(7)健康宣教:发生心肌梗死后必须做好二级预防,以预防心肌梗死再发。嘱患者合理膳食,戒烟、限酒,适度运动,保持心态平和,坚持服用抗血小板药物、β受体拮抗剂、他汀类调脂药及 ACEI,控制高血压及糖尿病等危险因素,并定期复查。

除上述二级预防所述各项内容外,在日常生活中还要注意以下几点:

①避免过度劳累,逐步恢复日常活动,生活规律。

②放松精神,愉快生活,对任何事情要能泰然处之。

③不要在饱餐或饥饿的情况下洗澡。洗澡时水温最好与体温相当,时间不宜过长。冠心病程度较严重的患者洗澡时,应在他人帮助下进行。

④在严寒或强冷空气影响下,冠状动脉可发生痉挛而诱发急性心肌梗死。所以每遇气候恶劣时,冠心病患者要注意保暖或适当防护。

⑤急性心肌梗死患者在排便时,因屏气用力可使心肌耗氧量增加、加重心脏负担,易诱发心搏骤停或室颤甚至致死,因此要保持大便通畅,防止便秘。

⑥要学会识别心肌梗死的先兆症状并能正确处理。心肌梗死患者约 70% 有先兆症状,主要表现为:a.既往无心绞痛的患者突然发生心绞痛,或原有心绞痛的患者无诱因性发作、发作后症状突然明显加重。b.心绞痛性质较以往发生改变、时间延长,使用硝酸甘油不易缓解。c.疼痛伴有恶心、呕吐、大汗或明显心动过缓或过速。d.心绞痛发作时伴气短、呼吸困难。e.冠心病患者或老年人突然出现不明原因的心律失常、心力衰竭、休克或晕厥等情况时都应想到心肌梗死的可能性。一旦发生,必须认真对待,患者首先应原地休息,保持安静,避免精神过度紧张,同时舌下含服硝酸甘油或吸入硝酸甘油喷雾剂,若 20min 胸痛不缓解或出现严重胸痛伴恶心、呕吐、呼吸困难、晕厥时,应拨打"120"。

第三节　三叉神经痛的护理

一、概述

三叉神经痛是指三叉神经分布区内反复发作的短暂性剧痛。根据病因是否明确可分为原发性和继发性两种类型;前者病因未明,后者是由于肿瘤、炎症、血管性疾病、脱髓鞘性疾病或颅骨疾病等病因影响到三叉神经所致。三叉神经痛的年发病率为 5.5~15.5/10 万,患病率为 45.5/10 万。

二、病因与病理生理

原发性三叉神经痛病因不明,部分原因可能是伴行血管的异行扭曲压迫三叉神经后根,局部脱髓鞘改变致疼痛发作;继发性三叉神经痛是由于肿瘤、炎症、血管性疾病、自身免疫性疾病等引起三叉神经受累所致。

三、诊断步骤

（一）病史采集要点

1.起病情况

大多数原发性三叉神经痛患者在 40 岁以上，女性略多，多数急性起病，周期性发作，单侧发病。

2.主要临床表现

绝大多数患者的疼痛发生于一侧三叉神经第 2 支和/或第 3 支分布区，表现为突然发生的刀割样、针刺样、撕裂样或电灼样剧痛，持续数秒至 2min 后骤然终止，严重者可伴有同侧面肌"痛性抽搐"，表现为面部潮红、皮温高、球结膜充血流泪等。在受累的三叉神经分布区内（如口角、鼻翼、面颊、舌面等）存在疼痛的触发点，又称"扳机点"。疼痛可反复发作，每天数次至数百次。

3.既往病史

原发者无特殊病史，继发者注意是否有局部感染、外伤、肿瘤等病史。

（二）体格检查要点

（1）一般情况好，反复发作且疗效欠佳者可能伴有抑郁或焦虑情绪。

（2）原发性三叉神经痛的神经系统检查正常，继发性可以查到三叉神经受损的体征，如面部痛触觉减退，运动支受累可有咀嚼肌萎缩和张口下颌偏歪。

（三）门诊资料分析

（1）根据疼痛发作时典型的临床表现、发作间期正常，即可确诊。根据疼痛发生的部位明确受累的三叉神经分支。

（2）注意是否存在伴随症状，如发热、局部叩痛、皮疹，特殊病史如外伤史、肿瘤史等。

（四）进一步检查项目

（1）通过病史和体检明确是原发性三叉神经痛一般无需再进一步检查，可予药物治疗。

（2）继发性三叉神经痛可进一步行颅骨 X 线摄片、颅脑 CT/MRI 检查，必要时行脑脊液检查，了解三叉神经受损部位和病因。

（3）口腔检查、鼻窦 X 线摄片等，对头面部疼痛的鉴别有帮助。

四、诊断对策

（一）诊断要点

根据患者突然发生、反复发作的一侧三叉神经分布区内短暂剧痛，神经系统检查无阳性体征可以确诊。

（二）鉴别诊断要点

1.继发性三叉神经痛

发作特征与原发性三叉神经痛相似，疼痛多为持续性，查体有三叉神经或其他神经系统阳性体征，颅脑 CT/MRI 检查，必要时脑脊液检查，有助于了解病因。

2.牙痛

多呈持续性钝痛，局限于牙或牙龈部，进食冷、热食物时疼痛加剧，局部可有叩痛，口腔检查和 X 线摄片可以鉴别。

3.鼻窦炎鼻

窦分布区的持续性钝痛，局部有压痛，可伴随发热、流浓涕、白细胞增高等炎症改变，鼻窦 X 线片有助于诊断。

4.舌咽神经痛

疼痛位于舌根、软腭、扁桃体、咽部、外耳道等处，常在进食、吞咽或话时诱发，局麻药喷涂于咽部可止痛。

5.蝶腭神经痛

蝶腭神经痛又称不典型面部神经痛或 Sluder 病，疼痛发生于鼻根部、上颌部、上腭及齿龈，并向额、颞、枕、耳、颈肩部扩散，疼痛呈刀割或烧灼样，可持续数分钟或数小时，反复发作。

五、治疗对策

（一）治疗原则

原发性三叉神经痛首选药物治疗，目的是缓解疼痛，减少复发；继发性三叉神经痛要针对病因治疗。

（二）治疗计划

1.药物治疗

（1）卡马西平：开始每次 0.1g，每天 2～3 次，口服，逐渐增加剂量，最大量不能超过 1.2g/d。不良反应有眩晕、走路不稳、嗜睡、皮疹、白细胞减少和肝损害等，要注意观察。

（2）苯妥英钠：每次 0.1g，每天 3～4 次，口服。不良反应有头晕、嗜睡、牙龈增生和共济失调。

（3）巴氯芬：开始每次 5mg，每天 2～3 次，口服；以后逐渐增加剂量至 30～40mg/d，最大量不超过 80mg/d。不良反应有头晕、头痛、乏力等。

（4）其他药物：包括加巴喷丁（gabapentin，0.6～1.2g/d），奥卡西平（oxcarba-zepine，0.2～0.6g/d），丙戊酸（valproicacid，0.6～1.2g/d），氯硝西泮（clonazepam，0.5～6mg/d），维生素 B_{12}（500μg/次，隔天 1 次，肌内注射），可酌情选用。

2.神经阻滞疗法

适应证为药物疗效欠佳或有不良反应，拒绝或不适应手术者；用无水酒精或其他药物如甘油、维生素 B_{12}、泼尼松龙等直接注射到三叉神经分支或半月神经节内，可获止痛效果，疗效短，易复发。

3.射频热凝疗法

适应证同阻滞疗法;对三叉神经根或半月神经节进行加热凝固,选择性破坏三叉神经感觉纤维而获镇痛效果。

4.手术治疗

包括三叉神经感觉根部分切断术、三叉神经脊髓束切断术、三叉神经周围支切断术和三叉神经微血管减压术等。适用于药物疗效不佳者,尤其是晚期患者。

5.伽玛(γ-刀)治疗

对药物治疗或神经阻滞治疗无效者可试用。

(三)治疗方案的选择

对于原发性三叉神经痛首选药物治疗,可以数种药物联用,在许可范围内逐渐把药物加至有效剂量,疼痛消失后再逐渐减量。如果药物无效,可以考虑神经阻滞或手术治疗。

六、病程观察及处理

治疗期间定期复诊,记录疼痛发生的程度、频率,可让患者做自我评分以利于比较,并根据疗效调整用药。有效者应继续用药至症状消失后逐渐减少药物剂量,1～2周后停药;如果无效或不良反应明显者,可以考虑选择其他疗法。发作间歇期间无需特殊处理,再次发作可以重复治疗。

七、护理要点

1.常规护理

(1)一般护理:保持室内光线柔和,周围环境安静、清洁、整齐和安全,避免患者因周围环境刺激而产生焦虑,加重疼痛。

(2)饮食护理:饮食宜清淡,保证机体营养,避免粗糙、下硬、辛辣食物,严重者予以流质饮食。

(3)心理护理:由于本病为突然发作的、反复的、阵发性剧痛,易出现精神抑郁和情绪低落等表现,护士应根据患者不同的心理给予疏导和支持,帮助患者树立战胜疾病的信心,积极配合治疗。

2.专科护理

(1)症状护理:观察患者疼痛的部位、性质,与患者进行交谈,帮助患者了解疼痛的原因与诱因;与患者讨论减轻疼痛的方法,如精神放松,听轻音乐,指导性想象,让患者回忆一些有趣的事情等,使其分散注意力,以减轻疼痛。

(2)药物治疗护理:注意观察药物的疗效与不良反应,发现异常情况及时报告医师处理。原发性三叉神经痛首选卡马西平药物治疗,其不良反应为头晕、嗜睡、口干、恶心、皮疹、再生障碍性贫血、肝功能损害、智力和体力衰弱等,护理者必须注意观察,每 1～2 个月复查肝功能和血常规。偶有皮疹、肝功能损害和白细胞减少,需停药。也可按医师建议单独或联合使用苯妥英钠、氯硝西泮、巴氯芬片、野木瓜等治疗。

(3)经皮选择性半月神经节射频电凝术术后并发症的护理:术后观察患者的恶心、呕吐反应,随时处理污物,遵医嘱补液补钾;术后询问患者有无局部皮肤感觉减退,观察其是否有同侧角膜反射迟钝、咀嚼无力、面部异样不适等感觉,并注意给患者进软食,洗脸水温要适宜;如有术中穿刺方向偏内、偏深误伤视神经引起视力减退、复视等并发症,应积极遵医嘱给予治疗,并防止患者活动摔伤、碰伤。

3.健康指导

(1)注意药物疗效与不良反应,在医师指导下减量或更改药物。

(2)服用卡马西平期间应每周检查血常规,每月检查肝、肾功能,有异常及时就医。

(3)积极锻炼身体,增加机体免疫力。

(4)指导患者生活有规律,合理休息、娱乐;鼓励患者运用指导式想象、听音乐、阅读报刊等分散注意力,消除紧张情绪。

(5)指导患者避免面颊、上下颌、舌部、口角、鼻翼等局部刺激,进食易消化、流质饮食,咀嚼时使用健侧;洗脸水温度适宜,不宜过冷过热。

第四节　视神经脊髓炎的护理

视神经脊髓炎又称 Devic disease,是主要累及视神经和脊髓的急性或亚急性中枢神经系统脱髓鞘疾病。临床上以视神经和脊髓同时或相继受累为主要特征,呈进行性或缓解与复发病程,目前多认为是多发性硬化的一个变异型。

一、病因和发病机制

视神经脊髓炎的病因、发病机制尚不清楚。虽然目前普遍认为视神经脊髓炎是 MS 的一个亚型,但其是否为一独立的疾病仍有争议。白种人具有 MS 的种族易患性,以脑干病损为主;非白种人则对视神经脊髓炎具有易患性,以视神经和脊髓损害最常见。这可能是遗传和种族差异有关。视神经脊髓炎是一种严重的单相病程疾病,但许多病例呈复发病程。

二、病理

视神经脊髓炎的病理改变为神经纤维脱髓鞘、血管周围炎性细胞浸润及坏死空洞的形成。视神经损害主要累及视神经和视交叉,脊髓损害好发于胸段和颈段(以上胸段及下颈段多见、腰段少见)。视神经脊髓炎与多发性硬化比较,其病变范围较为局限,一般仅限于视神经和脊髓。

三、临床表现

（1）患者发病年龄为 5～60 岁，21～41 岁最多，也有许多儿童患者，60 岁以上的患者少见，以青少年为多；女性稍大于男性。半数患者起病前数日或数周有上呼吸道或消化道感染史。

（2）急性起病患者可以在数小时或数日内出现脊髓或眼部症状。亚急性起病者症状在 1～2 个月内达高峰，少数患者呈慢性起病，在数月内稳步进展，呈进行性加重。急性横贯性播散性脊髓炎以及双侧同时或相继发生的视神经炎是本病特征性表现，在短时间内连续出现，导致截瘫和失明，病情进展迅速，可有缓解-复发。

（3）多数患者先发生眼部症状。双眼可以同时出现症状，也可以先一侧出现间隔数日或数周后再发展到另一侧，少数经数月或 1 年以上另眼才被累及，仅有单眼受累者很少。约 1/8 的患者有反复发作。有视力障碍者多起病较急，并有缓解-复发的特点。发病早期患者感觉眼睛疼痛，尤以眼球转动时或受压时疼痛明显，或有诉说前额部疼痛，同时伴有视力模糊。部分急性发病者可以在几小时或几天内视力完全丧失。眼底可见视神经乳头炎、球后视神经炎、视野改变。

（4）脊髓损害的常见部位为胸髓，其次为颈髓，腰段脊髓较少见。颈髓病变可见 Horner 综合征。临床常见的脊髓体征是不对称和不完全的，多呈现播散性脊髓炎、不完全横贯性脊髓半离断或上升性脊髓炎的征象。临床特征为快速进展的（数小时或数天）下肢轻瘫、躯干部的感觉平面、括约肌功能障碍和双侧 Babinski 征等。下肢进行性无力，早期腱反射减弱，后期出现锥体束征和病理反射。除感觉、运动和括约肌功能障碍外，常有痛性痉挛发作。括约肌障碍一般与肢体瘫痪同时发生，早期表现为尿潴留，以后可以转为尿失禁。大多数患者的括约肌功能恢复与肢体瘫痪的好转相一致。视神经与脊髓症状多先后发生，也有同时出现，二者出现的间隔时间可为数天、数周、数月或数年。

四、辅助检查

1.脑脊液检查

脑脊液压力与外观一般正常。CSF 生化检查糖和氯化物含量一般正常，蛋白质含量正常或轻度增高。部分病例免疫球蛋白（IgA、IgG）含量有增高，蛋白质电泳检查出现寡克隆区带。当脊髓肿胀明显或伴发蛛网膜炎时，可能出现髓腔不完全梗阻，蛋白含量可明显升高。可以高达每升数克。脊髓病变发作期，单相病程和复发型患者约半数病例 CSF 中的白细胞增高，但通常不超过 $100 \times 10^6/L$，分类中以淋巴细胞和单核细胞为主。个别病例白细胞超过 $300 \times 10^6/L$。

2.影像学检查

CT 和 MRI 检查：由于 CT 对本病的分辨率低，且不能做矢状面扫描，显示病灶效果不佳；MRI 在一定程度上能清楚地显示出脊髓内脱髓鞘病灶，一般表现为长 T_1（低信号）、长 T_2（高信号)影像,矢状面可以显示出病灶上、下界限,横切面显示病灶以背侧、外侧多见。复发型患者在一次脊髓炎发作后 8 周内做脊髓 MRI 检查,异常率为 94％,复检查的脊髓纵向融合病变超过 3 个或以上脊柱节段发生率是 88％,通常为 6～10 个节段。

3.电生理学检查

大部分病例视觉诱发电位异常,表现为 P100 潜伏期的延长及波幅降低。躯体感觉诱发电位有可能发现临床上的病灶。

脑电图的改变临床报道的不多,但 Kuroiwa(1985)认为脑电图改变是很常见的,大多数是非特异性和非发作性的。

4.实验室周围血液检查

(1)血常规:急性发作时白细胞可增高,以多形核白细胞为主。

(2)血沉:急性发作期可加快。

(3)免疫学指标:急性发作时,外周血 Th/TS(辅助性 T 细胞/抑制性 T 细胞)比值升高,总补体水平升高,免疫球蛋白升高。随病情缓解而趋下降。

五、诊断和鉴别诊断

(一)诊断标准

(1)以视神经及横贯性脊髓损害为主症,两者可同时或数月、数年内相继出现。

(2)常在呼吸道及消化道等感染后急性或亚急性起病。

(3)当分别出现视神经和脊髓损害时,应排除其他疾病,如视神经炎、急性脊髓炎等。

(4)血和脑脊液免疫球蛋白常有增高,脑脊液的细胞计数可有增高。

(5)视觉和体感诱发电位检查可显示早期异常。

(6)脊髓磁共振成像对确定病变的部位和范围价值较大。

(二)鉴别诊断

1.急性视神经炎

包括视盘炎和球后视神经炎。部分病例由于感染引起。视神经的损害症状与视神经脊髓炎的眼部表现大致相同,但决无脊髓症状。对复发性的急性视神经炎要注意观察有无脊髓症状,以区别间隔期较长的视神经脊髓炎。

2.急性脊髓炎

急性脊髓炎的临床表现与本病的脊髓症状基本相同,但是起病更急,瘫痪更重,最主要的是病程无缓解复发,无视神经受损的表现。

3.急性播散性脑脊髓炎和急性出血性白质脑炎

多在感染或接种后发病,病势严重,可出现截瘫和视神经损害,但多伴有头痛、发热、呕吐、昏迷、抽搐及共济失调等广泛的脑与脊髓受累征象,病程多自限,少有复发。与视神经脊髓炎鉴别较容易。

4.亚急性脊髓视神经病

多见于小儿,临床表现为腹痛、下痢等腹部症状,有肢体无力和视力下降,但以感觉异常为主,无反复发作,CSF也无明显改变。

5.多发性硬化

视神经脊髓炎的诊断是在视神经与脊髓都先后受损的基础上做出的。而多发性硬化临床表现以散在多灶病损的症状和体征为主,有明显的其他神经受累征象,肢体瘫痪形式不定,不但有眼底的改变,还有眼肌麻痹、共济失调等脑干、小脑症状;临床很少出现传导束型感觉障碍,病变水平以下的营养障碍也少见。病程缓解复发常伴有新发病灶。MRI所见对NMO与MS鉴别很有意义。高达90%以上MS患者CSF存在寡克隆带,但NMO患者不常见。病理上多发性硬化的病灶较多,缺乏血管周围的炎症,无组织坏死,胶质细胞增生明显。

六、治疗

1.糖皮质类激素

近年来视神经脊髓炎主要的治疗是大剂量糖皮质类激素,如甲泼尼龙500～1000mg,静脉滴注,1次/d,连用3～5d,继之以大剂量泼尼松口服,对终止或缩短视神经脊髓炎的恶化是有效的。氢化可的松、地塞米松静脉滴注,急性期可以减轻病势或阻止病情发展;肌内注射促肾上腺皮质激素可以加快疾病的恢复过程。环磷酰胺、硫唑嘌呤等细胞毒性药物在上述药物治疗效果不满意时可以合并应用。因糖皮质类激素的大量使用,可以使肌体免疫功能低下,继发各种感染、血糖增高、骨质疏松及精神症状等,合并环磷酰胺等药物治疗时更要注意肝、肾功能以及骨髓抑制。

2.免疫增强剂治疗

常用的药物有转移因子、干扰素等。应用免疫增强剂目的是为了纠正患者的异常免疫结构和功能,其疗效有待进一步观察。

3.血浆置换

糖皮质类激素治疗无反应者,经血浆置换有望使症状改善。

七、护理要点

1.常规护理

(1)加强心理护理:鼓励患儿保持良好的心态,树立战胜疾病的信心。

(2)保持正常排泄:做好便秘、尿失禁、尿潴留的护理。

2.专科护理

(1)视力障碍护理:帮助患儿熟悉住院环境和生活环境。指导患儿眼睛疲劳或有复视时尽量闭眼休息。给患儿创造方便日常生活的环境,如使用大字的阅读材料和书籍,呼叫器置于患儿手边等,必要时给予帮助。

(2)预防并发症：注意保暖，避免受寒，取卧位并经常拍背，协助排痰。

3.健康指导

(1)指导家长给予患儿加强营养，增强体质。

(2)指导家长协助患儿加强肢体锻炼，促进肌力恢复。锻炼时要加以保护，以防跌伤等意外。

(3)指导患儿及家长制订预防压疮、肺部感染及泌尿系感染的计划。

第五节　短暂性脑缺血发作的护理

短暂性脑缺血发作(TIA)是颈动脉或椎-基底动脉系统的短暂性血液供应不足，临床表现为突然发病的、几分钟至几小时的局灶性神经功能缺失，多在 24h 以内完全恢复，但可有反复的发作。

一、病因和发病原理

关于短暂性脑缺血发作的病因和发病原理，目前认识上还存在分歧和争论。多数认为：①虽然短暂性脑缺血发作是一种多病因的综合征，但绝大多数患者的病因与主动脉-颅脑动脉的粥样硬化有关；②这种反复发作主要是供应脑部的小动脉中发生微栓塞所致；③此外，这种发作也有可能由于血流动力学的、血液成分的异常等触发因素所引起。也有极少数患者是因微、小量脑出血所致。在动脉粥样硬化的病因基础上，由于下列一种或几种触发因素的作用，使某些脑小动脉闭塞而引起小动脉-毛细血管床中的局限性低氧、缺血发作症状。如微栓子很快崩解或移向远端，或小动脉痉挛解除，或因侧支循环的及时建立而纠正了这种局限性脑低氧，症状可在 24h 以内消失，即称为短暂性脑缺血发作。虽然，这种发作的时间周期是人为规定的，但如症状持续更长的时间，往往脑部已发生或轻或重的梗死性病灶，故不应再称为短暂性脑缺血发作。

1.微栓塞主动脉

颅脑动脉粥样硬化斑块的内容物及其发生溃疡时的附壁血栓凝块的碎片可散落在血流中成为微栓子。这种由纤维素、血小板、白细胞、胆固醇结晶所组成的微栓子循血流进入视网膜或脑小动脉，可造成微栓塞，引起局部缺血症状。微栓子经酶的作用而分解，或因栓塞远端血管缺血扩张，使栓子移向末梢而不足为害，则血供恢复症状消失。由于血管内血流呈分层流动，故可将同一来源的微栓子一次又一次地送入同一脑小动脉。这也可能是有些患者的症状在反复发作中刻板式地出现的原因。

2.小动脉痉挛

脑小动脉的痉挛与高血压视网膜小动脉的痉挛相似。这种小动脉痉挛如果程度严重而持续较久，则可引起神经组织的局限性低氧。常由于严重的高血压病，和微栓子对附近小动脉床的刺激所致。

3.心功能障碍

引起短暂性神经功能缺失的心脏病有：①心瓣膜病；②心律失常；③心肌梗死；④心肌炎或感染性心内膜炎；⑤心血管手术操作所致的空气、脂肪、去沫剂等栓子；⑥心脏内肿瘤如黏液瘤发生的瘤栓；⑦心力衰竭导致肺静脉淤血、血栓形成、栓子等。心功能障碍或其他原因所致的急性血压过低的患者有脑动脉粥样硬化时，也可能触发短暂性脑缺血发作。

4.头部血流的改变和逆流

急剧的头部转动和颈部伸屈，可能改变脑血流量而发生头昏和不平衡感，甚至触发短暂性脑缺血发作，特别是有动脉粥样硬化、颈部动脉扭曲、颈椎病(增生性骨刺压迫椎动脉)、枕大孔区畸形、颈动脉窦过敏等情况时更易发生。主动脉弓、锁骨下动脉的病变有时可影响供应脑部血流的正常压力梯度和流向而逆流进入上肢，使部分血液背离头流向影响脑部血供。

5.血液成分的改变

各种影响血氧、血糖、血脂、血蛋白质的含量，以及凝固性的血液成分改变和血液病理状态，如严重贫血，以及血液黏度和红细胞增多症、白血病、血小板增多症、异常蛋白质血症、高脂蛋白质血症等，均可能成为短暂性脑缺血发作的触发因素。

有时，虽经全面而详尽的检查，包括全脑血管造影和一长时间心电图监视等仍不能发现短暂性脑缺血发作的病因。这种患者的病变有可能位于脑部微循环系统之中。这一系统虽占脑血管床的80%~90%，但在脑血管造影上却不能显示。

二、临床表现

短暂性脑缺血发作的特点是起病突然，历时短暂。大多无意识障碍而能诉述其症状，常为某种神经功能的突然缺失，历时数分钟或数小时，无后遗症。常呈反复发作。并在24h以内完全恢复而发作次数多则一日多次，少则数周、数月甚至数年才发一次。各个患者的局灶性神经功能缺失症状常按一定的血管支配区而反复刻板地出现。

(一)颈动脉系统的缺血发作

1.特点

较多见持续时间较短、发作频率少，易进展为完全性卒中。

2.常见症状

对侧单肢无力或轻偏瘫可伴对侧面部轻瘫为大脑中动脉供血区或大脑中动脉-前动脉皮质支分水岭区缺血表现。

3.特征性症状

①眼动脉交叉瘫：病变侧单眼一过性黑矇＋对侧偏瘫及感觉障碍，Horner征交叉瘫：病变侧Horner征＋对侧偏瘫；②主侧半球受累出现失语症为大脑中动脉皮质支及大脑外侧裂周围区缺血表现，Broca失语或Wernicke失语、传导性失语。

4.可能出现的症状

①对侧偏身麻木或感觉减退为大脑中动脉供血区或大脑中-后动脉皮质分水岭区缺血；

②对侧同向性偏盲较少见,为大脑中-后动脉皮质支或大脑前-中-后动脉皮质分水岭区缺血而使顶、枕、颞交界区受累所致。

(二)椎-基底动脉系统的短暂性脑缺血发作

1.特点

较少见、发作频繁、持续时间较长,进展至脑梗死机会少。有时仅表现为头昏、眼花、走路不稳等含糊症状而难以诊断。

2.常见症状

眩晕、平衡障碍、大多不伴耳鸣(脑干前庭系统缺血)、少数伴耳鸣(内听动脉缺血)。

3.特征性症状

①跌倒发作:为脑干网状结构缺血;②短暂性全面性遗忘症(TGA):为大脑后动脉颞支缺血而累及颞叶内侧、海马引起;③双眼视力障碍为双侧大脑后动脉距状支缺血累及枕叶所致。

4.可能出现的症状

①急性发生的吞咽困难、饮水呛咳、构音障碍为椎动脉或小脑后下动脉缺血而引起短暂的延髓性麻痹;②小脑共济失调,为椎基底动脉小脑分支缺血或小脑-脑干联系纤维受损所致;③意识障碍伴或不伴瞳孔缩小,是高位脑干网状结构缺血而累及网状激活系统及交感神经下行纤维造成;④一侧或双侧面、口周麻木,交叉性感觉障碍,由于小脑后下动脉或椎动脉缺血造成病侧三叉神经脊束核和对侧已交叉的脊髓丘脑受损而导致延髓背外侧综合征;⑤眼外肌麻痹及复视。是脑干旁中线动脉缺血而累及动眼、滑车及展神经核所致;⑥交叉性瘫痪。为一侧脑干缺血典型表现,如 Weber(动眼神经交叉瘫综合征或大脑脚综合征,病变位于中脑的基底部大脑脚的髓内,表现为同侧动眼神经麻痹;对侧偏瘫包括中枢性面瘫和舌瘫)、Foville 综合征(脑桥旁正中征群:表现为病侧面神经麻痹和向病侧之水平性凝视麻痹以及对侧偏瘫)等。

三、检查

1.CT 或 MRI、EEG 检查

大多正常,部分可见小的梗死灶或缺血灶。CT 10%～20%,MRI 可达 20%可见腔隙性梗死。

2.弥散加权 MRI

可见片状缺血区。

3.SPECT

可有局部血流下降。

4.PET

可见局限性氧与糖代谢障碍。

5.DSA/MRA 或彩色经颅多普勒

显示血管狭窄、动脉粥样硬化症、微栓子(TCD)。

6.心脏 B 超、心电图及超声心动图

可以发现动脉硬化,心脏瓣膜病变及心肌病变。

7.颈椎 X 线

颈椎病变对椎动脉的影响。

四、诊断和鉴别诊断

(一)诊断要点

(1)多数在 50 岁以上发病。

(2)有高血压、高脂血、糖尿病、脑动脉粥样硬化症、心脏病史及吸烟史等。

(3)突然局灶性神经功能缺失发作,持续数分钟,或可达数小时,24h 内完全恢复。

(4)不同患者的局灶性神经功能缺失症状常按一定的血管支配区刻板地反复出现。

(5)发作间歇期无神经系统定位体征。

(二)鉴别诊断

1.局限性癫痫

癫痫发作常为刺激性症状,如抽搐、发麻,症状常按皮质的功能区扩展。局限性癫痫大多为症状性,并可能查到脑部器质性病灶。如过去有全身性癫痫发作史或有舌咬伤、尿失禁、意识障碍等症状,或脑电图有明显异常,可助鉴别。

2.心脏病脑动脉硬化患者常同时有冠状动脉硬化性心脏病

心律失常、心肌梗死伴血压过低、心力衰竭等既可诱发短暂性脑缺血发作,同时也需要明确诊断和适当处理。

3.昏厥

亦为短暂性发作,但多有意识丧失而无局灶性神经功能缺失,发作时血压过低。

4.内耳眩晕症

常有眩晕、耳鸣、呕吐。除眼球震颤、共济失调外,少有其他神经功能缺失体征和症状。发作时间可能较长而超过 24h,反复发作后常有持久的听力减退。一般起病年龄较轻。

5.偏头痛

其先兆期易与短暂性脑缺血发作混淆。但多起病于青春期,常有家族史。发作以偏侧头痛和畏食、呕吐等自主神经症状为主。较少表现局限性神经功能缺失。发作时间可能较长。

6.眼科病

视神经炎、青光眼、视网膜血管病变等有时因突然出现视力障碍而与颈内动脉眼支缺血症状相似,但多无其他局灶性神经功能缺失。

7.颅内占位病

偶有颅内肿瘤、脑脓肿、慢性硬膜下血肿等颅内占位病,在早期或因病变累及血管时引起短暂性神经功能缺失。但详细检查常可发现体征,严密随访可见症状逐渐加重或出现颅内压增高。脑成像和血管造影都有助于鉴别。

8.精神因素

癔症性发作、严重的焦虑症、过度换气综合征等神经功能性紊乱有时类似短暂性脑缺血发作,应注意鉴别。更要避免将脑缺血发作误诊为神经官能症。猝倒症常在狂喜、受惊等精神刺激时发病,可伴有发作性睡病,罕有局灶性神经功能缺失。

五、治疗

(一)去除危险因素

(1)积极治疗高血压。

(2)积极纠正血流动力学异常,包括低血压。

(3)停止吸烟。

(4)合理治疗冠心病、心律失常、心衰和瓣膜病。

(5)禁止过度饮酒。

(6)治疗高脂血症。

(7)脑供血动脉狭窄的治疗。

(二)药物治疗

1.抗血小板药物

使用抗血小板制剂能预防动脉粥样硬化所致的血栓性 TIA 进一步发展为卒中。首选环氧化酶抑制剂——阿司匹林,开始 300mg/d,2 周后改为 80mg/d。阿司匹林对血小板的作用取决于药物的吸收率。

阿司匹林＋双嘧达莫(环核苷磷酸二酯酶抑制剂)联合应用,药理上胜过单独制剂。几乎是阿司匹林、双嘧达莫的 2 倍,阿司匹林-双嘧达莫合剂耐受好,是阿司匹林预防卒中的又一种替代制剂。如出现下列两种情况,服用阿司匹林过程中仍有发作;因为消化道不良反应,患者不能耐受治疗,改为氯吡格雷 75mg/d,或盐酸噻氯匹定 250mg/d。

噻氯匹定、硫酸氯吡格雷、奥扎格雷是血栓素 A_2(TXA_2)合成酶抑制剂,是一种新型的血小板聚集抑制剂,疗效显著,作用持久,优于阿司匹林,服用阿司匹林疗效不理想者仍有效。可以特异性的抑制体内 TXA_2 合成酶,降低 TXA_2 浓度;对抗血小板凝聚及脑血管痉挛;并具有促进前列环素(PGI_2)的生成通过改善 TXA_2 和 PGI_2 的平衡关系而起到抑制血小板凝聚,阻滞血栓形成作用。

(1)优点:

①TXA_2 合成酶抑制剂的抗栓作用较阿司匹林更强,且能减轻脑缺血后脑水肿和脑组织的损伤。

②TXA_2 与迟发性神经元死亡的发生有关,合成酶抑制剂能改善迟发性神经元坏死的作用。

（2）不良反应：

①噻氯匹定不良反应有腹泻、食欲缺乏、皮疹，偶见白细胞减少和消化道出血。不良反应发生在 3 个月内，若治疗早期能够耐受，通常可持续服用。

②氯吡格雷与噻氯匹定的化学构造类似，抑制 ADP 凝聚血小板。不良反应较噻氯匹定少。氯吡格雷安全性强于阿司匹林。鉴于氯吡格雷无过多的骨髓毒性，不必像噻氯匹定那样经常血常规检查。

2.抗凝药

不主张常规抗凝治疗 TIA。

（1）TIA 抗凝治疗的适应证：①怀疑心源性栓子引起，慢性心房纤颤者，机械性心瓣膜存在；②既往大血管狭窄，症状频繁发作或症状持续时间超过平均时间（前组血管超过 14min，后组血管超过 12min）。③其他颅外颈内动脉内膜剥脱，严重的颈内动脉狭窄需行内膜剥脱术，抗磷脂抗体综合征，脑静脉窦血栓形成。亦适用于抗凝治疗。

（2）禁忌证：血液病，有出血性疾病或创口、消化性溃疡的活动期，严重肝、肾疾病，高血压，孕妇及产后，有感染性血管栓塞，高龄，高度脑动脉硬化和缺乏必要的化验条件者。

（3）治疗方法：

①可用肝素 100mg 加入 5％葡萄糖或 0.9％生理盐水 500mL 内，以 10～20 滴/分的滴速静脉滴注，若情况紧急可用肝素 50mg 静脉推注，其余 50mg 静脉滴注维持（按凝血酶原时间进行调整）；

②低分子肝素 4000U，2 次/d，腹壁皮下注射，较安全；

③华法林 6～12mg，口服，每晚 1 次，3～5d 后改为 2～6mg 维持。凝血酶原的国际标准化比值（INR）目标是 2.5（范围 2.0～3.0）。

（4）注意事项：

①治疗期间应注意出血并发症：需反复检查小便有无红细胞、大便有无隐血，密切观察可能发生的其他脏器的出血。如有出血情况即停抗凝治疗，如为口服抗凝剂者停药后即予维生素 K_1 10～40mg 肌内注射，或 25～50mg 加于葡萄糖或生理盐水静脉滴注，每分钟不超过 5mg。用肝素抗凝出现出血情况时则用硫酸鱼精蛋白锌，其用量应与最后一次所用的肝素量相当，但一次不超过 50mg。必要时给予输血。

②最好在进行抗凝治疗前先做 CT 检查，以除外脑出血性病变。

③抗凝治疗期间应避免针灸、腰椎穿刺和任何外科小手术，以免引起出血而被迫中止抗凝治疗。

④在长期应用抗凝治疗的患者中发生出血性并发症的发生率约为每年 3％。目前倾向于应用抗凝治疗至发作停止后维持半年至一年。决定终止治疗后应逐步减少药量，使凝血酶原时间逐步回升正常。不可突然停药，或急于使用维生素 K，以免发生凝固性增高的所谓"回跳作用"。

（三）其他治疗方法

1.血管扩张药和扩容药物

早期用血管扩张药物，可使微栓子向远端移动，从而缩小缺血范围，同时血管扩张药物可促进侧支循环的建立。低分子右旋糖酐可扩充血容量，稀释血液，降低血液黏稠度，抑制血小板第Ⅲ因子释放，产生抗凝作用，500mL 加罂粟碱 60mg 静脉滴注，1 次/d，7～10d 为 1 个疗程。

常用中药制剂具有一定作用：①川芎嗪注射液。有抗血小板聚集、扩张小动脉、改善微循环的作用；②复方丹参注射液。具有扩张血管、活血化瘀等作用；③通心络胶囊。可有效解除脑血管痉挛，改善脑微循环，从而改善局部脑缺血状况。

2.脑保护治疗

缺血再灌注使钙离子大量内流引起细胞内钙超载，可加重脑组织损伤，可用钙离子通道拮抗剂防止脑血管痉挛，增加脑血流量，改善微循环，一保护脑组织。临床适用于频繁发作的TIA，神经影像学检查显示有缺血或脑梗死病灶者，尼莫地平 20～40mg，3 次/d。氟桂利嗪5～10mg，1～2 次/d 等。

3.尿激酶及降纤酶

①近期频繁发作的可用尿激酶，1 次/d，连用 2～3d；②高纤维蛋白原血症可选用降纤药改善血液高凝状态，如巴曲酶、安克洛和蚓激酶等。

（四）外科治疗

频繁发作者，如以上治疗效果不佳，且经动脉狭窄程度超过 70%，可进行手术治疗。采用手术的方法有动脉内膜剥离-修补术、血管重建术，如动脉切除-移植术、动脉搭桥短路术等两类。治疗目的为恢复、改善脑血流量，建立侧支循环和消除微栓子来源。一定掌握好其指征和禁忌证，慎重选择。

六、护理要点

1.常规护理

（1）一般护理：发作时卧床休息，注意枕头不宜太高，以枕高 15～25cm 为宜，以免影响头部的血液供应；转动头部时动作宜轻柔、缓慢，防止颈部活动过度诱发 TIA；平时应适当运动或体育锻炼，注意劳逸结合，保证充足睡眠。

（2）饮食护理：指导患者进食低盐低脂、清淡、易消化、富含蛋白质和维生素的饮食，多吃蔬菜、水果，戒烟酒，忌辛辣油炸食物和暴饮暴食，避免过分饥饿。合并糖尿病的患者还应限制糖的摄入，严格执行糖尿病饮食。

（3）心理护理：帮助患者了解本病治疗与预后的关系，消除患者的紧张、恐惧心理，保持乐观心态，积极配合治疗，并自觉改变不良生活方式，建立良好的生活习惯。

2.专科护理

(1)症状护理:

①对肢体乏力或轻偏瘫等步态不稳的患者,应注意保持周围环境的安全,移开障碍物,以防跌倒;教会患者使用扶手等辅助设施;对有一过性失明或跌倒发作的患者,如厕、沐浴或外出活动时应有防护措施。

②对有吞咽障碍的患者,进食时宜取坐位或半坐位,喂食速度宜缓慢,药物宜压碎,以利吞咽,并积极做好吞咽功能的康复训练。

③对有构音不清或失语症的患者,护士在实施治疗和护理活动过程中,注意言行不要有损患者自尊,鼓励患者用有效的表达方式进行沟通,表达自己的需要,并指导患者积极进行语言康复训练。

(2)用药护理:详细告知药物的作用机制、不良反应及用药注意事项,并注意观察药物疗效情况。血液病有出血倾向,严重的高血压和肝、肾疾病,消化性溃疡等均为抗凝治疗禁忌证。肝素 50mg 加入生理盐水 500mL 静脉滴注时,速度宜缓慢,10～20 滴/分,维持 24～48h。

(3)安全护理:

①使用警示牌提示患者,贴于床头呼吸带处,如小心跌倒、防止坠床。

②楼道内行走、如厕、沐浴有人陪伴,穿防滑鞋,卫生员清洁地面后及时提示患者。

③呼叫器置于床头,告知患者出现头晕、肢体无力等表现及时通知医护人员。

3.健康指导

(1)保持心情愉快、情绪稳定,避免精神紧张和过度疲劳。

(2)指导患者了解肥胖、吸烟酗酒及饮食因素与脑血管病的关系,改变不合理饮食习惯,选择低盐、低脂、充足蛋白质和丰富维生素饮食。少食甜食、限制钠盐、戒烟酒。

(3)生活起居有规律,养成良好的生活习惯,坚持适度运动和锻炼,注意劳逸结合,对经常发作的患者应避免重体力劳动,尽量不要单独外出。

(4)按医嘱正确服药,积极治疗高血压、动脉硬化、心脏病、糖尿病、高脂血症和肥胖症,定期监测凝血功能。

(5)定期门诊复查,尤其出现肢体麻木乏力、眩晕、复视或突然跌倒时应随时就医。

第三章　外科疾病护理

第一节　甲状腺疾病的护理

一、甲状腺功能亢进症

（一）概述

甲状腺功能亢进症简称甲亢,是由各种原因导致正常的甲状腺素分泌的反馈机制丧失,引起循环中甲状腺素异常分泌增多而出现的以全身代谢亢进为主要特征的疾病的总称。

（二）病因与发病机制

目前认为原发性甲亢是一种自身免疫性疾病,其淋巴细胞产生的两类 G 类免疫球蛋白,即长效甲状腺激素(LATS)和甲状腺刺激免疫球蛋白(TSI)能抑制垂体前叶分泌 TSH,并与甲状腺滤泡壁细胞膜上的 TSH 受体结合,导致甲状腺分泌大量甲状腺素。继发性甲亢和高功能腺瘤的发病原因也未完全明确,患者血中长效甲状腺刺激激素等的浓度不高,可能与结节本身自主性分泌紊乱有关。

（三）临床表现

轻重不一,典型表现有甲状腺激素分泌过多综合征、甲状腺肿大及眼征三大主要症状。

1.甲状腺激素分泌过多综合征

由于甲状腺激素分泌增多和交感神经兴奋,患者可出现高代谢综合征和各系统功能受累,表现为性情急躁、易激惹、失眠、双手颤动、疲乏无力、怕热多汗、皮肤潮湿;食欲亢进但体重减轻、肠蠕动亢进和腹泻;月经失调和阳痿;心悸、脉快有力(脉率常在 100 次/分以上,休息与睡眠时仍快)、脉压增大。其中脉率增快及脉压增大常作为判断病情程度和治疗效果的重要指标。合并甲状腺功能亢进性心脏病时,出现心律失常、心脏增大和心力衰竭。少数患者伴有胫前黏液性水肿。

2.甲状腺肿大

呈弥散性、对称性,质地不等,无压痛,多无局部压迫症状。甲状腺扪诊可触及震颤,听诊时闻及血管杂音。

3.眼征

可分为单纯性突眼(与甲亢时交感神经兴奋性增高有关)和浸润性突眼(与眶后组织的自

身免疫炎症有关）。典型者双侧眼球突出、眼裂增宽。严重者,上下眼睑难以闭合,甚至不能盖住角膜;瞬目减少;眼向下看时上眼睑不随眼球下闭;上视时无额纹出现;两眼内聚能力差;甚至伴眼睑肿胀、结膜充血水肿等。

甲状腺肿大、性情急躁、易激动、失眠、怕热多汗、食欲亢进但消瘦明显。心悸、脉快有力、脉压增大、内分泌功能紊乱(如月经失调、阳痿等)。

(四)辅助检查

1.实验室检查

(1)血清 T_4 检测:T_4 增高可以诊断甲亢,游离 T_4 较总 T_4 更有意义。

(2)血清 T_3 检测:甲亢早期或复发性甲亢 T_3 增高,游离 T_3 比 T_4 敏感。

(3)TRH 刺激试验:血清 T_3、T_4 不增高而疑有甲亢的患者给予 TRH,无反应者多为甲亢。

2.特殊检查

(1)甲状腺摄^{131}I率测定:摄碘率增高伴有高峰前移者可诊断为甲亢。

(2)甲状腺扫描:甲状腺扫描能区分甲亢类型,原发性甲亢表现为甲状腺两叶碘均匀分布,而继发性甲亢或高功能腺瘤则表现为"热结节"。

(五)治疗

目前普遍采用的三种疗法:抗甲状腺药物治疗、放射性碘治疗和手术治疗。

甲状腺大部切除术是目前对中度以上甲亢最常用且有效的方法,能使 90%～95% 的患者获得痊愈,手术死亡率低于 1%。主要缺点是有一定的并发症和 4%～5% 的患者术后复发,也有少数患者术后发生甲状腺功能减退。

手术适应证:①继发性甲亢或高功能腺瘤;②中度以上的原发性甲亢;③腺体较大,伴有压迫症状,或胸骨后甲状腺肿等类型的甲亢;④抗甲状腺药物或^{131}I治疗后复发者或坚持长期用药困难者。此外,甲亢对妊娠可造成不良影响(流产、早产等),而妊娠又可能加重甲亢,故妊娠早、中期的甲亢患者凡具有上述指征者仍应考虑手术治疗。

手术禁忌证:①青少年患者;②症状较轻者;③老年患者或有严重器质性疾病不能耐受手术治疗者。

(六)观察要点

(1)监测血压、脉搏、呼吸、体温的变化及神志情况,发现问题及时通知医师处理。

(2)观察记录切口渗血的情况,术后切口局部以沙袋压迫,切口敷料有渗出应立即更换。

(七)护理评估

1.健康史

患者是否有家族遗传史、是否有自身免疫性疾病。另外,精神刺激、病毒感染、严重应激和过度劳累等原因对本病的发病也有重要影响。

2.身体状况

(1)高代谢综合征:由于 T_3、T_4 分泌增多,导致交感神经兴奋性增高和新陈代谢加速,常有心悸、乏力、怕热、多汗、消瘦、食欲亢进、体重下降等。

①神经系统:神经过敏,多言好动,紧张焦虑,焦躁易怒,失眠不安,注意力不集中,记忆力减退,手、眼睑震颤,腱反射亢进等。

②心血管系统:心悸、胸闷、气短、第一心音亢进。心搏出量增加可致收缩压增高,外周血管扩张,血管阻力下降,可致舒张压下降,导致脉压增大。心动过速,心律失常以房性期前收缩最常见。合并甲状腺毒症心脏病时,可出现心脏增大和心力衰竭,心律失常则以心房颤动多见。

③消化系统:胃蠕动增快,食欲亢进,消瘦,排便频繁。重者可有肝大、肝功能异常,偶有黄疸。

④肌肉与骨骼系统:可伴发周期性瘫痪和近端肌肉进行性无力、萎缩。也可伴发重症肌无力及骨质疏松。

⑤生殖系统:女性常有月经减少或闭经。男性有勃起功能障碍,偶有乳腺发育。

⑥造血系统:淋巴细胞、单核细胞增高,但白细胞总数减低。伴发血小板减少性紫癜。

(2)甲状腺肿:程度不等的甲状腺肿大,呈弥散性、对称性,质地中等,无压痛。甲状腺上下极可触及震颤,闻及血管杂音,为本病重要的体征。

(3)眼征:可分为单纯性和浸润性突眼两类。①单纯性突眼:与甲状腺毒症导致的交感神经兴奋性增高有关。②浸润性突眼:称为 Graves 眼病,与眶周组织的自身免疫炎症反应有关。表现为眼内异物感、胀痛、畏光、流泪、视力下降。检查见突眼,眼睑肿胀,结膜充血水肿,眼球活动受限。严重者可形成角膜溃疡,全眼炎,甚至失明。

(八)护理问题

1.焦虑或恐惧

与精神过敏,对手术有顾虑有关。

2.营养失调:低于机体需要量

与甲亢高代谢状况有关。

3.疼痛

与手术切口、不当的体位改变、吞咽有关。

4.潜在并发症

呼吸困难或窒息等。

(九)护理措施

1.一般护理

(1)给予高热量、高蛋白、高维生素饮食,限制含纤维素高的食物,应食用无碘盐,避免进食含碘丰富的食物,如海带、紫菜等。禁用对中枢神经有兴奋作用的浓茶、咖啡等刺激性饮料,戒烟、酒,注意补充水分。

(2)室温保持在 20℃左右,避免强光和噪声刺激。

（3）避免提供刺激、兴奋的消息，以减少患者激动、易怒的精神症状。

（4）让患者及家属了解其情绪、性格改变是暂时的，可因治疗而改善。

（5）活动以不感到疲劳为度，以免病情加重。有心力衰竭或严重感染者应严格卧床休息。

2.症状护理

有突眼者，须经常点眼药，外出戴茶色眼镜，以避免强光与灰尘的刺激，睡前涂眼药膏，戴眼罩，并抬高头部，低盐饮食，以减轻眼球后软组织水肿。

3.药物护理

抗甲状腺药物的常见不良反应：①粒细胞减少，严重者可致粒细胞缺乏症，主要发生在治疗后2～3个月，需要定期复查血常规，当白细胞低于$3\times10^9/L$或中性粒细胞低于$1.5\times10^9/L$时应停药；②皮疹；③中毒性肝病，用药前、后要检查肝功能。

4.甲状腺术前、术后护理

（1）完善术前检查：①颈部透视或摄片，了解气管有无受压或移位；②检查心脏有无扩大、杂音或心律失常等，并做心电图检查；③喉镜检查，确定声带功能；④测定基础代谢率，了解甲亢程度，选择手术时机；⑤检查神经肌肉的应激反应是否增高，测定血钙、血磷含量，了解甲状旁腺功能状态。

（2）术前药物准备：术前通过药物降低基础代谢率是甲亢患者手术准备的重要环节。有以下几种方法。

①单服碘剂：常用碘剂为复方碘化钾溶液，每日3次口服，第1d每次3滴，第2d每次4滴，依此逐日每次增加1滴至每次16滴为止，然后维持此剂量。碘剂具有刺激性，可在饭后经凉开水稀释服用，或把碘剂滴在饼干、面包片上吞服，以减少对口腔和胃黏膜的刺激。服用碘剂2～3周后患者情绪稳定，睡眠良好，体重增加，脉率每分钟90次以下，脉压恢复正常，BMR在＋20％以下，便可进行手术。需要注意的是由于碘剂不能抑制T_4的合成，一旦停服，储存于甲状腺滤泡内的甲状腺球蛋白大量分解，将使甲亢症状重新出现甚至加重，因此，碘剂应仅在手术前和甲状腺危象时使用，凡不准备手术的患者不宜服用。

②硫脲类药物加用碘剂：先用硫脲类药物，待甲亢症状得到基本控制后停药，改服2周碘剂，再行手术。由于硫脲类药物能使甲状腺肿大充血，手术时极易发生出血，增加手术困难和危险，因此服用硫脲类药物后必须加用碘剂。

③普萘洛尔单用或合用碘剂：对于不能耐受碘剂或合并应用硫脲类药物，或对此两类药物无反应的患者，主张与碘剂合用或单用普萘洛尔作术前准备。由于普萘洛尔在体内的有效半衰期不到8h，故最后一次服用须在术前1～2h，术后继续口服4～7d。另外，术前不能用阿托品，以免引起心动过速。

（3）术后护理：

①体位和引流：患者血压平稳或全麻后取半坐卧位，以利呼吸和引流切口内积血。手术野常规放置橡皮片或引流管引流24～48h，引流积血可预防术后气管受压。

②活动：变换体位时用手置于颈后以支撑头部，避免颈部弯曲、过伸或快速的头部运动。

③饮食:先给予患者少量温水或凉水,若无呛咳、误咽等不适,可给予微温流质饮食,饮食过热可使手术部位血管扩张,加重渗血。以后逐步过渡到半流质饮食和软食。

④药物:患者术后继续服用复方碘化钾溶液,逐日减少,直至病情平稳。

5.主要并发症的预防与护理

(1)术后呼吸困难和窒息:最常见原因为切口内出血压迫气管,其次是喉头水肿、气管塌陷、双侧喉返神经损伤。多发生于术后48h内,是最危急的并发症。表现为进行性呼吸困难、发绀,甚至窒息,可有切口渗血。术后床旁应常规放置气管切开包。如发现患者呼吸困难、切口局部张力较大时须立即进行床旁抢救,及时剪开缝线,迅速除去血肿。对喉头水肿者立即用大剂量激素,呼吸困难无好转时行环甲膜穿刺或气管切开。

(2)喉上神经、喉返神经损伤:

①喉返神经损伤:一侧喉返神经损伤,大多引起声音嘶哑;双侧喉返神经损伤,可出现失声或呼吸困难,甚至窒息,需立即行气管切开。

②喉上神经损伤:外支损伤(运动神经),引起环甲肌瘫痪,声带松弛、音调低钝。内支损伤(感觉神经),可使喉部黏膜感觉丧失,在进食特别是饮水时容易发生误咽、呛咳。

锉夹、牵拉、血肿压迫而致损伤者多为暂时性,经理疗等处理后,一般在3~6个月内可逐渐恢复。

(3)手足抽搐:手术时甲状旁腺被误伤,患者血钙浓度下降,神经肌肉的应激性提高。多在术后1~3d出现。抽搐发作时,立即静脉注射10%葡萄糖酸钙或氯化钙10~20mL。发生手足抽搐后,应适当限制患者肉类、乳品和蛋类等食品的摄入。

(4)甲状腺危象:诱因可能为应激、感染、治疗反应、手术准备不充分等。临床表现为体温≥39℃、心率≥140次/分、恶心、厌食、呕吐、腹泻、大汗、休克、神情焦虑、烦躁、嗜睡或谵妄、昏迷,可合并心力衰竭、肺水肿。

治疗:①抑制甲状腺素(TH)合成:首选口服PTU。②抑制TH释放:给予复方碘溶液。③静脉滴注氢化可的松或地塞米松:可加强应激反应能力。④血液透析:可以降低血浆TH浓度。⑤对症治疗:吸氧;物理降温,补足液体;抗感染;烦躁时加用镇静药或使用异丙嗪进行人工冬眠。禁用阿司匹林。

预防:预防甲状腺危象最关键的是充分的术前准备,术后继续服用碘剂,逐渐减量。

(十)健康教育

(1)服用抗甲状腺药物的开始3个月,每周查血常规1次,每隔1~2个月做甲状腺功能测定,定期测量体重。脉搏减慢、体重增加是治疗有效的标志。若出现高热、恶心、呕吐、腹泻、突眼加重等,应警惕甲状腺危象的可能,及时就诊。

(2)对妊娠期甲亢患者,药物首选PTU,禁用放射碘治疗,慎用普萘洛尔,产后如需继续服药,则不宜哺乳。

二、甲状腺肿瘤

（一）甲状腺腺瘤

甲状腺腺瘤是最常见的甲状腺良性肿瘤，腺瘤周围有完整的包膜。按形态学可分为：滤泡状腺瘤和乳头状囊性腺瘤，临床以前者多见。

本病以 40 岁以下女性多见，且多数患者无不适症状，常在无意间或体检时发现颈部有圆形或椭圆形结节，多为单发。结节表面光滑，边界清楚，包膜完整，无压痛，随吞咽上下移动。腺瘤一般生长缓慢，但乳头状囊性腺瘤因囊壁血管破裂所致囊内出血时，瘤体在短期内可迅速增大并伴局部胀痛。

（二）甲状腺癌

甲状腺癌是头颈部较常见的恶性肿瘤，约占全身恶性肿瘤的 1％，女性发病率高于男性。除髓样癌外，多数甲状腺癌起源于滤泡上皮细胞。

1.分类

按肿瘤的病理类型可分为以下四种。

（1）乳头状癌：约占成人甲状腺癌的 70％，而儿童甲状腺癌都是乳头状癌。多见于中青年女性，低度恶性，生长较缓慢，较早可出现颈淋巴结转移，但预后较好。

（2）滤泡状癌：约占甲状腺癌的 15％。多见于 50 岁左右的女性，肿瘤生长较迅速，属中度恶性；可经血液转移至肺、肝、骨和中枢神经系统，预后较乳头状癌差。

（3）未分化癌：占甲状腺癌的 5％～10％，多见于老年人。发展迅速，高度恶性，其中约 50％早期即有颈淋巴结转移。肿瘤除侵犯气管、喉返神经或食管外，还常经血液转移至肺和骨，预后很差。

（4）髓样癌：约占甲状腺癌的 7％，常伴家族史。来源于滤泡旁细胞（C 细胞），可分泌降钙素，瘤内有淀粉样物沉积；较早出现淋巴结转移，且可经血行转移至肺和骨，恶性程度中等。预后比乳头状癌和滤泡状癌差，但略好于未分化癌。

2.临床表现

发病初期多无明显症状，仅在颈部出现单个、质地硬而固定、表面高低不平，随吞咽上下移动的肿块。未分化癌肿块可在短期内迅速增大，并侵犯周围组织；因髓样癌组织可产生激素样活性物质，患者可出现腹泻、心悸、脸面潮红和血清钙降低等症状，并伴其他内分泌腺体的增生。晚期癌肿除伴颈淋巴结肿大外，常因喉返神经、气管或食管受压而出现声音嘶哑、呼吸困难或吞咽困难等；若颈交感神经节受压可引起 Horner 综合征；若颈丛浅支受累可出现耳、枕和肩等处疼痛。甲状腺癌远处转移多见于扁骨（颅骨、椎骨、胸骨、盆骨等）和肺。

（三）护理评估

1.健康史

注意患者的年龄、性别，了解有无结节性甲状腺肿等甲状腺疾病史，有无相关疾病的家族史,是否有碘治疗史。

2.身体评估

(1)甲状腺腺瘤:本病以40岁以下女性多见,且多数患者无不适症状,常在无意间或体检时发现颈部有圆形或椭圆形结节,多为单发。结节表面光滑,边界清楚、包膜完整,无压痛,随吞咽上下移动;质地依瘤体性质而异,腺瘤质地较软,而囊性者质韧。腺瘤一般生长缓慢,但乳头状囊性腺瘤因囊壁血管破裂所致囊内出血时,瘤体在短期内可迅速增大并伴局部胀痛。

(2)甲状腺癌:早期多无症状,偶尔发现甲状腺肿块,质硬,不光滑,吞咽时活动度低。分化高的甲状腺癌发展缓慢,分化低的甲状腺癌常迅速增大而有压迫症状,如吞咽困难、呼吸不畅、声音嘶哑、Horner综合征。颈淋巴结转移率高,有时转移灶可大于原发灶。

3.心理社会状况

(1)心理状态:患者常在无意中发现颈部肿块,病史短且突然,或因已存在多年的颈部肿块在短期内迅速增大,因而担忧肿块的性质和预后,表现为惶恐、焦虑和不安,故需正确了解和评估患者患病后的情绪、心情和心理变化状况。

(2)认知程度:患者和家属对疾病、手术和预后的不同认知程度会影响患者对手术和治疗的依从性及疗效。护士对患者及其家属应分别做好评估:①对甲状腺疾病的认知态度;②对手术的接受程度;③对术后康复知识的了解程度。

4.辅助检查

(1)实验室检查:除血生化和尿常规检查外,测定甲状腺功能和血清降钙素有助于髓样癌的诊断。

(2)影像学检查:

①B超检查:测定甲状腺大小,探测结节的位置、大小、数目及与邻近组织的关系。结节若为实质性且呈不规则反射,则恶性可能性大。

②X线检查:颈部X线摄片可了解有无气管移位、狭窄。胸部及骨骼摄片有助于排除肺和骨转移的诊断。

(3)细针穿刺细胞学检查:这是明确甲状腺结节性质的有效方法,准确率可达80%以上。

(4)放射性核素扫描:甲状腺癌的放射性^{131}I或^{99m}Tc扫描多提示为冷结节且边缘较模糊。

5.治疗措施

甲状腺腺瘤可诱发甲亢(20%)和恶变(10%),故应早期行腺瘤侧甲状腺大部或部分(小腺瘤)切除;切除标本须即刻行病理学检查,以明确肿块病变性质。若为恶性病变需按甲状腺癌治疗。

甲状腺腺瘤手术切除是各型甲状腺癌的基本治疗方式,并辅助应用核素、甲状腺激素和放射外照射等治疗。

(四)护理诊断及合作性问题

1.焦虑

与颈部肿块性质不明、环境改变、担心手术及预后有关。

2.潜在并发症

呼吸困难和窒息、喉返和(或)喉上神经损伤、手足抽搐等。

3.清理呼吸道无效

与咽喉部及气管受刺激、分泌物增多及切口疼痛有关。

(五)护理目标

(1)患者情绪稳定,焦虑程度减轻。

(2)患者生命体征平稳,未发生并发症,或已发生的并发症得到及时诊治。

(3)患者有效清除呼吸道分泌物,保持呼吸道通畅。

(六)护理措施

甲状腺肿瘤患者的护理与甲亢患者的护理措施基本相同,如无甲亢,则不需术前应用碘剂等药物准备。甲状腺癌全切后需终身依赖外源性甲状腺激素。注意加强肿瘤患者心理护理;颈淋巴清扫术后,注意颈部及肩关节的功能训练,教会患者颈部检查方法,并定期复查。

(七)护理评价

(1)患者情绪是否平稳,能否安静休息。患者及其家属对甲状腺手术的接受程度和治疗护理配合情况。

(2)患者术后生命体征是否稳定,有无呼吸困难、出血、喉返和喉上神经损伤、手足抽搐等并发症出现。防治措施是否恰当及时,术后恢复是否顺利。

(3)患者术后能否有效咳嗽、及时清除呼吸道分泌物,保持呼吸道通畅。

(八)健康教育

1.心理调适

甲状腺癌患者术后产生不同程度的心理问题,故应指导患者调整心态,正确面对现实,积极配合治疗。

2.功能锻炼

为促进颈部功能恢复,术后患者在切口愈合后可逐渐进行颈部活动,直至出院后 3 个月。颈淋巴结清扫术者,因斜方肌不同程度受损,功能锻炼尤为重要,故在切口愈合后即应开始肩关节和颈部的功能锻炼,并随时保持患侧上肢高于健侧的体位,以防肩下垂。

3.治疗

甲状腺全切除者应遵医嘱坚持服用甲状腺素制剂,以预防肿瘤复发;术后需加行放射治疗者应遵医嘱按时治疗。

4.随访

教会患者颈部自行体检的方法;患者出院后须定期随访,复诊颈部、肺部和甲状腺功能等。若发现结节、肿块或异常应及时就诊。

第二节　急性阑尾炎的护理

急性阑尾炎是外科常见病,是最多见的急腹症之一,多发生于青壮年,男性发病率高于女性。

一、病因及发病机制

1.阑尾管腔阻塞

阑尾管腔阻塞是急性阑尾炎最常见的病因。引起阻塞的最常见原因是淋巴滤泡的明显增生,约占 60%,多见于年轻人。其次是粪石阻塞,约占 35%。较少见的是由异物炎性狭窄、食物残渣、蛔虫、肿瘤等引起。另外,阑尾管腔细小,开口狭窄,系膜短,使阑尾卷曲是阑尾容易阻塞的解剖基础。阑尾管腔阻塞后阑尾黏膜仍继续分泌黏液,导致腔内压力进一步上升,血运发生障碍,使阑尾炎症加剧。

2.细菌入侵

由于阑尾管腔阻塞,细菌繁殖,分泌内毒素和外毒素,黏膜上皮受损并形成溃疡,细菌穿透溃疡进入肌层。阑尾壁间质压力升高,动脉血流受阻,导致阑尾缺血,最终造成梗死和坏疽。致病菌多为肠道内的革兰阴性杆菌和厌氧菌。

二、病理生理

1.急性单纯性阑尾炎

为轻型阑尾炎或病变早期。病变多只限于黏膜和黏膜下层,阑尾外观轻度肿胀,浆膜充血并失去正常光泽,表面有少量纤维素性渗出物。临床症状和体征均较轻。

2.急性化脓性阑尾炎

由单纯性阑尾炎发展而来。阑尾肿胀明显,浆膜高度充血,表面覆以纤维素性(脓性)渗出物。阑尾周围的腹腔内有稀薄脓液,形成局限性腹膜炎,临床症状和体征较重。

3.坏疽性及穿孔性阑尾炎

阑尾管壁坏死或部分坏死,呈暗紫色或黑色。阑尾腔内积脓,压力升高,阑尾壁血液循环障碍。多在阑尾根部和尖端穿孔,如未被包裹,感染继续扩散,可引起急性弥散性腹膜炎。

4.阑尾周围脓肿

如果急性阑尾炎化脓、坏疽或穿孔的过程进展较慢,大网膜可移至右下腹部,将阑尾包裹、粘连,形成炎性肿块或阑尾周围脓肿。

急性阑尾炎的转归有:①炎症消退;②炎症局限化;③炎症扩散。

三、治疗

1.手术治疗

绝大多数急性阑尾炎一旦确诊,应早期手术治疗。

2.非手术治疗

包括禁食、补液、应用抗生素,阑尾周围脓肿可以中药清热、解毒、化瘀为主。

四、主要护理问题

1.急性疼痛

急性疼痛与阑尾炎症刺激壁腹膜或手术创伤有关。

2.舒适的改变

舒适的改变与术后引流管的牵拉、伤口疼痛有关。

3.体温过高

体温过高与毒素吸收有关。

4.潜在的并发症

出血、伤口感染、粪瘘等。

五、护理目标

(1)患者疼痛得到有效管理。

(2)提高患者的舒适度。

(3)患者术后体温正常。

(4)将患者术后并发症降至最低。

六、术前护理措施

1.手术治疗的护理措施

(1)心理护理:向患者讲解手术的重要性和必要性、同类疾病的预后情况、术后的相关注意事项,消除患者及家属的恐惧心理,让其以良好的心态坦然面对接受手术。

(2)做好术前常规的检查:血常规、凝血、生化、输血前全套、超声、胸片、心电图等各项检查及患者有无其他并发症。

(3)护理方面的准备:①完成术前的皮试;②建立静脉输液通道;③遵医嘱术前应用抗生素或做好术中带药的准备;④协助患者更换病员服及佩戴好腕带,准备好腹带;⑤根据麻醉的方式准备好心电监护仪及氧气;⑥填写手术患者的术前评估交接单等。

(4)病情观察及护理要点:①严密观察患者的生命体征及腹部体征,腹痛的变化,警惕腹膜炎的发生。②观察期间禁用镇静剂,如吗啡等,以免掩盖病情。禁服泻药及灌肠,以免肠蠕动加快、肠内压增高,导致阑尾穿孔或炎症扩散。③体位,取半卧位,减轻疼痛。④遵医嘱禁食禁饮,建立通畅的静脉通道,治疗性应用抗生素。

2.非手术治疗及护理

(1)体位:取半卧位,以减轻疼痛。

(2)病情观察:密切观察患者的生命体征及腹部体征的变化,动态监测各项检查指标的变化,以防病情加重,做好手术的术前准备。

(3)避免肠内压力增高:非手术治疗期间,应禁食、必要时减压,以免肠蠕动加快,增高肠内压力,导致阑尾穿孔或炎症扩散。

(4)饮食:禁食、禁饮,建立通畅的静脉输液通道,补充水、电解质和营养。

(5)抗生素的合理应用:遵医嘱进行药敏实验,严格按时应用抗生素,有效控制感染。

(6)观察期间禁忌灌肠,勿喝牛奶和泻药。

(7)疼痛的管理:患者疼痛难耐时,可给予解痉止痛的药物,但禁用吗啡类镇痛剂。

七、术后护理措施

1.体位

根据麻醉方式采取合理的卧位,全麻患者清醒后可给予低枕卧位或半卧位,以降低腹壁张力,利于引流。

2.病情观察及护理要点

①遵医嘱监测患者生命体征的变化,并做好相应的记录;②遵医嘱给予安置心电监护及持续低流量吸氧;③观察患者的伤口敷料有无渗血、渗液,腹部包扎伤口,减轻腹部伤口的张力,鼓励患者有效的咳痰,以减少术后肺部感染的发生率;④鼓励患者自解小便,以防尿潴留的发生。

3.抗生素的合理使用

护理应用抗生素,控制感染,防止并发症的发生。

4.早期活动

手术当天协助患者左右两侧翻身,术后第一天,鼓励并协助患者下床活动,以防粘连性肠梗阻的发生,观察患者肠鸣音恢复及肛门排气情况,通过早期锻炼,进食或咀嚼口香糖、温水泡足、热敷按摩腹部的方法,能促进胃肠功能恢复。

5.饮食指导

患者肛门排气后可进水,第二天进食流质饮食,若无腹胀不适,可循序渐进,半流质饮食→软食→普食,禁食期间,应静脉补充患者的水、电解质和营养。

6.腹腔引流管的护理

一般在1周左右拔除,带管期间,妥善固定、保持引流通畅、观察引流液的颜色、量、性状、定期更换引流袋。

7.出院宣教

①伤口拆线:视伤口情况拆线,一般7～10d。②出院后如有腹痛、腹胀等不适,及时就医。

③针对阑尾周围脓肿的患者,行保守治疗后,肿块缩小、体温正常者,可出院 3 个月后再行手术切除阑尾。④如保守治疗过程中,脓肿增大、体温日渐增高,疼痛不减轻者,应行脓肿切开引流术,待伤口愈合 3 个月后再行阑尾切除术。⑤饮食:指导健康人群改变不良的生活习惯,注意饮食卫生。

第三节　急性胰腺炎的护理

一、解剖生理概要

(一)解剖

胰腺是人体的第二大腺体,属于腹膜后位,斜向左上方紧贴于第 1～2 腰椎的前方。胰腺分为头、颈、体、尾四个部分,总长 15～20cm,头部与十二指肠第二段紧密相连,两者属于同一血液供应系统。

(二)生理

胰腺具有内、外分泌的双重功能,其最主要功能是调控血糖。胰腺的外分泌功能是分泌胰液,正常每日分泌量约 750～1500mL,主要成分是水、碳酸氢钠和消化酶,胰消化酶主要包括胰酶、脂肪酶和胰蛋白酶等。另外还有糜蛋白酶、弹力纤维酶、磷脂酶、胶原酶等。

二、急性胰腺炎

(一)病因病理

1.病因

(1)梗阻因素:本病最常见的原因。由于胆总管与主胰管共同通路,梗阻使胆汁可逆流入胰管,使胰酶活化。引起梗阻最常见的原因为胆道疾病,如胆总管下端结石、胆道蛔虫症、十二指肠乳头水肿、Oddi 括约肌痉挛、壶腹部狭窄等,以上原因引起的胰腺炎,又称为胆源性胰腺炎;其次是胰管梗阻、胰管结石、肿瘤或十二指肠梗阻等。

(2)酒精中毒和暴饮暴食。

(3)十二指肠液反流:十二指肠内的压力增高时,反流到胰管内,其中的肠激酶等物质可激活胰液中的各种酶,从而引起急性胰腺炎。

(4)创伤:上腹部损伤或手术可直接或间接损伤胰腺组织。

(5)其他:特异性感染性疾病、药物因素、高脂血症、高钙血症等,有少数患者最终因找不到明确的发病原因,被称为特发性急性胰腺炎。

2.病理

本病的发展是胰腺分泌产物(主要是胰酶)自体消化的过程。急性胰腺炎的基本病理改变是水肿、出血和坏死。出血坏死性胰腺炎和严重的水肿性胰腺炎可继发多种并发症,如休克、化脓性感染、急性肾功能衰竭、急性呼吸窘迫综合征、多器官功能衰竭等。临床分型如下所述。

(1)水肿性胰腺炎(轻型):主要表现为腹痛、恶心、呕吐,腹膜炎体征,血和尿淀粉酶增高,经治疗后短期内可好转,死亡率很低。

(2)出血坏死性胰腺炎(重型):除上述症状、体征继续加重外,高热持续不退,黄疸加深,神志模糊和谵妄,高度腹胀,血性或脓性腹水,两侧腰部或脐周出现青紫瘀斑,胃肠出血、休克、急性肾功能衰竭。死亡率较高。但需注意个别重症出血坏死性胰腺炎患者早期临床表现不典型。局部并发症有胰腺坏死、急性胰腺假囊肿和胰腺脓肿。

(二)临床表现及辅助检查

1.临床表现

(1)腹痛:主要临床症状。腹痛剧烈,胰头以右上腹腹痛为主,向右肩部放射;胰体部以上腹部正中腹痛为主;胰体尾部以左上腹腹痛为主,向左肩部放射;累及全胰呈腰带状疼痛,向腰背部放射。腹痛为持续性并有阵发性加重。

(2)恶心、呕吐:剧烈而频繁,呕吐后腹痛不缓解为其特点。

(3)腹膜炎体征:水肿性胰腺炎时,压痛只限于上腹部,常无明显肌紧张;出血坏死性胰腺炎压痛明显,并有肌肉紧张和反跳痛,范围较广泛或漫及全腹。

(4)腹胀:初期为反射性肠麻痹,严重时可由腹膜炎、麻痹性肠梗阻导致。

(5)手足抽搐:为血钙降低所致。

(6)休克:多见于急性出血坏死性胰腺炎。

(7)其他:体温增高为感染和组织坏死所致;胆总管下端有结石、胆管炎或胰头肿胀压迫胆总管时可出现轻度黄疸;严重患者可出现休克;少数患者可在腰部出现青紫色斑(Crey-Turner征)或脐周围蓝色改变(Cullen征)。

2.辅助检查

(1)胰酶测定:目前常测定血、尿的淀粉酶和血清脂肪酶。血清淀粉酶值在发病后 3～12 小时开始升高,24～48h 达高峰,2～5d 后恢复正常。但应注意,淀粉酶的高低与病变的轻重不一定成正比,胰腺广泛坏死后,淀粉酶生成减少,血、尿淀粉酶均不升高。

(2)血清脂肪酶测定:正常值 23～300U/L,发病后 24h 开始升高,持续 5～10d 超过 1Cherry-Crandall 单位或 1.5Comfort 法单位有诊断价值。因其下降迟,对较晚就诊者测定其值有助诊断。

(3)血清钙下降:在发病后 2d 血钙开始下降,4～5d 后尤为显著,重型者可降至 1.75mmo/L(7mg/dL)以下,提示病情严重,预后不良。

(4)血清正铁血红蛋白:重症患者常于起病后 12h 出现,在重型急性胰腺炎患者该指标为阳性,水肿性胰腺炎患者该指标为阴性。

(5)化验检查:白细胞计数增多(大于 $16×10^9$/L),血红蛋白和血细胞比容降低,血糖升高(大于11.1mmol/L),血钙降低(低于 2.0mmol/L),PaO_2 低于 8.0kPa(60mmHg),血尿素氮或肌酐增高。

(6)B超和CT:可以明确胰腺病变的性质、部位和范围,有无胰腺外浸润及范围、程度,定期CT检查可以观察病变演变的情况。

(三)治疗要点

根据病情轻重选择治疗方法。一般认为,水肿性胰腺炎可采用非手术疗法;出血坏死性胰腺炎,尤其合并感染者可采用手术疗法;胆源性胰腺炎大多需要手术治疗,以解除病因。

1.非手术疗法

(1)禁饮食与持续胃肠减压,严密观察和监测。

(2)减少胰腺的分泌:奥曲肽、施他宁能有效抑制胰腺的外分泌功能。西咪替丁也能间接抑制胰腺的外分泌。

(3)抗休克、补充液体、加强营养支持。

(4)抗生素应用:常用环丙沙星、甲硝唑等。

(5)解痉止痛:常用的药物有山莨菪碱、阿托品、哌替啶等。

(6)腹腔灌洗:通过腹腔或盆腔的置管、灌洗、引流,可以将含有大量胰酶及有害物质的腹腔渗出液稀释并排除体外。

2.手术疗法

清除胰腺及其周围坏死组织、充分引流,术后进行灌洗以继续引流坏死组织和渗液。手术指征如下:①胰腺坏死继发感染;②虽经保守治疗,临床症状继续恶化;③胆源性胰腺炎;④重症胰腺炎,合并多器官功能衰竭不易纠正;⑤病程后期合并肠瘘或胰腺假性囊肿;⑥不能排除其他外科急腹症。

(四)护理措施

(1)禁食,胃肠减压,给予抗胰酶药物,协助患者变换体位。

(2)防治休克,维持水、电解质平衡。

(3)做好疼痛护理。

(4)病情轻者进清淡流质饮食,严重者禁食,给予TRN支持。

(5)引流管护理:分清每根引流管放置部位及作用,保持引流通畅。腹腔双套灌洗引流的患者,应持续腹腔灌洗.引流管负压吸引,有效控制腹腔感染。

(6)严密观察并及时处理并发症,常见并发症有急性肾功能衰竭、术后出血、胰腺或腹腔脓肿、胰瘘、肠瘘。

(7)健康教育:①有糖尿病的患者,应遵医嘱服用降糖药物,如果行胰腺全切者,则需终身注射胰岛素,要定时监测血糖和尿糖,此外,还要严格控制主食的摄入;②有胰腺外分泌功能不足的患者,应戒酒戒烟,不要暴饮暴食,少进食蛋白质、糖类和蔬菜水果,少食多餐,必要时加用各种胰酶制剂;③定期随访,防治并发症,及时复查。

三、胰腺癌

胰腺癌是常见的消化系统恶性肿瘤之一,其发病率有逐年增多的趋势。本病 40 岁以上好发,男性比女性多见。该病早期诊断困难,手术切除率低,预后差。最常见部位为胰腺头颈部,约占 2/3,又称胰头癌。壶腹部癌是指胆总管末段壶腹部和十二指肠乳头的恶性肿瘤,肿瘤在临床上与胰腺癌有不少共同点,统称为壶腹周围癌。

(一)病因病理

病因不明。多数是单发,少数为多发,可发生在胰腺的各部。

(二)临床表现

首发症状极易与胃肠、肝、胆等疾病相混淆,因此往往被忽视而延误治疗。最常见的有腹痛、黄疸和消瘦。

(1)上腹痛和上腹饱胀不适:最常见的首发症状,呈上腹钝痛、胀痛,可放射至后腰部。少数患者呈剧痛。多数患者对早期症状不在意,未能早期就诊而延误诊断和治疗。胰体部癌则以腹痛为主要症状,夜间比白天明显。晚期癌浸润神经丛,使腹痛加重,日夜腹痛不止。

(2)黄疸:胰头癌最主要的症状和体征。黄疸一般是进行性加重,可伴有瘙痒,大便呈陶土色。

(3)消化道症状:如食欲乏、腹胀、消化不良、腹泻或便秘等。部分患者可有恶心、呕吐。晚期癌肿瘤侵及十二指肠或胃时可出现上消化道梗阻或出血。

(4)乏力和消瘦:患病初期即有乏力、消瘦、体重下降,主要是由于饮食减少、消化不良、休息与睡眠不足和癌瘤增加消耗等因素所致。

(5)晚期偶可扪及上腹部肿块,质硬、固定,可有腹水,呈现恶病质,肝、肺或骨骼等转移癌表现。

(三)治疗要点

早发现、早诊断和早期手术治疗。手术切除是胰头癌治疗的有效方法。胰腺癌未有远处转移者,应争取行胰头十二指肠切除术(whipple 术),辅助化疗、免疫治疗、放疗、中药治疗等。

(四)护理措施

1.改善患者全身情况

(1)加强营养、纠正低蛋白血症:宜给予高蛋白、高糖、高维生素、低脂肪饮食,辅以胰酶等助消化药物。

(2)维持水、电解质平衡。

(3)补充维生素 K,从入院起即应注射维生素 K,直到手术,同时进行保肝治疗。

(4)控制糖尿病:胰腺癌患者糖尿病发生率比普通人群高得多,一旦检查证实,应使用胰岛素,控制血糖在 7.2~8.9mmol/L,尿糖在(一)~(十)范围内。

2.术前减黄

不是常规治疗,但全身状态差,胆红素高于 $342\mu mol/L$,粪胆原阴性,黄疸出现时间超过 2 周且越来越重,并有先兆肾功能不全者应考虑减黄。具体方法有胆囊造瘘、PTCD 等。

3.预防手术后并发症

(1)预防性使用抗生素:术前若无感染,不必过早应用抗生素,于手术开始前 30min 静脉给予一次足量广谱抗生素即可,手术超过 4h 再增加一个剂量。

(2)防止胰瘘,除管理好胰管引流和腹腔引流外,可用生长抑素八肽抑制胰液分泌,能显著减少胰瘘机会。

(3)合理进行营养支持。

(4)重视引流管的管理,密切观察胃管、胆道、胰管引流和腹腔引流情况,保持引流通畅,准确记录引流量并注意其形状变化,发现问题随时解决。壶腹癌与胰腺癌相似,其特点是较早出现黄疸、寒战、高热。常在进食后,尤其在进食油腻食物后腹痛、腹胀明显。由于临床症状出现较早,较易早期发现,因此,手术治愈率和生存率较胰腺癌要高。

第四节　腹外疝的护理

一、腹股沟疝

(一)概述

腹腔沟疝可分为斜疝和直疝两种。疝囊经过腹壁下动脉外侧的腹股沟管的疝环突出,内向,向下向前斜行经过腹股沟管,再穿过腹股沟管皮下环,并可进入阴囊称为腹股沟斜疝。疝囊经腹壁下动脉内测的直疝三角区直接由后向前突出,不经过内环也不进入阴囊,为腹股沟直疝。

(二)病因及发病机制

其发生与该处腹壁强度降低和腹内压增加两大因素有关。

1.腹壁强度降低

属于解剖结构原因,是疝发生的基础,有先天性和后天性两种情况。先天性因素包括腹膜鞘状突未闭、腹内斜肌下缘高位、宽大的腹股沟三角、脐环闭锁不全,腹壁白线缺损等,有些正常的解剖现象,如精索穿过腹股沟管、股动静脉穿过股管区,也可造成该处腹壁强度减弱。后天获得性原因有手术切口、引流口愈合不良、外伤、炎症、感染、手术切断腹壁神经、肥胖者过多的脂肪浸润、老龄的肌肉退化萎缩以及胶原代谢异常,致坚实的筋膜组织为疏松而有微孔的结缔组织层或脂肪所代替的解剖方面原因。

2.腹内压增加

腹内压增加是一种诱发因素,包括慢性咳嗽、慢性便秘、晚期妊娠、腹水、排尿困难、婴儿经常号哭、举重、经常呕吐以及腹内肿瘤等。

(三)临床表现

1.腹股沟斜疝

主要表现是腹股沟区有一突出的肿块。有的患者开始时肿块较小,仅通过疝环刚进入腹股沟管,疝环处仅有轻微坠胀感。疝嵌顿绞窄时可发生肠梗阻,严重者可发生脓毒血症。

2.腹股沟直疝

主要表现为患者直立时,在腹股沟内侧端、耻骨结节外上方出现一半球形肿块。平卧后疝块多能自行消失,不需用手推送复位,极少发生嵌顿。

(四)辅助检查

1.透光试验

用透光试验检查肿块,因疝块不透光,故腹股沟斜疝呈阴性,而鞘膜积液多为透光(阳性),可以此鉴别。但幼儿的疝块,因组织菲薄,常能透光,勿与鞘膜积液混淆。

2.实验室检查

疝内容继发感染时,血常规检查提示白细胞计数和中性粒细胞比例升高;粪便检查显示潜血试验阳性或见白细胞。

3.影像学检查

疝嵌顿或绞窄时 X 线检查可见肠梗阻征象。

(五)治疗

腹股沟疝早期手术效果好、复发率低;若历时过久,疝块逐渐增大后,加重腹壁的损坏而影响劳动力,也使术后复发率增高;斜疝又常可发生嵌顿或绞窄而威胁患者的生命。因此,除少数特殊情况外,腹股沟疝一般均应尽早施行手术治疗。

(六)观察要点

(1)疝块的部位、大小、形状、质地、有无压痛、能否回纳。患者若出现明显腹痛,伴疝块突然增大、发硬且触痛明显,不能回纳腹腔,要高度警惕嵌顿疝发生的可能,立即通知医生紧急处理。

(2)有无肠梗阻和肠绞窄征象。

(3)术后有无阴囊水肿、切口感染等并发症。

(4)有无腹内压升高的因素及疝复发。

(七)护理要点

1.术前护理

(1)休息:疝块较大者应减少活动,多卧床休息。患者离床活动时建议使用疝带压住疝环,避免腹腔内容物脱出而造成疝嵌顿。

(2)避免腹内压升高:择期手术的患者,若术前有咳嗽、便秘、排尿困难等腹内压升高的因素,应对症处理,控制症状后再手术。指导患者注意保暖,预防呼吸道感染,多饮水,多吃蔬菜等粗纤维食物,保持排便通畅。吸烟者应在术前2周戒烟。对年老、腹壁肌薄弱者或切口疝、复发疝的患者,术前注意加强腹壁肌锻炼,并练习床上排便、使用便器等。

(3)完善相关术前准备:术前晚灌肠,清除肠内积存粪便,防止术后腹胀及排便困难。进入手术室前,嘱患者排尿,以防术中误伤膀胱。嵌顿性疝及绞窄性疝患者多需急诊手术。除一般护理外,应予禁食、输液、抗感染,纠正水、电解质及酸碱平衡失调,必要时胃肠减压、备血。

2.术后护理

(1)休息与活动:患者术后取平卧位,膝下垫一软枕,使髋关节微屈,以降低腹股沟区切口的张力和减少腹腔内压力,利于切口愈合和减轻切口疼痛。一般术后3～5d可考虑离床活动。若用无张力疝修补术的患者可早期离床活动,年老体弱、复发性疝、绞窄性疝、巨大疝等患者适当延迟下床活动。

(2)饮食:术后6～12h,若无恶心、呕吐,可进流食,逐步改为半流食、软食及普食。行肠切除吻合术者术后应禁食,待肠功能恢复后方可进食。

(3)防止腹内压升高的因素:术后指导患者在咳嗽时用手掌按压、保护切口。保持排便通畅,因麻醉或手术刺激引起尿潴留者,积极诱导排尿或针灸,促进膀胱平滑肌的收缩,必要时导尿。

(4)预防并发症:为避免阴囊内积血、积液和促进淋巴回流,术后可用丁字带托起阴囊,并密切观察阴囊肿胀情况,预防阴囊水肿。切口感染是引起疝复发的主要原因之一,绞窄性疝行肠切除、肠吻合术后,易发生切口感染,术后需应用抗生素,及时更换污染或脱落的敷料,一旦发现切口感染征象,应尽早处理。

二、股疝

(一)概述

疝囊通过股环、经股管向卵圆窝突出形成的疝,称为股疝。发病率占腹外疝的3%～5%,40岁以上女性多见。

(二)病因

腹壁强度降低及腹内压增加仍是股疝的两大发病因素。女性盆骨宽大,联合肌腱和腔隙韧带较薄弱,致股管上口宽大松弛而易发病。

(三)病理

在腹腔压力的作用下,腹腔内器官经股管上口突入股管,继而向外突向皮下形成股疝,内容物多为大网膜或小肠。由于股管几乎是垂直的,疝块在卵圆窝处向前转折时形成一锐角,且股环本身较小,周围多为坚韧的韧带,因而股疝极易嵌顿,一旦嵌顿,可迅速发展为绞窄性疝。

(四)诊断要点

根据腹股沟韧带下方卵圆窝处一半球形肿块常可诊断,股疝常不可回纳,发生嵌顿时可伴有机械性肠梗阻的表现。绞窄时可伴有弥散性腹膜炎的表现,诊断困难时可辅以彩超或 CT 扫描等检查。

(五)治疗

股疝容易嵌顿,一旦确诊,应尽早手术治疗。若发生嵌顿或较窄,更应行紧急手术。手术方法可采用缝合修补或人工材料无张力修补。

(六)护理

同腹股沟疝。

三、其他腹外疝

(一)切口疝

1.概述

切口疝是发生于腹壁手术切口处的疝,指腹腔内器官或组织自腹壁手术切口突出形成的疝。临床上比较常见,其发生率约为腹外疝的第 3 位。腹部手术后切口一期愈合者,切口疝的发病率通常在 1% 以下;若切口发生感染,发病率可达 10%;若切口裂开再缝合者,发病率可高达 30%。

2.病因

(1)解剖因素:腹部切口多见于腹部纵向切口。除腹直肌外,腹壁各层肌及筋膜、鞘膜等组织的纤维大都是横向走行的,纵向切口必然切断上述纤维;缝合时,缝线容易在纤维间滑脱;而已缝合的组织又经常受到肌肉的横向牵引力而易发生切口裂开。此外,因肋间神经被切断,腹直肌强度降低。

(2)手术因素:手术操作不当是导致切口疝的重要原因。其中切口感染所致腹壁组织破坏,由此引起的腹部切口疝占 50% 左右。其他如留置引流物过久,切口过长以至切断肋间神经过多,腹壁切口缝合不严密,缝合时张力过大而致组织撕裂等情况均可导致切口疝的发生。

(3)切口愈合不良:也是引起切口疝的一个重要因素。切口内血肿形成、肥胖、高龄、合并糖尿病、营养不良或使用糖皮质激素等,均可导致切口愈合不良。

(4)腹内压过高:手术后腹胀明显或肺部并发症导致剧烈咳嗽而致腹内压骤增,也可致切口内层破裂。

3.临床表现

(1)症状:多数患者无特殊不适。较大的切口疝有腹部牵拉感,伴食欲缺乏、恶心、便秘、腹部隐痛等表现。多数切口疝无完整疝囊,疝内容物易与腹膜外腹壁组织粘连而成为难复性疝,有时还伴有不完全性肠梗阻的表现。

(2)体征:主要体征是腹壁切口瘢痕处逐渐膨隆,有肿块出现。肿块通常在站立或用力时更为明显,平卧休息则缩小或消失。肿块小者直径数厘米,大者可达 10~20cm,甚至更大。疝内容物有时可达皮下,若为肠管可见到肠型和肠蠕动波。疝内容物回纳后,多数能扪及腹肌裂开所形成的疝环边缘。若是腹壁肋间神经损伤后腹肌薄弱所致切口疝,虽有局部膨隆,但无边缘清楚的肿块,也无明显疝环可扪及。切口疝疝环一般比较宽大,很少发生嵌顿。

4.处理原则

处理原则是手术修补。

(1)较小的切口疝:手术基本原则是切除疝表面的原手术切口瘢痕,显露疝环并沿其边缘解剖出腹壁各层组织,回纳疝内容物后,在无张力的条件下拉拢疝环边缘,逐层细致缝合健康的腹壁组织,必要时重叠缝合。

(2)较大的切口疝:因腹壁组织萎缩范围过大,在无张力前提下拉拢健康组织有一定困难,可用人工高分子修补材料或自体膜组织进行修补,以避免术后复发。

(二)脐疝

1.概述

腹腔内器官或组织通过脐环突出形成的疝称脐疝。临床上脐疝有小儿脐疝和成人脐疝之分,以前者多见。

(1)小儿脐疝:为先天性,因脐环闭锁不全或脐部组织不够坚固,经常啼哭和便秘等导致腹内压增高时发生。多属易复性。临床上表现为啼哭时出现脐部肿块,安静平卧时肿块消失。疝囊颈一般不大,但极少发生嵌顿和较窄。临床上发现未闭锁的脐环迟至2岁多时多能自行闭锁,因此除了脐疝嵌顿或穿破等紧急情况外,小儿2岁之前可采取非手术治疗。可在回纳疝块过后,用一大于脐环、外包纱布的硬币或小木片抵住脐环,然后用胶布或绷带固定勿使之移动。6个月以内的婴儿采用此疗法治疗,疗效较好。小儿满2岁后,如脐环直径仍大于1.5cm,则可手术治疗。原则上,5岁以上儿童的脐疝均应采取手术治疗。

(2)成人脐疝:为后天性,多见于中年经产妇女,也见于肝硬化腹水、肥胖等患者。脐环处有脐血管穿过,是腹壁的薄弱点;此外,由于妊娠或腹水等原因腹内压长期增高,引起腹壁结构发生病理性结构变化,从而降低了腹壁强度,同时,腹内压也促使腹腔内器官或组织通过脐环形成疝。由于疝环狭小,成人脐疝发生嵌顿或较窄者较多。孕妇或肝硬化腹水者,如伴发脐疝,有时会发生自发性或外伤性穿破。成人脐疝应采取手术治疗。脐疝手术修补的原则是切除疝囊、缝合疝环;必要时重叠缝合疝环两旁的组织。

第四章　骨科疾病护理

第一节　锁骨骨折的护理

一、概述

锁骨骨折多发生于锁骨外、中 1/3 交界处,是常见的骨折之一,约占全身骨折的 6%。患者多为儿童和青壮年。锁骨为 1 个"S"形的长骨,横形位于胸部前上方,有 2 个弯曲,内侧 2/3 呈三棱棒形,向前凸起,外侧 1/3 扁平,凸向后方。其内侧端与胸骨柄构成胸锁关节,外侧端与肩峰形成肩锁关节,从而成为上肢与躯干之间联系的桥梁。

二、病因及发病机制

锁骨骨折多由间接暴力引起,如跌倒时手掌着地或肘、肩着地,暴力均可传达至锁骨引起骨折。骨折线多位于中段。儿童骨质柔软,多表现为青枝骨折,无移位,仅向上成角状或使前弓加大;成年人多发生横形骨折,偶为斜形或粉碎骨折,常有移位。骨折端除重叠移位外,近折段受胸锁乳突肌的牵拉向上向后移位,远折端受三角肌、胸大肌和肢体重量的牵拉向前向后下移位。粉碎骨折的小碎片,可呈垂直变位,尖端刺入皮内或刺向锁骨下的血管、神经。直接暴力打击所致的锁骨骨折,折线多位于外 1/3 处,移位情况同前,仅程度稍轻而已。

三、临床表现

局部肿胀、疼痛,锁骨中外 1/3 畸形。肩关节活动受限,患肩下垂,患者常以健手扶托患肘以减轻因牵拉造成的疼痛。局部压痛,可摸到移位的骨折端,可触及有异常活动与骨擦感。

四、辅助检查

(1)疑有锁骨骨折时需拍 X 线片确定诊断。一般中 1/3 锁骨骨折拍摄前后位及向头倾斜 45°斜位相。拍摄范围应包括锁骨全长,肱骨上 1/3、肩胛带及上肺野,必要时需另拍摄胸 X 线片。前后位相可显示锁骨骨折的上下移位,45°斜位相可观察骨折的前后移位。

(2)婴幼儿的锁骨无移位骨折或青枝骨折有时在原始 X 线像上难以明确诊断,可于伤后 5~10d 再复查拍片,常可呈现有骨痂形成。

(3)锁骨内 1/3 前后位 X 线片与纵隔及椎体相重叠,不易显示出骨折。拍摄向头倾斜 40°～45°X 线片,有助于发现骨折线。有时需行 CT 检查。

五、治疗

根据患者年龄、移位情况、并发症有无决定治疗方案。

六、观察要点

观察上肢皮肤颜色是否发白或发绀,温度是否降低,感觉是否麻木,如有上述现象,可能系"8"字绷带包扎过紧所致。应指导患者双手叉腰,尽量使双肩外展后伸,如症状仍不缓解,应报告医生适当调整绷带,直至症状消失。"8"字绷带包扎时禁忌做肩关节前屈、内收动作,以免腋部血管神经受压。

七、病情评估

1.病史

评估患者受伤的原因、时间;受伤的姿势;外力的方式、性质;骨折的轻重程度。

评估患者受伤时的身体状况及病情发展情况。

了解伤后急救处理措施。

2.身体状况评估

(1)评估患者全身情况:评估意识、体温、脉搏、呼吸、血压等情况。观察有无休克和其他损伤。

(2)评估患者局部情况。

(3)观察有无胶布过敏反应、针眼感染、压疮。

(4)评估患者自理能力、患肢活动范围及功能锻炼情况。

评估开放性骨折或手术伤口有无出血、感染征象。

3.心理及社会评估

由于损伤发生突然,给患者造成的痛苦大,而且患病时间长,并发症多,就需要患者及家属积极配合治疗。因此,应评估患者的心理状况,了解患者及家属对疾病、治疗及预后的认知程度,家庭的经济承受能力,对患者的支持态度及其他的社会支持系统情况。

八、护理问题

(1)有体液不足的危险:与创伤后出血有关。

(2)疼痛:与损伤有关。

(3)有周围组织灌注异常的危险:与神经血管损伤有关。

(4)有感染的危险:与损伤有关。

(5)躯体移动障碍:与骨折脱位、制动、固定有关。

(6)潜在并发症:脂肪栓塞综合征、骨筋膜室综合征、关节僵硬等。

(7)知识缺乏:缺乏康复锻炼知识。

(8)焦虑:与担忧骨折预后有关。

九、护理目标

(1)患者生命体征稳定。

(2)患者疼痛缓解或减轻,舒适感增加。

(3)能维持有效的组织灌注。

(4)未发生感染或感染得到控制。

(5)保证骨折固定效果,患者在允许的限度内保持最大的活动量。

(6)预防并发症的发生或及早发现及时处理。

(7)患者了解功能锻炼知识。

(8)患者焦虑程度减轻。

十、护理措施

1.非手术治疗及术前护理

(1)心理护理:青少年及儿童锁骨骨折后,因担心肩部、胸部畸形,影响发育和美观,常会产生焦虑、烦躁心理。应告知其锁骨骨折只要不伴有锁骨下神经、血管损伤,即使是在位愈合,也不会影响患侧上肢的功能,局部畸形会随着时间的推移而减轻甚至消失,治疗效果较好,以消除患者心理障碍。

(2)饮食:给予高蛋白、高维生素、高钙及粗纤维饮食。

(3)体位:局部固定后,宜睡硬板床,取半卧位或平卧位,避免侧卧位,以防外固定松动。平卧时不用枕头,可在两肩胛间垫上一个窄枕,使两肩后伸外展;在患侧胸壁侧方垫枕,以免悬吊的患肢肘部及上臂下坠。患者初期对去枕不习惯,有时甚至自行改变卧位,应向其讲清治疗卧位的意义,使其接受并积极配合。告诉患者日间活动不要过多,尽量卧床休息,离床活动时用三角巾或前臂吊带将患肢悬吊于胸前,双手叉腰,保持挺胸、提肩姿势,可缓解对腋下神经、血管的压迫。

(4)功能锻炼:

①早、中期:骨折急性损伤经处理后 2～3d,损伤反应开始消退,肿胀和疼痛减轻,在无其他不宜活动的前提下,即可开始功能锻炼。

a.准备:仰卧于床上,两肩之间垫高,保持肩外展后伸位。

b.第 1 周:做伤肢近端与远端未被固定的关节所有轴位上的运动,如握拳、伸指、分指,屈伸、腕绕环、肘屈伸,前臂旋前、旋后等主动练习,幅度尽量大,逐渐增大力度。

c.第 2 周:增加肌肉的收缩练习,如捏小球、抗阻腕屈伸运动。

d.第 3 周:增加抗阻的肘屈伸与前臂旋前、旋后运动。

②晚期:骨折基本愈合,外固定物去除后进入此期。此期锻炼的目的是恢复肩关节活动度,常用的方法有主动运动、被动运动、助力运动和关节主动牵伸运动。

a.第 1~2d:患肢用三角巾或前臂吊带悬挂胸前站立位,身体向患侧侧屈,做肩前后摆动;身体向患侧侧屈并略向前倾,做肩内外摆动。应努力增大外展与后伸的运动幅度。

b.第 3~7d:开始做肩关节各方向和各轴位的主动运动、助力运动和肩带肌的抗阻练习,如双手握体操棒或小哑铃,左右上肢互助做肩的前上举、侧后举和体后上举,每个动作 5~20 次。

c.第 2 周:增加肩外展和后伸主动牵伸:双手持棒上举,将棍棒放颈后,使肩外展、外旋,避免做大幅度和用大力的肩内收与前屈练习。

d.第 3 周:增加肩前屈主动牵伸,肩内外旋牵伸:双手持棒体后下垂将棍棒向上提,使肩内旋。

以上练习的幅度和运动量以不引起疼痛为宜。

2.术后护理

(1)体位:患侧上肢用前臂吊带或三角巾悬吊于胸前,卧位时去枕,在肩胛区垫枕使两肩后伸,同时在患侧胸壁侧方垫枕,防止患侧上肢下坠,保持上臂及肘部与胸部处于平行位。

(2)症状护理

疼痛:疼痛影响睡眠时,适当给予止痛、镇静剂。

伤口:观察伤口有无渗血、渗液情况。

(3)一般护理:协助患者洗漱、进食及排泄等,指导并鼓励患者做些力所能及的自理活动。

(4)功能锻炼:在术后固定期间,应主动进行手指握拳、腕关节的屈伸、肘关节屈伸及肩关节外展、外旋和后伸运动,不宜做肩前屈、内收的动作。

十一、康复与健康指导

1.休息

早期卧床休息为主,可间断下床活动。

2.饮食

多食高蛋白、高维生素、含钙丰富、刺激性小的食物。

3.固定

保持患侧肩部及上肢于有效固定位,并维持 3 周。

4.功能锻炼

外固定的患者需保持正确的体位,以维持有效固定,进行早、中期的锻炼,避免肩前屈、内收动作。解除外固定后则加强锻炼,着重练习肩的前屈、肩旋转活动,如两臂做划船动作。值得注意的是应防止两种倾向:①放任自流,不进行锻炼。②过于急躁,活动幅度过大,力量过猛,造成软组织损伤。

5.复查时间及指征

术后 1 个月、3 个月、6 个月需进行 X 线摄片复查,了解骨折愈合情况。有内固定者,于骨折完全愈合后取出。对于手法复位外固定患者,如出现下列情况须随时复查:骨折处疼痛加剧,患肢麻木,手指颜色改变,温度低于或高于正常等。

第二节　股骨颈骨折的护理

一、概述

股骨颈骨折特别是头下型骨折一直被认为是最难处理的骨折之一。这是由于:①多发生于老年人,原来已存在着骨质疏松,骨折后不愈合率很高,长期卧床容易并发肺炎、心力衰竭、泌尿系感染、压疮等严重并发症;②骨折的近端多为软骨组织,血液供应差,很难愈合。即使初步愈合后,以后也常出现股骨头的缺血性坏死;③内收型的股骨颈骨折,从生物力学的角度研究,剪切力大,不利于愈合。

二、病因及发病机制

股骨颈骨折多发生于老年人,女性发生率高于男性。由于老年人多有不同程度的骨质疏松,而女性活动相对较男性少,由于生理代谢的原因骨质疏松发生较早,故即便受伤不重,也会发生骨折。骨质疏松是引起股骨颈骨折的重要因素,甚至有些学者认为,可以将老年人股骨颈骨折看作为病理骨折。骨质疏松的程度对于骨折的粉碎情况(特别是股骨颈后外侧粉碎)及内固定后的牢固与否有直接影响。

大多数老年人股骨颈骨折创伤较轻微,年轻人股骨颈骨折则多为严重创伤所致。有学者认为损伤机制可分为两种:①跌倒时大粗隆受到直接撞击;②肢体外旋。在第二种机制中,股骨头由于前关节囊及髂股韧带牵拉而相对固定,股骨头向后旋转,后侧皮质撞击髋臼而造成颈部骨折。此种情况下,常发生后外侧骨皮质粉碎。年轻人中造成股骨颈骨折的暴力多较大,暴力沿股骨干直接向上传导,常伴软组织损伤,骨折也常发生粉碎。

1.根据骨折发生机制分

(1)外展型骨折:股骨颈外展型骨折是在股骨干急骤外展及内收肌的牵引下发生的。骨折线自内下斜向外上。股骨头多在外展位。骨折多是无移位的线状骨折或移位很少的嵌插骨折,比较稳定。关节囊血运破坏较少,愈合率较高,预后较好。

(2)内收型骨折:股骨颈内收型骨折是在股骨干急骤内收及外展肌群(臀中肌、臀小肌)牵引下发生的。骨折线自内上斜向外下。股骨头呈内收或先内收,以后因远骨折端向上移位时牵拉而外展。骨折断端极少嵌插。因此,骨折远段因外展肌群收缩牵引多向上移位,又因下肢重量而外旋,故关节囊血运破坏较大。因而愈合率比外展型骨折低,股骨头坏死率较高。

2.按骨折线的走行方向分

一型:骨折线与股骨干纵轴的垂线所构成的角小于30°。骨折最稳定。

二型:骨折线与股骨干纵轴的垂线所构成的角在30°～50°之间。骨折稳定性次之。

三型:骨折线与股骨干纵轴的垂线所构成的角大于50°。骨折最不稳定。

3.按骨折移位程度分

(1)不完全骨折:骨折线没有穿过整个股骨颈,股骨颈有部分骨质连续,骨折无移位,近骨折端血供好,骨折容易愈合。

(2)无移位完全骨折:股骨颈虽完全断裂,但对位良好,近骨折端血供较好,骨折仍易愈合。

(3)部分移位骨折:近骨折端血供破坏较严重,骨折愈合较困难。

(4)完全移位骨折:近骨折端血供严重破坏,容易发生迟延愈合、不愈合或股骨头缺血性坏死。

三、临床表现

股骨颈骨折有80%发生于60岁以上的老年人。由于妇女绝经期后,内分泌失调,更容易出现骨质疏松,故女性患者约四倍于男性患者。对老年患者,轻微的外力或损伤即能导致股骨颈骨折。受伤骨折后,有时局部疼痛可以很轻微。骨折有移位时,可以发现患肢呈外旋畸形,患肢较健肢缩短,患髋有压痛或冲击痛。

四、辅助检查

最后确诊需要髋正侧位X线检查,尤其对线状骨折或嵌插骨折更为重要。X线检查作为骨折的分类和治疗上的参考也不可缺少。应引起注意的是有些无移位的骨折在伤后立即拍摄的X线片上可以看不见骨折线。等2～3周后,因骨折处部分骨质发生吸收现象,骨折线才清楚地显示出来。因此,凡在临床上怀疑股骨颈骨折的,虽X线片暂时未见骨折线,仍应按嵌插骨折处理,3周后再拍片复查。

五、治疗

合理的治疗应根据患者年龄、活动情况、骨骼密度、其他疾病、预期寿命和依从性来决定。目前对股骨颈骨折的治疗主要包括保守治疗、复位加内固定、髋关节置换术。

六、观察要点

1.严密观察病情变化

术后24h内严密监测生命体征变化及切口疼痛情况,护理过程中与患者多沟通,多倾听,给患者以安全感,充分发挥心理开导作用,必要时遵医嘱给予镇痛剂。保持引流管通畅,防止医源性感染。密切观察切口出血情况以及引流液的颜色、性质及量。术后 6h 内引流量＞300mL且颜色呈鲜红或短时间引流量较多伴血压下降时,应立即通知医生,做好止血、输血准备工作。保持切口敷料清洁干燥。切口靠近会阴部,排便时注意保护,避免感染,敷料一旦被血液浸透,污物污染要及时更换。同时为预防切口感染,预防性应用抗生素 3～5d,观察用药的反应,随时进行调整。

2.患肢的观察与处理

注意观察患肢末梢血液循环、感觉、温度及足背动脉的波动情况,如患肢末梢麻木、疼痛及血液循环不良,应及时通知医生。鼓励患者做患肢的足背伸、背屈运动及股四头肌的等长收缩运动,以促进血液循环,减轻患肢肿胀。

3.假体脱位的观察及护理

术后髋关节脱位是全髋关节置换术后常见的并发症之一。老年人由于缺乏运动协调性和准确性易造成脱位。术后保持患肢外展中立位,注意观察双下肢是否等长、疼痛、触摸手术部位有无异物感。若有脱位应及时报告医生。指导患者翻身(两腿之间放 1 个枕头),取物、下床的动作应避免内收屈髋。

七、病情评估

1.病史

评估患者受伤的原因、时间;受伤的姿势;外力的方式、性质;骨折的轻重程度。

评估患者受伤时的身体状况及病情发展情况。

了解伤后急救处理措施。

2.身体状况评估

(1)评估患者全身情况:评估意识、体温、脉搏、呼吸、血压等情况。观察有无休克和其他损伤。

(2)评估患者局部情况。

(3)评估牵引、石膏固定或夹板固定是否有效,观察有无胶布过敏反应、针眼感染、压疮、石膏变形或断裂或石膏固定的松紧度是否适宜等情况。

(4)评估患者自理能力、患肢活动范围及功能锻炼情况。

评估开放性骨折或手术伤口有无出血、感染征象。

3.心理及社会评估

由于损伤发生突然,给患者造成的痛苦大,而且患病时间长,并发症多,就需要患者及家属积极配合治疗。因此,应评估患者的心理状况,了解患者及家属对疾病、治疗及预后的认知程度,家庭的经济承受能力,对患者的支持态度及其他的社会支持系统情况。

八、护理问题

(1)有体液不足的危险:与创伤后出血有关。

(2)疼痛：与损伤、牵引有关。

(3)有周围组织灌注异常的危险：与神经血管损伤有关。

(4)有感染的危险：与损伤有关。

(5)躯体移动障碍：与骨折脱位、制动、固定有关。

(6)潜在并发症：脂肪栓塞综合征、骨筋膜室综合征、关节僵硬等。

(7)知识缺乏：缺乏康复锻炼知识。

(8)焦虑：与担忧骨折预后有关。

九、护理目标

(1)患者生命体征稳定。

(2)患者疼痛缓解或减轻，舒适感增加。

(3)能维持有效的组织灌注。

(4)未发生感染或感染得到控制。

(5)保证骨折固定效果，患者在允许的限度内保持最大的活动量。

(6)预防并发症的发生或及早发现及时处理。

(7)患者了解功能锻炼知识。

(8)患者焦虑程度减轻。

十、护理措施

(一)非手术治疗及术前护理

1.心理护理

老年人意外致伤，常常自责，顾虑手术效果，担忧骨折预后，易产生焦虑、恐惧心理。应给予耐心的开导，介绍骨折的特殊性及治疗方法，并给予悉心的照顾，以减轻或消除心理问题。

2.饮食

宜高蛋白、高维生素、高钙、粗纤维及果胶成分丰富的食物。品种多样，色、香、味俱全，且易消化，以适合于老年骨折患者。

3.体位

①必须向患者及其家属说明保持正确体位是治疗骨折的重要措施之一，以取得配合。②指导与协助维持患肢于外展中立位：患肢置于软枕或布朗架上，行牵引维持之，并穿防旋鞋；忌外旋、内收，以免重复受伤机理而加重骨折移位；不侧卧；尽量避免搬动髋部，如若搬动，需平托髋部与肢体。③在调整牵引、松开皮套检查足跟及内外踝等部位有无压疮时，或去手术室的途中，均应妥善牵拉以固定肢体；复查 X 线片尽量在床旁，以防骨折或移位加重。

维持有效牵引效能不能随意增减牵引重量，若牵引量过小，不能达到复位与固定的目的；若牵引量过大，可发生移位。

4.并发症的观察与处理

(1)心、脑血管意外及应激性溃疡:老年创伤患者生理功能退化,常合并有内脏疾病,一旦骨折后刺激,可诱发或加重原发病导致脑血管意外、心肌梗死、应激性溃疡等意外情况的发生。应多巡视,尤其在夜间。若患者出现头痛、头晕、四肢麻木、表情异常(如口角偏斜)、健肢活动障碍;心前区不适和疼痛、脉搏细速、血压下降;腹部不适、呕血、便血等症状,应及时报告医生紧急处理。

(2)便秘、压疮、下肢静脉血栓形成、肺部、泌尿道感染。

5.功能锻炼

骨折复位后,即可进行股四头肌收缩和足趾及踝关节屈伸等功能锻炼。3~4周骨折稳定后可在床上逐渐练习髋、膝关节屈伸活动。解除固定后扶拐不负重下床活动直至骨折愈合。

(二)术后护理

(1)体位肢体仍为外展中立位,不盘腿,不侧卧,仰卧时在两大腿之间置软枕或三角形厚垫。各类手术的特殊要求有

三翼钉内固定术:术后 2d 可坐起,2 周后坐轮椅下床活动。3~4 周可扶双拐下地,患肢不负重,防跌倒(开始下床活动时,须有人在旁扶持)。6 个月后去拐,患肢负重。

移植骨瓣和血管束术:术后 4 周内保持平卧位,禁止坐起,以防髋关节活动度过大,造成移植的骨瓣和血管束脱落。4~6 周后,帮助患者坐起并扶拐下床做康复活动。3 个月后复查 X线片,酌情由轻到重负重行走。

转子间或转子下截骨术:带石膏下地扶双拐,并用 1 根长布带兜住石膏腿挂在颈部,以免石膏下坠引起不适。

人工股骨头、髋关节置换术:向患者说明正确的卧姿与搬运是减少潜在并发症——脱位的重要措施,帮助其提高认识,并予以详细的指导,以避免置换的关节外旋和内收而致脱位。①置患者于智能按摩床垫上,以减少翻身;②使用简易接尿器以免移动髋关节;③放置便盆时从健侧置盆,以保护患侧;④侧卧时,卧向健侧,并在两腿之间置三角形厚垫或大枕头,也可使用辅助侧卧位的抱枕,使髋关节术后的患者能够在自己随意变换体位时而不发生脱位(若患肢髋关节内旋内收,屈曲＞90°就有发生脱位的危险);⑤坐姿:双下肢不交叉,坐凳时让术肢自然下垂;不坐低椅;⑥不屈身向前及向前拾起物件。一旦发生脱位,立即制动,以减轻疼痛和防止发生血管、神经损伤;然后进行牵引、手法复位乃至再次手术。

(2)潜在并发症的观察与护理

①出血:行截骨、植骨、人工假体转换术后,由于手术创面大,且需切除部分骨质,老年人血管脆性增加、凝血功能低下,易致切口渗血,应严密观察局部和全身情况。a.了解术中情况,尤其是出血量;b.术后 24h 内患肢局部制动,以免加重出血;严密观察切口出血量(尤其是术后6h 内),注意切口敷料有无渗血迹象及引流液的颜色、量,确保引流管不受压、不扭曲,以防积血残留在关节内;c.测神志、瞳孔、脉搏、呼吸、血压、尿量每小时 1 次,有条件者使用床旁监护仪,警惕失血性休克。

②切口感染：多发生于术后近期，少数于术后数年发生深部感染，后果严重，甚至需取出置换的假体，因此要高度重视。a.术前：严格备皮，切口局部皮肤有炎症、破损需治愈后再手术；加强营养；配合医生对患者进行全身检查并积极治疗糖尿病及牙龈炎、气管炎等感染灶；遵医嘱预防性地应用抗生素；b.术中严格遵守无菌技术操作；c.术后充分引流，常用负压吸引，其目的在于引流关节内残留的渗血、渗液，以免局部血液游滞，引起感染；d.识别感染迹象：关节置换术后患者体温变化的曲线可呈"双峰"特征，即在术后 1～3d 为第 1 高峰，平均 38.0℃；此后体温逐渐下降，术后 5d 达最低，平均 37.0℃；此后体温又逐渐升高，术后 8～10d 为第 2 高峰，平均 37.5℃。初步认为造成此现象的原因是吸收热（手术伤口的组织分解产物，如血液、组织液、渗出液等被吸收而引起的发热）和异物热（金属假体、骨水泥、聚乙烯等磨损碎屑等异物引起的发热）。当体温出现"双峰"特征时，给予解释，避免患者焦虑和滥用抗生素。

③血栓形成：有肺栓塞、静脉栓塞、动脉栓塞。肺栓塞可能发生于人工髋关节术中或术后 24h 内，虽然少见，但来势凶猛，是由于手术中髓内压骤升，导致脂肪滴进入静脉所致；静脉栓塞，尤其是深静脉栓塞，人工关节置换术后的发生率较高；动脉栓塞的可能性较小。血栓重在预防：a.穿高弹袜（长度从足部到大腿根部）；b.妥善固定、制动术肢；c.遵医嘱预防性使用低分子肝素钙、右旋糖酐-40；d.严密观察生命体征、意识状态和皮肤黏膜情况，警惕肺栓塞形成；e.经常观察术肢血液循环状况。当肢体疼痛，进行性加重，被动牵拉指（趾）可引起疼痛，严重时肢体坏死，为动脉栓塞；肢体明显肿胀，严重时肢端坏死则为静脉栓塞。

a.术后 1d 可做深呼吸，并开始做小腿及踝关节活动。

b.术后 2～3d 进行健肢和上肢练习，做患肢肌肉收缩，进行股四头肌等长收缩和踝关节屈伸，收缩与放松的时间均为 5s，每组 20～30 次，每日 2～3 组。拔除伤口引流管后，协助患者在床上坐起，摇起床头 30°～60°，每日 2 次。

c.术后 3d 继续做患肢肌力训练，在医生的允许下增加髋部屈曲练习。患者仰卧伸腿位，收缩股四头肌，缓缓将患肢足跟向臀部滑动，使髋屈曲，足尖保持向前，注意防止髋内收、内旋，屈曲角度不宜过大（<90°），以免引起髋部疼痛和脱位。保持髋部屈曲 5s 后回到原位，放松 5s，每组 20 次，每日 2～3 组。

d.术后 4d 继续患肢肌力训练。患者用双手支撑床坐起，屈曲健肢，伸直患肢，移动躯体至床边。护士在患侧协助，一手托住患肢的足跟部，另一手托起患侧的腘窝部，随着患者移动而移动，使患肢保持轻度外展中立位。协助患者站立时，嘱患者患肢向前伸直，用健肢着地，双手用力撑住助行器挺髋站起。患者坐下前，腿部应接触床边。

e.术后 5d 继续患肢肌力训练和器械练习。护士要督促患者在助行器协助下做站立位练习，包括外展和屈曲髋关节。患者健肢直立，缓慢将患肢向身体侧方抬起，然后放松，使患肢回到身体中线。做此动作时要保持下肢完全伸直，膝关节及足趾向外。屈曲髋关节时，从身体前方慢慢抬起膝关节，注意勿使膝关节高过髋关节，小腿垂直于地面，胸部勿向前弯曲。指导患者在助行器的协助下练习行走：患者双手撑住助行器，先迈健肢，身体稍向前倾，将助行器推向前方，用手撑住助行器，将患肢移至健肢旁；重复该动作，使患者向前行走，逐步增加步行距离。

在进行步行锻炼时,根据患者关节假体的固定方式决定患肢负重程度(骨水泥固定的假体可以完全负重;生物型固定方式则根据手术情况而定,可部分负重;而行翻修手术的患者则完全不能负重)。在练习过程中,患者双手扶好助行器,以防摔倒。

f.术后 6d 到出院继续患肢肌力、器械和步行训练。在患者可以耐受的情况下,加强髋部活动度的练习,如在做髋关节外展的同时做屈曲和伸展活动、增加练习强度和活动时间,逐步恢复髋关节功能。

十一、康复与健康指导

由于髋关节置换术后需防止脱位、感染、假体松动、下陷等并发症,为确保疗效,延长人工关节使用年限,特作如下指导。

①饮食:多进富含钙质的食物,防止骨质疏松。

②活动:避免增加关节负荷量,如体重增加、长时间站或坐、长途旅行、跑步等。

③日常生活:洗澡用淋浴而不用浴缸,如厕用坐式而不用蹲式。

④预防感染:关节局部出现红、肿、痛及不适,应及时复诊;在做其他手术前(包括牙科治疗)均应告诉医生曾接受了关节置换术,以便预防用抗生素。

⑤复查:基于人工关节经长时间磨损与松离,必须遵医嘱定期复诊,完全康复后,每年复诊1次。

第三节　颈椎病的护理

一、概述

颈椎病是指由于颈椎间盘的退变及其继发性椎间关节退行性改变,从而引起颈部脊髓、神经、血管损害而表现出的相应症状及体征的一类疾病。常见于 30 岁以上低头工作者,男性多于女性。引起颈椎病常见的原因是颈椎退行性改变,严重的退变可引起周围的神经、血管等组织的受压。另外,先天性颈椎管狭窄也可引起颈椎病。创伤为颈椎病的主要诱因。颈椎病分为神经根型、脊髓型、交感型、椎动脉型及混合型。

二、病因及发病机制

1.颈椎间盘退行性改变

它是颈椎病发生和发展中的最基本的原因。颈椎间盘不仅退变出现最早,而且是诱发和促进颈部其他部分退变的重要因素。椎间盘变性后椎间关节不稳和异常活动而波及小关节,早期为软骨退变,渐而波及软骨下,形成骨关节炎,使关节间隙变窄,关节突肥大和骨刺形成,使椎间孔变窄,刺激或压迫神经根。钩椎关节侧前方退行性改变可刺激或压迫椎动脉,产生椎-基底动脉供血不全症状。在椎间盘、关节突发生退变的同时,黄韧带和前、后纵韧带亦增生肥厚,后期骨化或钙化,使椎管变窄;或在颈后伸时形成皱折,突向椎管,使脊髓及血管或神经根受到刺激或压迫。

2.创伤

头颈部创伤与颈椎病的发病和发展有直接关系,可使原已退变的颈椎及椎间盘损害加重。睡眠体位的不良、工作姿势不当等慢性劳损则可加速颈椎退变的进程。

3.先天性颈椎管狭窄

指在胚胎或发育过程中椎弓根过短,使椎管矢状径小于正常(14～16mm),因此,较轻的退变即可出现症状。颈椎畸形和颅底畸形与颈椎病的发生也有重要关系。

颈椎退变后是否出现症状,取决于椎管发育的大小和退变的程度。发育性颈椎管狭窄患者更易发病,轻微退变及创伤即可致病,症状与体征也较明显,而且非手术疗法难以使症状消失,即使消失也易于复发。合并颈椎管狭窄的颈椎病患者,在采用非手术疗法无效时,应及早手术治疗,手术时如果不同时扩大颈椎管,则效果常不佳。

三、临床表现

1.神经根型颈椎病

临床上最常见,主要因椎间盘向后外侧突出,钩椎关节或关节突增生、肥大,压迫或刺激神经根,引起颈部疼痛及僵硬。表现为颈肩痛、颈项僵直,不能做点头运动、仰头及转头活动,疼痛沿神经根支配区放射至上臂、前臂、手及手指,伴有上肢麻木、活动不灵活,X线片可显示椎间隙狭窄,椎间孔变窄,后缘骨质增生,钩椎关节骨赘形成。压头试验:患者端坐,头后仰并偏向患侧,检查者用手掌在其头顶加压,可诱发颈痛及上肢放射痛。

2.脊髓型颈椎病

其致病原因为后突的髓核、椎体后缘骨赘、增生肥厚的黄韧带及钙化的后纵韧带压迫或刺激所致,多发生于40～60岁的中年人,早期表现为单侧或双侧下肢发紫发麻,行走不稳,有踩棉花样感觉。继而一侧或双侧上肢发麻,持物不隐,所持物容易坠落,严重时可发生四肢瘫痪,小便潴留,卧床不起,自下而上的上运动神经元性瘫痪。X线检查可显示颈椎间盘狭窄和骨赘形成。

3.椎动脉型颈椎病

因上行的椎动脉被压迫、扭曲,造成颅内一过性缺血所致。表现为头痛、头晕、颈后伸或侧弯时眩晕加重,视觉障碍,并可有恶心、耳鸣、耳聋,甚至突然摔倒等症状。X线检查可见正位片钩椎关节模糊,骨质硬化并有骨赘形成。

4.交感型颈椎病

它因颈椎旁的交感神经节后纤维被压迫或刺激所致。表现有头痛、头晕、耳鸣、枕部痛、视物模糊、流泪、眼窝胀痛、鼻塞、心律失常、血压升高或降低、皮肤瘙痒、麻木感、多汗或少汗。

5.混合型

临床上共存两型以上症状,则称为混合型。

四、辅助检查

1.实验室检查

脊髓型颈椎病者行脑脊液动力学试验显示椎管有梗阻现象。

2.影像学检查

颈椎 X 线检查可见颈椎曲度改变,生理前凸减小、消失或反常,椎间隙狭窄,椎体后缘骨赘形成,椎间孔狭窄。CT 和 MRI 可示颈椎间盘突出,颈椎管矢状径变小,脊髓受压。

五、治疗

神经根型、椎动脉型和交感神经型颈椎病以非手术治疗为主;脊髓型颈椎病由于疾病自然史逐渐发展使症状加重,故确诊后应及时行手术治疗。

六、观察要点

(1)询问患者主诉,观察颈部及肢体活动情况,是否有麻木感及活动受限,触压时是否有压痛。

(2)在牵引过程中,观察患者是否有头晕、恶心、心悸,发现上述症状,要停止牵引,让患者卧床休息。

(3)注意观察牵引的姿势、位置及牵引的重量是否合适。

(4)观察患者的心理变化,是否有焦虑、恐惧、悲观等情绪变化。

(5)患者卧床时间较长时,应注意观察受压部位皮肤是否受损,要进行预防。

(6)术后使用心电监护仪:监测血压、脉搏、呼吸、血氧饱和度。

(7)观察伤口局部的渗血和渗液情况:术后 2h 内须特别注意伤口部位的出血情况,短时间内出血量多并且伴有生命体征改变者,应及时报告医生进行处理。颈后路手术患者还应注意伤口的渗液情况。有引流管者注意保持引流通畅并记录引流量。

(8)观察患者吞咽与进食情况:颈前路手术 24~48h 后,咽喉部水肿反应逐渐消退,疼痛减轻,患者吞咽与进食情况应逐渐改善。如果疼痛反而加重,则有植骨块滑脱的可能,应及时进行检查和采取相应的处理措施。

七、病情评估

1.病史

由于颈椎病多见于中老年患者,所以术前需要详细了解患者的健康史,如有无冠心病、高血压、糖尿病和肝肾功能不良等;了解患者的起病年龄和病情的进展情况;了解患者起病初期有无诱发因素,如睡眠时头、颈部位置不当;受寒或体力活动时颈部突然扭转、颈部外伤等;了解患者既往的治疗经过及效果如何。

2.身体状况

了解患者颈部疼痛的性质、部位及范围；了解患者有无椎动脉和神经受压的相关伴发症状,如头痛、眩晕、视觉障碍、嗜睡和精神改变、吞咽困难、肢体萎缩等；如合并脊髓损伤,需了解其程度。

3.心理、社会状况

颈椎病起病的病程长,明显的颈、肩、臂部疼痛、感觉障碍和活动受限不仅可影响患者的工作和学习,而且可因经治不愈而使患者出现焦虑和不安。入院后,由于陌生的医院环境、对手术治疗程序的不了解以及担心手术失败等,患者常常感到极度恐惧不安,表现为精神极度紧张,睡眠紊乱,食欲缺乏。对自身疾病的相关知识反复询问、核实。所以,术前须对患者的此类心理活动加以认真的评估,并作好相应的护理工作。

4.临床特点

(1)神经根型颈椎病:临床上最常见,主要因椎间盘向后外侧突出,钩椎关节或关节突增生、肥大,压迫或刺激神经根,引起颈部疼痛及僵硬。表现有颈肩痛、颈项僵直,不能做点头运动、仰头及转头活动,疼痛沿神经根支配区放射至上臂、前臂、手及手指,伴有上肢麻木、活动不灵活,X线片可显示椎间隙狭窄。椎间孔变窄,后缘骨质增生,钩椎关节骨赘形成。压头试验:患者端坐,头后仰并偏向患侧,检查者用手掌在其头顶加压,可诱发颈痛及上肢放射痛。

(2)脊髓型颈椎病:其致病原因为后突的髓核、椎体后缘骨赘、增生肥厚的黄韧带及钙化的后纵韧带压迫或刺激所致,多发生于40～60岁的中年人,早期表现为单侧或双侧下肢发紧发麻,行走不稳,有踩棉花样感觉。继而一侧或双侧上肢发麻,持物不稳,所持物容易坠落,严重时可发生四肢瘫痪,小便潴留,卧床不起,自下而上的上运动神经元性瘫痪。X线检查可显示颈椎间盘狭窄和骨赘形成。

(3)椎动脉型颈椎病:因上行的椎动脉被压迫、扭曲,造成颅内一过性缺血所致。表现为头痛、头晕、颈后伸或侧弯时眩晕加重,视觉障碍,并可有恶心、耳鸣、耳聋,甚至突然摔倒等症状,X线检查可见正位片钩椎关节模糊,骨质硬化并有骨赘形成。

(4)交感型颈椎病:是颈椎旁的交感神经节后纤维被压迫或刺激所致。表现有头痛、头晕、耳鸣、枕部痛、视物模糊、流泪、眼窝胀痛、鼻塞、心律失常、血压升高或降低、皮肤瘙痒、麻木感、多汗或少汗。

(5)混合型颈椎病:临床上共存两型以上症状,则称为混合型。

(6)辅助检查:主要的辅助检查包括X线检查(颈椎正位片、侧位片、双斜位片、过伸与过屈侧位片)、脊髓造影、CT、磁共振成像(MRI)等。

①X线检查:分正位、侧位、斜位进行。正位主要观察有无枢环关节脱位、齿状突骨折或缺失,第七颈椎横突有无过长,有无颈肋,钩椎关节及椎间隙有无增宽或变窄。侧位主要观察颈椎曲度有无改变,活动程度有无异常,有无骨赘,椎间隙是否变窄,椎体是否半脱位,项韧带是否钙化等。斜位主要观察椎间孔的大小及钩椎关节骨质增生的情况。

②肌电图检查:颈椎发生病变后,可使神经根长期受压而变性,从而失去对所支配肌肉的

抑制作用。这样,失去神经支配的肌纤维可产生自发性收缩。处于病变晚期或病程较长的患者进行肌电图检查时,自主收缩的肌纤维可出现波数减少和波幅降低的现象。

③CT 检查:可用于诊断椎弓闭合不全、骨质增生、椎体暴破性骨折、后纵韧带骨化、椎管狭窄等,对于颈椎病的诊断及鉴别诊断有一定的价值。

八、护理问题

1.焦虑、恐惧

焦虑、恐惧与预感到个体健康受到威胁,形象将受到破坏,如肢体神经功能受损等;不理解手术的程序,担心手术后的效果;不适应住院的环境等有关。

2.舒适的改变

舒适的改变与神经根受压、脊髓受压、交感神经受刺激、椎动脉痉挛、颈肩痛及活动受限有关。

3.有受伤的危险

有受伤的危险与椎动脉供血不足引起的眩晕、神经功能受损、头痛等因素有关。

4.知识缺乏

缺乏功能锻炼及疾病预防的有关知识。

5.自理能力缺陷

自理能力缺陷与颈肩痛及活动受限有关。

6.潜在并发症

术后出血、呼吸困难。

九、护理目标

(1)焦虑、恐惧感缓解或消失。

(2)患者疼痛减轻或消失,舒适感增加。

(3)患者组织灌注量良好,无眩晕和意外发生。

(4)患者能复述功能锻炼及疾病预防的知识并掌握其方法。

(5)患者日常活动能达到最大程度的自理。

(6)术后出血、呼吸困难等并发症得到预防或及时发现及处理。

十、护理措施

1.非手术治疗的护理

(1)病情观察:

①询问患者主诉,观察颈部及肢体活动情况,是否有麻木感及活动受限,触压时是否有压痛。

②在牵引过程中,观察患者是否有头晕、恶心、心悸,发现上述症状,要停止牵引,让患者卧床休息。

③注意观察牵引的姿势、位置及牵引的重量是否合适。

④观察患者的心理变化,是否有焦虑、恐惧、悲观等情绪变化。

⑤患者卧床时间较长时,应注意观察受压部位皮肤是否受损,要进行预防。

(2)心理护理:向患者解释病情,让其了解颈椎病的发病是一个缓慢的过程,治疗也不可能立竿见影。鼓励患者消除其悲观的心理,增强对治疗的信心。

①耐心倾听患者的诉说,理解和同情患者的感受,与患者一起分析焦虑产生的原因及不适,尽可能消除引起焦虑的因素。

②对患者提出的问题,如治疗效果、疾病预后等给予明确、有效和积极的信息,建立良好的护患关系,使其能积极配合治疗。

③为患者创造安静、无刺激的环境,限制患者与具有焦虑情绪的患者及亲友接触。

④向患者婉言说明焦虑对身体健康可能产生的不良影响。对患者的合作与进步及时给予肯定和鼓励,并利用护理手段给予患者身心方面良好的照顾,从而使焦虑程度减轻。

(3)康复护理:

①做颈椎牵引时,要让患者有正确舒适的牵引姿势,采取坐位卧位,保持患者舒适。牵引的目的是解除颈部肌肉痉挛和增大椎间隙,以减轻椎间盘对神经根的压迫作用,减轻神经根的水肿,增加舒适。牵引重量为 3~6kg,每日 1 次,2 周为 1 疗程。牵引期间,必须做好观察,以防止过度牵引造成的颈髓损伤。

②睡眠时要注意枕头的高低及位置,平卧时枕头不可过高。

③鼓励患者主动加强各关节活动,维持肢体功能。指导患者做捏橡皮球或毛巾的训练,以及手指的各种动作。

④天气寒冷,注意保暖,特别是枕部、颈部、肩部,防止着凉。

⑤帮助患者挑选合适型号的围领,并示范正确的佩带方法告知患者应用围领的目的是限制颈椎的活动,防止颈部脊髓或神经的进一步损伤,尤其适用于颈椎不稳定患者。起床活动时需要戴上围领,卧床时可以不用。

(4)生活护理:

①备呼叫器,常用物品放置患者床旁易取到的地方。及时提供便器,协助大、小便,并做好便后的清洁卫生。

②提供合适的就餐体位与床上餐桌板。保证食物温度在 38℃ 左右、软硬适中,以适合咀嚼和吞咽能力。

③为患者提供良好的住院环境,保持病室清洁及床单位的干燥、整洁,调节室温在 22~26℃,地板干燥无水。

④热敷等理疗可促进局部血液循环,减轻肌肉痉挛,也可缓解疼痛。疼痛明显的患者可口服非留体类消炎镇痛药。

⑤防止意外性伤害。症状发作期,患者应卧床休息,病室内应有防摔倒设施,防止由于行走不稳、眩晕而导致的摔倒。

(5)保持大小便通畅:

①了解患者便秘的程度、排尿的次数,以判断其排泄型态;了解其正常的排便习惯,以便重建排便型态。

②鼓励患者摄入果汁、液体及富有纤维素的食物,以预防便秘。必要时遵医嘱适当应用轻泻剂、缓泻剂,以解除便秘。

③训练反射性排便,养成定时排便的习惯.训练膀胱的反射性动作。

④嘱患者以最理想的排尿姿势排尿,并利用各种诱导排尿法,如听流水声、热敷等。

(6)给药护理:

①严格按医嘱给药,掌握给药途径。

②要按时送药,协助患者服下,交代注意事项,观察药物反应。

③给中药时,应严格掌握服药时间。颈椎病的中药治疗,一般是通经活络,宜饭后服药,温度 34～36℃。

(7)手术治疗的护理:

①心理护理:向患者作好病情解释,特别是手术前应向患者解释手术的目的,介绍手术室完整的抢救设备,手术医生及麻醉师的技术水平,介绍本院的治愈病例,列举同类治愈患者是如何调整情绪,配合医生手术等,消除恐惧心理,增强战胜疾病的信心。

讲述不良情绪对疾病的影响及其内在联系。恐惧和焦虑可引起全身各系统产生不良的反应。例如:焦虑可使睡眠欠佳,以致加重颈椎病的症状即头晕、头痛。还可引起食欲缺乏,导致营养供应不足,使机体免疫力下降,不良情绪可使机体产生恶性循环等。促使患者保持最佳精神状况,以利疾病的康复。

②术前准备:除按骨科手术的常规术前准备外,尚需特别注意以下问题。

a.完善各种术前检查。对于存在心、肺、肝、肾功能不良的患者,应给予相应的有效治疗,以改善患者的手术耐受力。按常规进行手术区和供区的皮肤准备。

b.术前特殊训练无论是颈前路手术还是颈后路手术,由于术中和术后对患者体位的特殊要求,必须在术前进行认真的加强训练,以使其适应,避免因此而影响手术的正常进行与术后康复,内容主要包括以下几点:床上肢体功能锻炼:主要为上、下肢的屈伸,持重上举与手、足部活动,这既有利于手术后患者的功能恢复,又可增加心脏搏出量,从而提高术中患者对失血的耐受能力。床上大、小便训练:应于手术前在护士的督促下进行适应性训练,以减少术后因不能卧床排便而需要进行插管的可能性。俯卧位卧床训练:由于颈后路手术患者的术中需保持较长时间的俯卧位,且易引起呼吸道梗阻,所以术前必须加以训练使其适应。开始时可每次10～30min,每日 2～3 次,逐渐增加至每次 2～4h。对涉及高位颈部脊髓手术者,为防止术中呼吸骤停。气管、食管推移训练:主要用于颈前路手术。因颈前路手术的入路经内脏鞘(包绕在甲状腺、气管与食管三者的外面)与血管神经鞘间隙抵达椎体前方,故术中需将内脏鞘牵向对侧,以显露椎体前方(或侧前方)。术前应嘱患者用自己的 2~4 指在皮外插入切口侧的内脏鞘与血管神经鞘间隙处,持续地向非手术侧推移或是用另一手进行牵拉,必须将气管推过中线。开始时,每次持续 10~20min,逐渐增加至 30~60min,每日 2~3 次,持续 3~5d。体胖颈短者应适当延长时间。患者自己不能完成时,可由护士或家属协助完成。这种操作易刺激气管引起反射性干咳等症状,因此,必须向患者及家属反复交代其重要性,如牵拉不合乎要求,不仅术中损伤大和出血多,而且可因无法牵开气管或食管而发生损伤,甚至破裂。

③术后护理:颈椎手术后的常规护理措施主要包括以下几个方面。

a.体位护理:由于颈椎手术的解剖特殊性,在接手术患者时应特别注意保持颈部适当的体位,稍有不慎,即可发生意外,尤其是上颈椎减压术后以及内固定不稳定者。

颈椎手术患者应注意:搬运患者时必须注意保持颈部的自然中立位,切忌扭转、过伸或过屈,特别是放置植骨块以及人工关节者。有颅骨牵引者,搬运时仍应维持牵引。头颈部制动,尤其是手术后 24h 内,头颈部应尽可能减少活动的次数以及幅度,颈部两侧各放置一个砂袋,24h 后可改用颈围加以固定和制动。患者下床活动前,需根据病情以及手术情况,颈部要戴石膏颈围或塑料颈围。

b.病情观察:术后使用心电监护仪:监测血压、脉搏、呼吸、血氧饱和度。观察伤口局部的渗血和渗液情况:术后 2h 内须特别注意伤口部位的出血情况,短时间内出血量多并且伴有生命体征改变者,应及时报告医生进行处理。颈后路手术患者还应注意伤口的渗液情况。有引流管者注意保持引流通畅并记录引流量。观察患者吞咽与进食情况:颈前路手术 24~48h 后,咽喉部水肿反应逐渐消退,疼痛减轻,患者吞咽与进食情况应逐渐改善。如果疼痛反而加重,则有植骨块滑脱的可能,应及时进行检查和采取相应的处理措施。

c.预防并发症:预防并发症的措施有:术中确实固定;术后用颈托;进行翻身时注意颈部的制动,将颈部的活动量降到最低程度;术后勿过早进食固体食物,以免吞咽动作过大;防止颈部过屈;高位颈椎术后,必须加强对生命体征的监护,保持呼吸通畅,若发现异常变化,应及时报告医生进行处理。

出血:多见于手术后当日,尤以 12h 内多见。颈前路术后的颈深部血肿危险性大,严重者可因压迫气管引起窒息而死亡。因此,颈前路术后患者必须加强护理与观察,必要时术后 24h 应用砂袋压迫伤口。血肿患者常常表现为颈部增粗,发音改变,严重时可出现呼吸困难、口唇鼻翼扇动等窒息症状。在紧急情况下,必须在床边立即拆除缝线,取出血块(或积血),待呼吸情况稍有改善后再送往手术室做进一步的处理。对颈后路的深部血肿,如果没有神经压迫症状,一般不宜做切口开放。除非血肿较大,多数可自行吸收。

植骨块滑脱:实施颈椎植骨融合术的患者,可因术中固定不确实、术后护理不当等原因引起植骨块滑脱,若骨块压迫食管、气管可引起吞咽或呼吸困难,须及时进行手术取出;若滑脱的骨块压迫脊髓,则可引起瘫痪或死亡(高位者),应特别注意预防。

颈前路手术患者,由于术中对咽、喉、食管和气管的牵拉,术中几乎所有的病例都伴有短暂的声音嘶哑与吞咽困难,一般可在手术后 3~5d 自行消失。严重的喉头水肿与痉挛虽不多见,但一旦发生,即可引起窒息甚至死亡,必须提高警惕,尤其是术后早期(24h以内)。

伤口感染:颈后路较颈前路易发生,主要原因为术后长时间仰卧、局部潮湿不透气、伤口渗血多或血肿等为细菌繁殖提供了有利条件。术后应加强伤口周围的护理,及时更换敷料,保持局部清洁、干燥。注意观察患者体温的变化、局部疼痛的性质。如发生感染,应加大抗生素的用量,可拆除数针缝线以利于引流,必要时,视具体情况做进一步的处理。

d.饮食护理:颈前路术后24~48h内以流质饮食为宜,可嘱患者多食冰冷食物,如冰砖、雪糕等,以减少咽喉部的水肿与渗血,饮食从流质、半流质逐步过渡到普食。可给予高蛋白、高维生素、低脂饮食,食物种类应多样化,如鱼类、肉类、骨汤、蔬菜、水果等。长期卧床的患者,应多饮水,多吃蔬菜、水果,预防便秘。手术后期,可给予适当的药膳,以增加食欲。

e.压疮、肺部及泌尿系感染的预防及护理:实施颈后路手术者,尤应注意防止切口部位的皮肤发生压迫性坏死,可定时将颈部轻轻托起按摩,并保持局部的清洁、干燥。睡石膏床的患者,石膏床内的骨突出部位都应衬以棉花,定时检查、按摩。

十一、康复与健康指导

(1)向患者解释颈椎病的恢复过程是长期和慢性的,并且在恢复过程中可能会有反复,应做好心理准备,不必过分担忧。

(2)教会患者活动时保护颈部的方法。

告诉患者不要使颈部固定在任何一种姿势的时间过长,避免猛力转头动作。应保持正确的姿势,如伏案工作时间长,要每隔一段时间进行颈部多方向运动。

保持正确睡眠姿势,枕头不可过高或过低,避免头偏向一侧。

避免寒冷刺激。

日常生活中注意加强体育锻炼,增强颈部及四肢肌力。颈部肌肉的锻炼方法:先慢慢向一侧转头至最大屈伸、旋转度,停留数秒钟,然后缓慢转至中立位,再转向对侧。每日重复数十次。

对颈部每日早、晚进行自我按摩,采用指腹压揉法和捏揉法,增进血液循环,增强颈部肌力,防止肌肉萎缩。

按医嘱服用药物。

每1~2月来院复查1次。

第五章　肿瘤疾病护理

第一节　肿瘤化疗患者的护理

一、化学治疗概述

（一）化学治疗的概念

应用化学药物治疗恶性肿瘤的方法称为化学治疗（简称化疗）。化疗是治疗恶性肿瘤的重要手段，随着近代肿瘤化疗的发展，化疗成为许多肿瘤的根治性治疗手段。

（二）肿瘤化学治疗的发展史

恶性肿瘤的化疗始于 20 世纪四十年代。1946 年耶鲁大学的 Gilman 将氮芥用于治疗淋巴瘤取得了短暂的疗效。1948 年 Farber 用抗叶酸剂甲氨蝶呤治疗急性淋巴细胞性白血病，揭开了现代癌症化疗的序幕。此后，随着抗癌药物的研究开发，化疗得到了快速的发展。20 世纪五十年代发现的药物有氟尿嘧啶（氟尿嘧啶）、6 巯基嘌呤（6MP）、甲氨蝶呤、环磷酰胺、放线菌素 D 等。甲氨蝶呤治疗绒毛膜上皮细胞癌取得成功。60 年代，大部分目前常用的化疗药物如长春花碱、多柔比星、阿糖胞苷、博来霉素、顺铂等都已被发现；细胞动力学和抗癌药药代动力学研究取得了成绩；儿童急性淋巴细胞性白血病、霍奇金淋巴瘤通过联合化疗已能治愈，并开始了其他实体瘤的化疗。在霍奇金淋巴瘤的治疗中首先证明了联合化疗优于单药，以后在儿童急性淋巴细胞性白血病中高度恶性淋巴瘤和睾丸癌的治疗中也得到了证实。20 世纪 70 年代，一些肿瘤的联合化疗方案更趋成熟，从植物中提取的抗癌药长春花碱、紫杉醇，于20 世纪 80 年代后期应用于临床。20 世纪 80 年代，主要进行耐药机制研究、通过生物反应调节剂提高化疗疗效的研究、免疫治疗与化疗合用的研究。20 世纪 90 年代初，粒细胞集落刺激因子（G-CSF）应用于临床，减少了联合化疗主要剂量限制性毒性粒细胞减少症的发生，使化疗的剂量强度得以提高。此后，大剂量化疗加 G-CSF 支持的外周血干细胞移植技术，不仅应用于淋巴造血系统恶性肿瘤的治疗，也应用于部分化疗敏感的实体瘤。

化疗能治愈一部分化疗敏感肿瘤如急性淋巴细胞性白血病、绒毛膜上皮细胞癌、睾丸癌等，并延长晚期乳腺癌等对化疗较敏感肿瘤的生存期。但仍有一些肿瘤对现有的化疗药物不敏感，化疗还不能延长这部分患者的生命。今后的研究方向包括开发针对新靶点和新作用机制的抗癌药物，发展高效低毒的已知抗癌药的衍生物、继续耐药性研究并寻找能应用于临床的多药耐药逆转剂等。随着分子生物学研究的发展,将发现更多肿瘤相关的基因和基因产物,在分子水平上进行靶向治疗,使之更有效更低毒性。

二、抗肿瘤药物的临床应用

(一)肿瘤化学治疗的适应证和禁忌证

1.肿瘤化学治疗的适应证

(1)对化疗敏感的恶性肿瘤,化疗为首选治疗手段。对于这类肿瘤患者可通过化疗治愈,如白血病、精原细胞瘤。

(2)化疗是综合治疗的重要组成部分,可以控制远处转移,提高局部缓解率,如恶性淋巴瘤、肾母细胞瘤等。

(3)辅助化疗用于以手术为主要治疗方式的肿瘤,有利于降低术后复发率,而新辅助化疗可以达到降低临床分期目的,缩小手术和放射治疗的范围,增加手术切除率,延长患者生存时间。

(4)无手术或无放射治疗指征的播散性晚期肿瘤或术后、放射治疗后复发转移的患者。

2.肿瘤化学治疗的禁忌证

(1)明显的衰竭或恶病质。

(2)骨髓储备功能低下,治疗前中性粒细胞小于 $1.5 \times 10^9/L$,血小板小于 $80 \times 10^9/L$ 者。

(3)心血管、肝肾功能严重损害者,其他重要器官功能障碍者。

(4)严重感染、高热、严重水电解质、酸碱平衡失调者。

(5)消化道梗阻者。

(二)肿瘤化学治疗的基本形式

根据肿瘤化疗的目的,将肿瘤化疗分为根治性化疗、辅助化疗、新辅助化疗、姑息性化疗、研究性化疗、腔内化疗(包括胸腔内化疗、腹腔内化疗、心包腔内化疗)、鞘内化疗、膀胱内灌注化疗。

1.根治性化疗

对化疗可能治愈的部分肿瘤,如急性淋巴性白血病、恶性淋巴瘤、睾丸肿瘤、绒毛膜上皮癌等,进行积极的全身化疗。这些肿瘤患者,除化疗外,通常缺乏其他有效治疗方法,应该一开始就采用化疗。近期的目标是取得完全缓解。根治性化疗更重要的观察指标是无复发生存率,即长期无瘤生存,表示患者取得治愈的潜在可能性。

按照抗肿瘤药物杀灭肿瘤细胞遵循的"一级动力学"的原理,根治性化疗必须由作用机制不同毒性反应各异,而且单药使用有效的药物所组成的联合化疗方案,运用足够的剂量及疗程,间歇期尽量缩短,以求完全杀灭体内的癌细胞。但是,应该注意的是,即使是化疗效果很好的恶性肿瘤,也需要综合治疗。

2.辅助化疗

辅助化疗是指肿瘤原发灶经手术和放疗控制后给予全身化疗。由于局部治疗后,肿瘤负荷减至最小,应用化疗可提高治愈率,辅助化疗的主要目的是针对可能存在的微转移病灶,防止癌症的复发转移。事实上,许多肿瘤在手术前已经存在超出手术范围外的微小病灶。原发肿瘤切除后,残留的肿瘤生长加速,生长比率增高,对药物的敏感性增加,且肿瘤体积小,更易杀灭。辅助化疗选用的化疗方案参考晚期肿瘤化疗的疗效,是否适用辅助化疗,视单用局部治疗后平均复发危险度而定,无复发生存率是重要的终期指标。最重要的是必须经随机临床试验证实。例如,骨肉瘤手术后用辅助化疗,已被证明能明显改善疗效。对于高危乳腺癌患者,多中心随机研究的结果也证明:辅助化疗能改善生存率及无病生存率。目前,辅助化疗多用于颈部癌、乳腺癌、结直肠癌、骨肉瘤和软组织肉瘤的综合治疗。最近,证实用第三代药物联合铂类的二药联合化疗,可明显延长ⅠB～ⅢA期非小细胞肺癌患者的生存期。

3.新辅助化疗

肿瘤新辅助化疗是指对临床表现为局限性肿瘤,可用局部治疗手段者,在手术或放疗前先使用化疗,希望通过化疗使局部肿瘤缩小,减少手术或放疗造成的损伤,或使部分局部晚期的患者也可以手术切除。另外,化疗可清除或抑制可能存在的微转移灶,从而改善预后,又称初始化疗。现已证实新辅助化疗在部分肿瘤如肛管癌、膀胱癌、乳腺癌、喉癌、骨肉瘤、软组织肉瘤等的治疗上有应用价值,并提示以后可能在多种肿瘤包括非小细胞肺癌、食管癌、胃癌、子宫颈癌、卵巢癌、鼻咽癌及其他头颈部癌的综合治疗中产生一定的作用。

4.姑息性化疗

目前,临床最常见的恶性肿瘤,如非小细胞肺癌、肝癌、胃癌、结直肠癌、胰腺癌、食管癌、头颈部癌的化疗疗效仍不满意,对此类肿瘤的晚期病例,已失去手术治疗的价值,化疗也仅为姑息性。主要目的是减轻患者的痛苦,提高其生活质量,延长患者的寿命。应避免因治疗过度而使患者的生活质量下降,姑息性化疗除全身性化疗的途径外,经常还使用其他特殊途径的化疗,如胸腔内、腹腔内、心包内给药治疗癌性积液,肝动脉介入化疗治疗晚期肝癌等。

5.研究性化疗

肿瘤化学治疗是一门发展中的学科,研究探索新的药物和新的治疗方案,不断提高疗效是很有必要的,但试验应该有明确的目的、完善的试验计划、详细的观察和评价方法,更重要的是应符合公认的医疗道德标准,应取得患者的同意并努力保障受试者的安全。研究性化疗应符合临床药物试验的药物临床试验质量管理规范原则。标准化疗方案的形成主要通过Ⅰ期临床试验确定最大耐受剂量和主要毒性,Ⅱ期临床试验证明安全有效,Ⅲ期随机对照试验证明优越性,同时需要重复验证或meta分析确立肯定的疗效,形成临床共识。而标准化疗方案的建立与更替也是经Ⅲ期随机对照研究证明新方案的优越性,可取代旧的标准方案或形成新的标准方案。

6.腔内化疗

腔内化疗是指将抗癌药物直接注入胸、腹、心包等体腔,脊髓及膀胱腔内的治疗方法,目的是提高局部药物浓度,增强抗癌药对肿瘤的杀灭。对于胸膜腔还能产生局部化学性炎症,导致胸膜腔闭塞的作用。腔内给药,药物仅能渗透到肿瘤的1～3mm深度,效果并不理想。腔内化疗既可给予单药，也可根据肿瘤类型联合几种药物，一般选择局部刺激性小的药物，以免引起剧烈胸痛或腹痛。

(1)胸腔内化疗：除恶性淋巴瘤、小细胞肺癌和乳腺癌等对化疗敏感肿瘤以外，其他恶性胸腔积液全身化疗效果有限。应通过胸腔闭式引流的方法尽量排出胸水，然后胸腔内注入抗癌药物或其他非抗癌药物。胸腔内注入抗癌药物除局部药物浓度提高直接杀灭肿瘤细胞外，另一作用是使胸膜产生化学性炎症，导致胸膜粘连而胸膜腔闭塞。常用的抗癌药物有博来霉素、顺铂、丝裂霉素、多柔比星等。另外还可在胸水引流后注入非抗癌药物，包括四环素、干扰素、胞必佳等，主要作用是使胸膜腔粘连闭塞。

(2)腹腔内化疗：腹腔化疗适用于卵巢癌、恶性间皮瘤和消化道肿瘤等术后病灶残留、腹腔种植转移或恶性腹水的患者。其中卵巢癌的效果较好。常用药物有氟尿嘧啶、顺铂、丝裂霉素、多柔比星、卡铂等。为使药物在腹腔内均匀分布，需将药物溶于大量液体（1500～2000mL等渗温热液体）中注入腹腔。如有腹水，应先尽量引流腹水，然后注入药物。腹腔化疗除与药物相关的全身毒副反应外，还会并发腹腔感染、腹痛、肠粘连、肠梗阻。

(3)心包腔内化疗：恶性心包积液可在心包穿刺引流后注入化疗药物。适用于胸腔化疗的药物一般能用于心包腔内。

7.鞘内化疗

因大部分化疗药物（除 VM26、亚硝脲类等）不能透过血脑屏障，所以脑实质或脑脊髓膜的隐匿病灶往往成为复发的根源。腰椎穿刺后将抗癌药物直接注入脊髓腔中，药物在脑脊液中的浓度明显提高。鞘内化疗适用于：

(1)急性淋巴细胞性白血病或高度恶性淋巴瘤的中枢神经系统预防。

(2)恶性肿瘤脑脊髓膜转移。常用药物有甲氨蝶呤、阿糖胞苷，用生理盐水或脑脊液稀释后鞘内注射，同时给予地塞米松。氟尿嘧啶、长春新碱禁用于鞘内注射。另外，鞘内注射药物不能含有防腐剂。不良反应有恶心呕吐、急性蛛网膜炎，反复鞘内注射化疗药物可引起脑白质病变。

8.膀胱内灌注化疗

膀胱内灌注化疗应用于：

(1)膀胱癌术后辅助化疗，以防止复发、减少术中种植转移。

(2)多灶复发的浅表性膀胱癌的治疗。常用药物有塞替哌、卡介苗、丝裂霉素、多柔比星，其中塞替哌和丝裂霉素是最常用的药物。塞替哌分子量小易吸收入血，骨髓抑制较明显。而MMC（丝裂霉素）分子量大不易吸收入血，全身反应小，但对膀胱有局部刺激。

（三）化疗前的准备

1.评估患者化疗的必要性和可行性

(1)明确诊断和分期：病理学诊断是肿瘤最为可靠的诊断方法。美国癌症联合委员会（AJCC）与国际抗癌协会（UICC）提出的 TNM 分期系统是实体瘤使用最广的分期方法，诊断确认患者有无化疗指征。

（2）机体功能状态正常（karnofsky 评分，即卡氏百分法，简称 KPS，在 60 分以上），无其他并发症。

（3）无化疗禁忌证：化疗禁忌证包括白细胞总数低于 $4 \times 10^9/L$；肝肾功能不全或心肌功能严重损伤者；感染发热，体温在 38℃ 以上；出现并发症如胃肠出血或穿孔、肺纤维化、大咯血等。

2.患者及家属的准备

（1）患者及家属的健康宣教：首先了解患者的心理状态和对疾病的知晓程度，针对性的给予心理护理及健康宣教。告知治疗的目的及预期效果。化疗可能出现的不良反应及预防、处理的方法，取得患者和家属的配合，及时报告用药后的不良反应，以便及时处理。告知家属如何照顾患者的饮食和起居，保证化疗顺利进行，并签化疗知情同意书。

（2）评估患者血管状况：根据患者需用化疗药物的性质和患者的血管状况，选择合适的静脉和穿刺工具。建议选用 PICC。

3.了解化疗疗程及疗效评估

判断实体瘤药物治疗后的疗效，国际上一般都采用世界卫生组织（WHO）的标准。治疗前后，应尽量选择垂直双径可测量的病灶，记录病灶大小。一般认为边界清楚、体格检查测量肿瘤（如浅表淋巴结、皮肤结节）的最大直径大于 2cm，影像学检查如 CT 测量最大直径大于 1cm 为可测量病灶。胸腔积液、腹腔积液、骨转移病灶等为不可测量的病灶，仅作为评估之用。检查方法可包括体格检查时的触诊、X 线摄片、B 超、CT、MRI 等。治疗前后选用的检查方法应相同，以便于对照。对化疗敏感肿瘤一般治疗两疗程后可评价疗效，而发展缓慢的肿瘤化疗三疗程后评价疗效可能更好。一旦出现疗效，特别是完全缓解和部分缓解，应继续观察 4 周，然后用相同的检查方法确认该疗效。

（1）周期：从用化疗药物的第 1d 算起，一般 21 或 28d 为一个周期。

（2）疗程：一般连续化疗 2～3 个周期，评价疗效。多数肿瘤需化疗 4～6 周期，其目的是恢复或重建患者机体免疫功能，使患者各脏器功能得到充分调理。

（3）WHO 的疗效判断：实体瘤疗效评价标准（RECIST）细胞毒性化疗药是通过肿瘤缩小量来评价其抗肿瘤作用。

①完全缓解（CR）指所有病变完全消失，疗效维持 4 周以上。

②部分缓解（PR）肿瘤病灶的最大直径之和缩小≥30% 维持 4 周。

③进展（PD）靶病灶最大直径之和增大≥20% 或出现新病灶。

④稳定（SD）靶病灶变化处于部分缓解和进展之间。

实体瘤化疗后能达到 CR 或 PR，是病变有效控制的指标，但有很多患者，化疗后病变大小无明显变化，但肿瘤相关症状如疼痛、发热等明显减轻或消失，患者全身状况好转，生活质量提高，也是控制肿瘤的表现。

三、社会支持对促进肿瘤患者康复的作用

来自社会各方面的精神或物质的帮助和支持,被肿瘤患者体验和感知后,可成为强大的支持力量,促进患者康复。社会支持对健康的贡献来源于以下两种机制:

(一)应激缓冲模型

社会支持对应激的缓冲作用如下:

(1)如果应激事件发生,与关系密切的人交往能改变个体对特殊事件的认知和减轻应激的潜在危害。

(2)应激反应水平部分受角色职能转变程度的影响,社会支持有助于角色的转变。

(3)社会支持能影响个体内部的应对策略,减轻应激事件引起的应激反应。

(4)社会支持能减少应激事件对个体自尊和自控感的损害。

(5)社会支持对个体适应应激环境有直接的作用。

(二)独立作用模型

社会支持与疾病有直接的联系。社会支持低下可导致个体产生不良心理体验,如孤独感、无助感,使心理健康水平下降。社会支持的基本目的是保证肿瘤患者在生存的各个阶段不因疾病而丧失基本的生存条件,维持肿瘤患者最佳的心理和身体健康状态。来自家庭、朋友的稳定支持,适当参加社会活动是提高肿瘤患者生活质量的重要因素。

四、社会支持的类型和来源

社会支持对于满足患者的情感,保持生活能力非常重要。

(一)社会支持的类型

社会支持包括有形支持和无形支持,其中无形支持起主导作用。有形支持指由各级政府或各个单位及支持服务机构提供的人力、物力、财力,无形支持指讲解使人获益的观点、思想、知识、方法等社会资源。护理人员应协助患者及家属寻求和有效应用相关的社会资源。社会支持的类型包括:

1.情感支持

使个体感到备受关怀、尊重。

2.信息支持

信息支持是对个体的发展和康复有用的信息。

3.工具性支持

指提供金钱、物品、帮助完成具体任务等。

(二)社会支持的来源

社会支持的来源包括家庭、朋友及其他专业人员、机构。

1.医疗费用补助

医疗费用补助包括享受国家医保待遇和其他的社会资源医疗补助。

2.家庭成员的支持

家庭支持是社会支持中最基本和最重要的支持形式。家庭成员的支持在帮助患者提高各种决定的能力上和积极参与护理的愿望上起了决定性作用。

3.社会方面的支持

如朋友、同事、病友和患者讨论内心感受,交流应对危机的经验及自我成功的经验,让患者感到自己并不孤单,能抒发内心的感觉、情绪与压力。

4.医务人员的支持

(1)护理人员社会支持的基本原则是提供信息、倾听主诉、给予反馈,充分强化这一过程中患者的个人价值感。

(2)社区服务在社会支持中起重要作用,它弥补和改善了家庭保障功能的薄弱环节。社区护士可协同医院护士组织肿瘤沙龙、康复督导站等鼓励患者走出家庭,投入社会,适当进行力所能及的工作。

5.临终关怀护理

临终关怀护理是为肿瘤终末期患者提供身体、心理、社会等方面的完整护理照顾,使患者减轻痛苦,提高生活质量,直到生命的终点。

6.情绪压力舒解资源

肿瘤给患者及家庭带来极大冲击,陷入濒临瓦解的危机,可寻求社会有关组织及志愿者协助,也可到咨询中心、危机处理中心或社会团体等心理辅导中心取得支持和帮助。

五、化疗给药护理

(一)化学治疗前的评估

肿瘤患者从接受治疗开始直至完成全过程,往往需要3～4个月甚至一年。有些患者更因疾病的一再复发,而需要长期接受治疗。如此长期、密集的治疗不仅深深影响患者及家属的生理、心理、家庭及经济情况,对护理人员的工作也是极大的考验。

1.评估的主要目的

(1)筛选出不适合接受化疗以及治疗后可能发生严重不良反应的高危人群。

(2)作为临床医生是否调整治疗方案或预防药物不良反应的参考依据。

(3)了解本身疾病,判断治疗中或治疗后所出现的症状与其是否相关。

(4)了解既往治疗的效果与其不良反应以及它们对患者生活质量的影响。

(5)通过评估的过程,了解患者需求,建立良好的护患关系,完成个体化的健康教育。

2.对患者进行充分的化疗前评估

为保证化疗安全、顺利地完成,每一次化疗前,必须对患者进行详细的身心评估,重点如下。

(1)一般体格检查、饮食及营养状况;患者的精神、心理状况,是否存在焦虑、紧张、恐惧等心理问题;家庭经济情况,患者及家属的配合情况,对疾病、治疗的认知情况。

(2)是否患有其他与肿瘤不相关的慢性疾病(肝、肾、心脑血管疾病等)、肿瘤病史、家族史以及既往治疗情况(手术、放疗等)的了解。

(3)是否存在肿瘤急症或因肿瘤引起的不适症状,如疼痛、发热、呼吸困难等。

(4)既往治疗中曾出现过的不良反应出现的时间、持续的时间、严重程度以及应用何种药物控制,效果如何。

(5)各项血化验结果,特别是血常规及肝肾功能。

(6)特殊检查结果的评估,如 B 超、CT、PET-CT、肿瘤指数等,能够监测肿瘤对化学治疗反应的各项指标。

3.评价患者的机体活动状态

(1)治疗前对患者的一般健康状态做出评价。国际上常用 KPS 评分表,得分越高,健康状况越好,越能承受治疗给身体带来的不良反应,因而也就有可能接受彻底的治疗。得分越低,健康状况越差,若低于 60 分,许多有效的抗肿瘤治疗就无法实施。

(2)美国东部肿瘤协作组(ECOG)则制订了一个较简化的活动状态评分表,将患者的活动状态分为 0~5 共 6 级,一般认为活动在 3~4 级的患者不宜进行化疗。ECOG 评分一般要求不大于 2,才可以考虑化疗。

(二)化疗安全性给药

在对患者进行一系列详细的评估,确定患者能够接受化学治疗后,护理人员在患者给药过程中应密切观察,确保患者安全。

1.护理人员的准备

虽然化疗药物可以经多种方式给予,但仍以静脉给药为最主要的方式。因此,护理人员在给药前更应严格查对,认真执行 5R 原则,即将准确的药物按照准确的剂量经过准确的途径在准确的时间给予准确的患者。

(1)认真核对医嘱:护理人员在核对化学药物的医嘱时必须:①核对医嘱,确定给药方式,药物的剂量与治疗的标准剂量相符合;②须双人核对医嘱无误,杜绝错误的发生。

(2)备药:目前化疗药物的准备应由配液中心或药剂人员在配备生物安全操作柜内完成。护理人员在备药或给药时应严格执行化疗防护的标准操作规程,基本原则如下。

①给药前后须洗手。

②单独空间备药。

③做好自身防护:隔离衣、护目镜、PE 及乳胶手套及低渗透力的口罩。

④打开药物安瓿及排气时,以乙醇棉球或纱布遮盖,以避免药物四溅。

⑤备药时避免接触口、眼。

⑥将备好的药物做好标识,并放置于密闭袋中。

⑦如有任何皮肤、眼睛与药物接触的意外,立即以大量清水及适当洗剂冲洗。

⑧废弃物严格按照化疗废弃物处理规范统一处理。

2.静脉的评估与观察

(1)中心静脉通路的选择:选择适当的静脉通路是预防因药物造成局部皮肤、肌肉组织及血管破坏的重要措施,首选中心静脉,包括中心静脉置管(CVC)、经外周静脉置入中心静脉导管(PICC);输液港。对已装置输液通路的患者,护理人员必须确定管路位置及是否通畅。

(2)外周静脉注射部位的选择:如患者不能进行中心静脉置管,护理人员在进行外周静脉穿刺时的注意事项如下。

①选择合适型号的留置针穿刺。

②穿刺部位,即前臂大静脉,切勿在靠近肌腱、韧带、关节等处注药,以防造成局部损伤。

③避免在有皮下血管或淋巴索的病生理部位上的静脉选择穿刺点。

④曾做过放射治疗的肢体、乳腺手术后患侧肢体、淋巴水肿等部位不宜实施静脉穿刺。

⑤应避免在24h内被穿刺过静脉点的下方重新穿刺,以免化疗药物从前一次穿刺点外溢。

(3)经外周静脉给药时注意事项:

①发疱类化疗药物在输注过程中应由护理人员在床旁守护,并给予快速静脉滴注,以减少化疗药物在血管中的停留时间,减轻静脉炎的发生,在注射药物中应随时监测:a.双人确认血管有无回血;b.局部组织是否有发红、肿胀或其他异常变化;c.患者是否主诉疼痛、针刺或烧灼感;d.滴注速度是否通畅。

②非发疱类化疗药物在滴注过程中,护理人员亦应随时观察注射部位情况,重视患者主诉。

六、抗肿瘤药物毒副作用的预防及护理

(一)概述

抗癌药物能抑制恶性肿瘤的生长和发育,并在一定程度上杀死癌细胞。然而多数抗癌药物在杀伤或抑制癌细胞的同时,对机体的正常细胞,特别是对增殖旺盛的上皮细胞,如骨髓细胞、消化道黏膜上皮细胞、生殖细胞等损伤尤为严重;并对机体重要器官也有一定毒性作用。为了预防化疗药物对患者的伤害,要求护理人员了解并掌握化疗药物毒性反应,以便能给予更有针对性的护理。

(二)毒副作用分类

1.按性质分类

(1)一般分类:①急性毒性;②亚急性毒性;③慢性毒性。

(2)WHO分类:①急性毒性和业急性毒性;②慢性毒性和后期毒性。

(3)临床分类:①立即反应:过敏性休克、心律失常、注射部位疼痛;②早期反应:恶心、呕吐、发热、过敏反应、流感样症状、膀胱炎;③近期反应:骨髓抑制、口腔炎、腹泻、脱发、周围神经炎、麻痹性肠梗阻、免疫抑制;④迟发反应:皮肤色素沉着、心脏毒性、肝脏毒性、肺毒性、内分泌改变、不育症、致癌作用。

(4)按脏器分类:①造血器官;②胃肠道;③肝;④肾和尿路系统;⑤肺;⑥心脏;⑦神经系统;⑧皮肤;⑨血管和其他特殊器官;⑩全身反应:发热、倦怠、变态反应、感染、免疫抑制、致畸性和致癌性等。

(5)按转归分类:①可逆性;②非可逆性。

(6)按后果分类:①非致死性;②致死性。

2.按程度分类

(1)kamofsky分级:①轻度反应(＋),不需治疗;②中度反应(＋＋),需要治疗;③重度反应(＋＋＋),威胁生命;④严重反应(＋＋＋＋),促进死亡或致死。

(2)WHO分级:分0、Ⅰ、Ⅱ、Ⅲ、Ⅳ度。

(3)ECOG分级:分0、1、2、3、4度,因毒性死亡者为5度。

(三)抗肿瘤药物毒副作用处理

1.局部反应

(1)化疗性静脉炎:由于化疗药物对血管内膜刺激性较大,引起化学性静脉炎。表现为静脉条索状红线,发热疼痛,而后形成色素沉着。

①主要药物:发疱类或刺激性药物,如氮芥、丝裂霉素、阿霉素、长春新碱、长春碱、异长春碱等。

②防治及护理:①充分稀释,减少刺激;②应用中心静脉置管;③应用外周静脉输注的可使用硫酸镁或中药湿敷预防静脉炎发生;④外周静脉输入化疗药后应使用生理盐水或葡萄糖溶液冲洗。

(2)抗肿瘤药物外渗:化疗药物在静脉给药过程中,如果使用不当,可使药物意外渗漏到皮下组织,轻者引起红肿、疼痛和炎症,严重时可导致局部皮肤及软组织坏死和溃疡,较长时间不愈合,给患者带来痛苦。因化学药物注射而引起局部的渗出反应是化学治疗中非常严重的并发症。

抗肿瘤药物外渗的处理操作规程

①静脉输注化疗药物应避免使用一次性钢针,宜使用中心静脉导管或留置针建立静脉通路,并按标准规程进行操作—输注过程中,护士应严密观察局部反应情况,加强巡视,防止化疗药物外渗。

②一旦发现化疗药物外渗,应立即停止静脉化疗。评估药物外渗程度、范围,根据化疗药物的种类,采取相应的处理。

③一般刺激性药物(如氟尿嘧啶、环磷酰胺、甲氨蝶呤等)出现外渗后可拔除针头,局部采用25％硫酸镁湿敷。

④发疱性化疗药物(如阿霉素、丝裂霉素、长春新碱等)外渗的处理。

a.保留套管针,接20mL注射器尽量抽出渗于皮下的药液。

b.局部使用拮抗剂,从保留套管针注入相应的化疗药物拮抗剂,然后拔出套管针,再用相同的拮抗剂在外渗周围组织行局部皮下封闭注射。若无相应拮抗剂可拔除针头,直接应用2％普鲁卡因2mL加生理盐水5～10mL或50～100mg氢化可的松行局部皮下封闭注射。封闭注射方法:常规皮肤消毒,选用5mL注射器距外渗部位外缘2cm处,针头与皮肤平面成15°角,行多点放射注射封闭。注射后拔出套管针,局部敷盖纱布,避免局部加压。

c.根据药物性质在局部给予冷敷或热敷:化疗药(植物碱类化疗药物除外)早期(24h内)可采用冰袋冷敷,每天4～6次,每次20～30min,冷敷期间密切观察局部反应,防止冻伤发生;植物碱类化疗药物(如长春新碱)适宜热敷,热敷温度为40℃～50℃,每天4～6次,每次15～20min,可持续24h。

冷敷/热敷后可酌情在局部使用湿敷药物,如氢化可的松、25％硫酸镁、2％～4％碳酸氢钠、中药等,使外渗液体尽快消散或吸收。

d.抬高患肢48～72h以促进外渗药物吸收。

e.外渗24h后可行红外线、超短波等理疗,待炎症消退后指导患者进行功能锻炼。

f.如局部组织持续恶化导致皮肤溃疡、坏死或疼痛未能缓解,须及时通知医师进行清创、换药或植皮等外科治疗。

⑤按照化疗废弃物处理原则处理用物。

⑥详细记录药物名称、药物外渗时间、外渗剂量、局部组织变化、处理措施、患者反应等,每日认真观察局部情况并做记录。

⑦及时报告主管医生,并做好外渗不良事件登记报告。

2.胃肠道毒性反应

胃肠道毒性反应是化疗最常见的不良反应,多数化疗药物对增殖旺盛的胃肠道上皮细胞有抑制作用,表现为食欲减退、恶心、呕吐、腹泻、腹痛、便秘。

(1)恶心、呕吐:恶心、呕吐是化疗药物引起的最常见的毒副反应。

①发病机制:a.细胞毒性药物损伤消化道黏膜,刺激肠道嗜铬细胞释放5-HT、P物质、多巴胺、乙酰胆碱和组胺等神经递质,与相应受体结合,由迷走神经和交感神经传入呕吐中枢而导致呕吐;b.细胞毒性药物及其代谢产物直接刺激化学感受器触发区,进而传递至呕吐中枢引发呕吐;c.心理精神因素直接刺激大脑皮质通路导致呕吐,多见于预期性呕吐。

②主要药物铂类药物为主,DDP、VP-16。

③化疗引起呕吐可分为如下几种。

a.急性呕吐:指化疗24h以内发生的呕吐,多发生于用药后1～2h,多见于初次化疗者。

b.延缓性呕吐:指化疗24h以后至第5～7d所发生的呕吐。

c.预期性呕吐:因过度紧张、焦虑而接受治疗前即出现恶心、呕吐,是一种条件反射,甚至化疗结束后,恶心、呕吐仍可持续很久,发展成迟发型呕吐,很难处理。多发生于有严重恶心、呕吐的患者。

④防治及护理:a.化疗最初阶段应选用有效的抗呕吐剂,预防恶心、呕吐的发生;b.密切观

察高危险人群的病情,包括使用高剂量或易引起恶心、呕吐的化学药物;既往发生严重的恶心、呕吐;c.持续且密切评估止吐药效果及不良反应,如嗜睡、椎体外系反应、便秘或头痛;d.随时评估恶心、呕吐的严重程度,注意观察是否有其他并发症,特别是脱水及电解质失衡;e.注意患者的营养状况,指导患者少食多餐,温凉食物不易引起恶心感,避免油腻及刺激性味道的食物;f.实施有效的健康教育,指导患者适当"分散注意",减少不良刺激。

(2)食欲减退:食欲减退是仅次于恶心、呕吐的胃肠道反应,因患者厌倦饮食,影响营养摄取,使患者体质下降,对化疗耐受性差,影响治疗的顺利进行。

防治及护理:①做好评估,遵医嘱及时应用止吐药物,将恶心、呕吐降低到最低程度,相应改善患者的食欲;②必要时遵医嘱给予甲地孕酮或甲羟孕酮,可增进食欲,提高机体对化疗的耐受性;③少食多餐,依照个人口味合理安排饮食,给予高蛋白、富含维生素、易消化的饮食,以提高患者食欲,增加热量,改善营养状况;④进餐时,避免接触烹调的异味,提供舒适的进餐环境;⑤必要时,遵医嘱给予经肠道内(口服或鼻饲全营养素)或肠道外(经静脉)补充营养。

(3)口腔炎:人体口腔细胞主要分为两层,分别为下层的基底细胞及上层的多层次鳞状非角质化的上皮细胞。口腔细胞生长快速,其生长周期为 $7\sim14d$ 为一循环,因此对化学药物反应相当强烈。一般而言,化学药物造成的口腔炎分为下列两种。

①直接性:此类口腔炎出现在化学药物开始后 $2\sim3d$。主要药物影响基底细胞的再生能力,破坏 DNA 修复能力,造成上皮萎缩,进而引起发炎反应,组织受到破坏。患者可能主诉口腔肿胀、烧灼感,对食物冷热变得特别敏感。$7\sim10d$ 症状达到高峰。此时口腔出现发红、表皮溃疡,特别是在两颊内、唇部及软腭等部位,但溃疡亦可能严重扩散至咽喉及食管。患者会觉得疼痛不适,造成进食吞咽困难。若无其他并发症的出现,则症状多在 2 周内恢复正常。

②间接性:多发生于化学治疗后的 $12\sim14d$。主因化学药物抑制免疫系统及骨髓功能,导致中性粒细胞及血小板不足而造成。进一步破坏口腔黏膜造成细菌、真菌或病毒的感染,因此临床主要症状为感染和出血。此类患者多半需住院接受感染及输血治疗。

a.主要药物:MTX、5-FU、ADM、VCR、Ara-C、VLB。

b.防治及护理:预防为主,加强口腔卫生,忌烟忌酒,饭前、后以清水或漱口液漱口;化疗期间定期检查口腔情况,保持口腔清洁和湿润;对已发生溃疡根据原因对症处理:口腔炎患者宜进温流质且无刺激饮食,注意维生素和蛋白质的摄入。对大面积口腔炎或食道炎者应使用全胃肠外营养。

(4)便秘:因化疗药物所致毒性作用于胃肠道平滑肌,使之蠕动减弱,进而可出现肠麻痹。

防治及护理:①指导患者进食高纤维素食物,多饮水;②鼓励患者适当活动;③遵医嘱适当应用缓泄剂以软化大便;④控制使用 5-HT3 拮抗剂止吐药的次数。

(5)腹泻:腹泻是化学药物破坏快速生长上皮细胞的另一明显不良反应。化学药物引起腹泻的主要机制如下。

①因药物造成小肠黏膜的萎缩、乳糜管的齿质剥落或缩短,最后导致小肠对水及其他营养的消化及吸收能力下降。常造成此类腹泻的药物包括高剂量的氟尿嘧啶及甲氨蝶呤。

②20世纪90年代后发展出的新药盐酸伊立替康(又名CPT-11)会造成乙酰胆碱综合征。患者除了出现腹泻外,也会有脸部潮红、全身发热、腹部绞痛等症状。化学药物引起的腹泻多能使用药物控制,但对于因CPT-11或患者合并骨盆腔的放射线疗法引起的腹泻,则可能造成长期且严重的腹泻,不只会影响患者的营养状况,甚至造成肛门口皮肤的破损、溃疡疼痛,进一步引起感染,需要密切的评估及护理。

防治及护理:①记录腹泻次数,观察粪便性质与颜色;②指导患者低纤维、高热量及高蛋白的饮食,并避免刺激性食物,如咖啡、酒类及奶制品;③观察患者是否有任何脱水或电解质失衡的症状;④对应用CPT-11的患者应注意观察,积极预防迟发性腹泻的发生;⑤遵医嘱给予适当的止泻药或抗胆碱药物,并评估其效果;⑥保持肛门清洁,给予相关的健康教育,指导患者及家属自我护理;⑦定期评估肛门有无破损、感染的现象。

3.骨髓抑制

大多数化疗药物是免疫抑制剂,对骨髓有不同的抑制。$80\% \sim 90\%$的化疗药物可出现骨髓抑制。红细胞的半衰期为120d,血小板为$5 \sim 7d$,粒细胞为$6 \sim 8h$,故化疗后通常先出现白细胞减少,然后出现血小板减少。粒细胞减少是最多见的骨髓抑制,而粒细胞减少最主要的危险是容易造成感染。若白细胞在$1 \times 10^9/L$或粒细胞绝对数低于$0.5 \times 10^9/L$,持续5d以上,则有风险发生细菌感染,必须进行保护性隔离和预防感染,再联合升血治疗。血小板减少是化疗中仅次于白细胞的毒性反应,当血小板减少至$50 \times 10^9/L$时会有出血的危险;当血小板低于$10 \times 10^9/L$时,容易发生中枢神经系统出血、胃肠道出血及呼吸道出血。

(1)主要药物:NH_2、BCNU、CCNU、MMC、CBP、CTX、DTIC、5-FU、DDP。

(2)防治及护理:

①严格掌握化疗适应证,化疗前检查血象及骨髓情况。

②化疗期间观察血象变化,过低给予升血药。

③化疗中给予支持治疗如饮食的调整、给予中药等,如党参合剂、黄芪、阿胶等。

④WBC过低预防感染,有条件者住单间病房或增加病房消毒,减少探视,严密监测体温,必要时预防性给予抗生素,做血培养;当白细胞低于$1 \times 10^9/L$时,可置层流床,采取保护性隔离措施。

⑤血小板降低时预防出血,嘱患者少活动、慢活动,协助生活护理,减少磕碰,避免挤压鼻子,使用电动剃须刀,拔针后加强按压时间等,同时避免服用阿司匹林或含阿司匹林的药物。必要时给予白介素-11(IL-11)、促血小板生成素(TPO)皮下注射或输入血小板。

⑥血色素低于8g/L可给予成分血输注,亦可给予促红细胞生成素(EPO)皮下注射。嘱患者卧床休息,必要时吸氧。

4.心脏毒性

因化疗药物引起的心脏功能异常并不常见。但仍有少数病例在化学治疗后,产生心力衰竭的症状。在所有的化疗药物中以蒽环类的药物引起的心脏异常最为明显,但其他少数药物也可能对心脏造成影响。

(1)病理机制：

①通常与药物累积剂量有密切关系。

②药物造成心肌细胞的退化、水肿及损伤，导致心肌的纤维化，心脏收缩能力下降。

(2)主要药物：ADM、MTT、DNR、EPI、THP、CTX、VCR、VLB 等。

(3)防治及护理：

①化疗前了解患者有无心脏病史，如有应慎用。

②为了预防出现严重的心脏毒性，ADM 总剂量不应超过 $500mg/m^2$。

③严密观察病情，给予心电监护监测病情。

④采用保护心脏药物，如贝康亭等。

5.肝脏毒性

由于肝脏细胞生长速度缓慢，并含有多种药物代谢，因此对化疗药物的免疫力较佳。但也因肝脏是所有药物代谢的必经之地，常使肝脏暴露于高浓度的药物之下。一旦造成破坏经常已是相当严重，且不可恢复。通常表现为乏力、食欲缺乏、恶心呕吐、转氨酶升高。

(1)主要药物：CTX、BCNU、MTX、VCR、VLB、VP-16、DTIC 等。

(2)防治及护理：

①化疗前后进行肝功能检查，发现异常慎用。

②化疗过程中密切观察，了解患者不适主诉，及时发现异常对症处理。

③遵医嘱给予保肝药物。

④饮食以清淡为主适当增加蛋白质、维生素摄入量。

⑤做好心理护理，减轻焦虑，注意休息。

6.肺毒性

因化疗药物所造成肺功能异常可分为肺纤维化、过敏性肺炎及非心因性肺水肿，其中又以肺纤维化最为常见。最常造成此不良反应的药物博来霉素。其主要机制为博来霉素造成的游离根离子破坏细胞引起炎性反应，肺表面张力素减少，肺泡黏膜被胶质体取代；最后形成纤维化，影响换气能力。主要表现为干咳、乏力、胸疼、发热、呼吸困难。

(1)主要药物：BLM、CTX、BUS、MTX 和亚硝脲类等。

(2)防治及护理：

①评估患者：a.严格掌握适应证，老年人肺功能不全，慢性支气管炎患者禁用；b.用药期间严密观察肺部症状及体征，定期做 X 线检查等；c.博来霉素肺毒性与其剂量累积有关，因此总剂量应限制在 $500mg/m^2$ 以下；d.停药后嘱患者定期复诊，博来霉素在停药后 $2\sim4$ 个月仍可发生肺纤维变。

②对肺功能异常患者的护理：a.指导患者调整生活习惯，以适应肺功能的变化；b.呼吸运动；c.遵医嘱给予药物，特别是类固醇对因化疗药物引起的肺损伤有抑制恶化的效果；d.给予心理支持，防止患者因焦虑引起呼吸困难。

7.泌尿系统毒性

（1）肾脏损伤和电解质的异常：

①肿瘤患者肾损伤的原因：

a.肿瘤直接影响：因肿瘤压迫或侵犯引起的尿路梗阻；肾转移性损伤，白血病或恶性淋巴瘤浸润；多发性骨髓瘤的肾损伤。

b.代谢性肾损伤：对于血液性肿瘤或巨大肿瘤的患者化疗后，常引起细胞大量且快速死亡，导致细胞内成分大量的释放。由于肾脏一时无法代谢这些物质，从而形成急性肿瘤溶解综合征也会间接伤害肾功能，造成急性肾衰竭。临床上最常见的 4 个征象为高尿酸血症、高钾血症、高磷酸血症和低钙血症。

c.化疗药物引起的肾脏损伤：主要机制在于其对肾小球或肾小管的直接伤害，其中以 DDP 或高剂量的 MTX 最为严重。DDP 直接造成近端肾小管的坏死，降低其再吸收的能力，进而影响肾小球滤过率，导致肾血流量减少；MTX 其代谢物易沉淀于肾小管，直接破坏肾小管上皮细胞或造成阻塞性肾病变。

②主要药物：DDP、MTX、DNR。

③防治及护理：

a.对于可能存在代谢性肾损伤的患者，护理人员应注意：必须给予足够的水分；密切监测其出入量及电解质情况，观察相关症状，以预防或提早发现，避免肾功能的进一步损伤。

b.对可能因化疗药物引起肾损伤，护理人员应注意：评估患者是否存在发生药物性肾损伤的高危因素（高龄、肾病病史、因药物导致的严重呕吐、同时使用肾功能有害的药物）；定期监测患者的肾功能指数及电解质；观察患者是否有肾功能异常或电解质失调的相关症状；对于应用 DDP 的患者，遵医嘱给予水化和利尿药物（甘露醇和呋塞米输注），在治疗期间应大量饮水，保证尿量在 2500mL 以上；⑤对于应用 MTX 的患者，遵医嘱应用 $NaHCO_3$，以碱化尿液，必要时给予 CF 解救，监测尿 pH 值。

（2）出血性膀胱炎：

①出血性膀胱炎是化疗药物引起的急性不良反应之一，主要机制在于药物的代谢物与膀胱黏膜结合，造成炎性反应及溃疡。临床上常见症状为潜在性或明显的血尿或蛋白尿，但也可能造成慢性膀胱炎、膀胱纤维化。

②主要药物：常见的两种药物为高剂量的 IFO 及 CTX。

③防治及护理：a.化疗期间做好水化碱化尿液；b.应用尿路保护剂美司钠，分别在应用化疗药物的 0、4、8h 内给药。

8.神经系统毒性

（1）周围神经病变：

①临床表现：表现为四肢及躯干感觉异常、麻木、肌无力、腱反射低下或消失。自主神经病变可发生便秘、麻痹性肠梗阻、尿潴留等。剂量过大可致永久性神经损伤。DDP 可能透过对脑脊髓神经的影响，造成高频率听力丧失及耳鸣。

②主要药物:VCR、DDP、L-OHP 等。

③防治及护理:a.及时评估,定期观察并询问患者是否有任何神经功能的异常;b.了解神经功能异常对患者的影响;c.鼓励患者进食富含 B 族维生素饮食,应摄取大量水分及蔬果以预防便秘的发生;d.指导患者避免冷刺激;e.做好安全教育,防止受伤。

(2)中枢神经病变:

①临床表现:为嗜睡、意识障碍、人格改变、智力减退、定向力障碍等,多为一过性。

②主要药物:5-FU、MTX、左旋门冬酰胺酶。

③防治及护理:a.联合用药时注意有无毒性增加,药物剂量不宜过大;b.密切观察毒性反应,一旦出现立即停药或改药,并遵医嘱给予神经营养药物治疗;c.加强护理,防止患者发生意外;d.根据患者出现的反应及时通知医生,给予对症处理。

9.皮肤毒性反应

(1)皮炎:

①临床表现:表现为大小不等的荨麻疹。

②主要药物:MTX、5-FU、ADM、DNR、BLM、CTX 等。

③防治及护理:a.遵医嘱用抗过敏药物或激素治疗;b.嘱患者不可用手抓或用过热水洗,以免加重或破溃,造成感染;c.可用温水轻轻擦洗,严重时可停药。

(2)色素沉着:

①临床表现:表现为局部或全身皮肤色素沉着、甲床色素沉着。

②主要药物:CTX、5-FU、ADM、BLM、白消安。

③防治及护理:a.化疗前遵医嘱服用抗过敏药物;b.保持皮肤清洁,定时洗浴,但不要用过热的水或有刺激性的肥皂,浴液;c.病变处勿用手挠抓及乱用药物涂抹;d.避免紫外线直接照射,外出防晒,必要时进行必要的修饰,以增强其社交信心;e.做好患者的心理护理及健康教育,避免其产生焦虑、抑郁等负性情绪。

(3)脱发:

①临床表现:表现为用药后 2～3 周头发脱落,重者腋下、阴阜以及面部毛发全部脱落。

②作用机制:a.化疗药物使毛发根部细胞有丝分裂受到抑制,细胞不能更新发生萎缩引起脱发;b.骨髓抑制造成头皮血液循环减少,中医认为毛发为血之余,因缺少血液滋养故而发生脱发。

③主要药物:BLM、CTX、5-FU、DNR、ADM、VCR、IFO、MTX、MMC、PTX、VP-16、VLB。

④防治及护理:a.化疗前做好患者的心理护理,消除顾虑;b.帮助患者选择合适的假发减少负性情绪;c.脱发后及时为患者清理,减少不良刺激。

10.过敏反应

(1)临床表现:多数抗癌药物可引起过敏反应,但过敏反应发生率为 5% 的药物仅占少数,表现为典型的 Ⅰ 型变态反应,包括支气管痉挛、喘鸣、瘙痒、皮疹、低血压等,极少数可出现过敏性休克。还可引起神经肌肉毒性,表现为外周神经病变,主要是温痛觉感觉障碍、运动神经和自主神经病变、肢端麻木、刺痛感或烧灼感等。

（2）主要药物：左旋门冬酰胺酶、紫衫醇。

（3）防治及护理：

①了解患者的过敏史，给药前做好预防措施，准备好抢救物品。

②给药后严密观察病情，特别是用药后 15min 监测生命体征，做好记录，若出现轻度症状，如潮红、皮肤反应等，无需中断用药，若出现严重过敏反应时，应立即停药，就地抢救。

③PTX 给药前遵医嘱按时给予抗组胺药物，预防过敏发生。

④紫杉醇给药时禁止使用聚氯乙烯输液装置，稀释的紫杉醇应贮藏于塑料袋内，并采用聚乙烯类输液器给药。

11.疲乏

（1）临床表现：疲乏是化学治疗患者较常见并发症之一，普遍认为缓解疲乏的方式为睡觉、打盹、休息、静坐及进食，其中以低活动方式运用最多。2007 年美国肿瘤护理学会循证医学小组研究表明，活动与锻炼是经一级证据证实的唯一有效的癌因性疲乏干预措施。

（2）防治及护理：

①告知患者及家属疲劳出现的可能性。

②确定患者的疲乏与其他病理因素非相关，如贫血。

③评估疲乏发作的高峰时间、持续时间及对患者的影响。

④根据患者情况制订运动处方，安排合理的居家有氧运动。

⑤中医食疗及自我穴位按摩。

⑥腹式呼吸运动。

第二节　肿瘤放疗患者的护理

一、放射治疗概述

放射治疗简称放疗，是一种利用各种放射线，如 X 线、^{60}Co-γ 射线、电子加速器之高能 X 线或高能电子束等射线直接照射癌瘤，使癌细胞的生长受抑制、损伤、退化、萎缩直到死亡。

目前放疗已成为肿瘤常规治疗的三大治疗手段之一。根据 2002 年世界卫生组织（WHO）统计，采用目前的三大治疗手段，有 45％的患者能被治愈，其中 22％以手术治疗为主治愈，18％以放疗为主治愈，5％以化疗为主治愈。在不能被治愈的 55％患者中，放疗对部分患者也起着姑息治疗作用。近 10 余年来，基于放射物理学和放射生物学领域的学术研究和高新技术的发展，肿瘤放疗的指征有明显扩大，疗效显著提高，在放射物理学领域和放射生物学领域主要有以下进步：

（一）放射设备的进步

放疗早期使用镭等作近距离放疗，只能针对浅表肿瘤。20 世纪 20 年代的深部 X 线治疗机，虽然能治疗稍深部肿瘤，但对皮肤和肿瘤周围正常组织的损伤较大。50 年代发明的^{60}Co 的 γ 射线较千伏级 X 线的穿透力明显提高，可以治疗体腔深部肿瘤。70 年代出现的加速器，包括直线加速器和感应加速器等，可发出高能（兆伏级）X 线和电子线，使深部肿瘤的放疗疗效明显提高。同时对肿瘤周围正常组织的剂量限制在一个能耐受的范围。90 年代出现用于质子放疗的回旋加速器或同步加速器。由于质子的物理特性，使其对肿瘤的照射剂量进一步提高，对正常组织的剂量明显减少，使肿瘤的放疗疗效明显改善。目前正在开展重粒子治疗，由同步加速器产生重粒子如碳离子射线，既有质子的物理特性，又有杀伤肿瘤的生物效应高的特点。

（二）放射线给予技术的改进

早年放疗多采用近距离照射，即用镭等放射源敷贴于肿瘤表面或通过体内的自然腔道，把放射源放入肿瘤周围进行近距离照射。随着放疗设备的不断进步，逐步发展到以体外照射为主的放疗即射线从体外射人体内肿瘤。体外放疗的精确性在近 10 年来有了较大提高，包括肿瘤的精确定位、放疗计划的设计和优化、放疗技术实施的质量控制和保证。在放射线给予技术方面先是二维水平的传统经验式放疗，继而发明了三维适形放疗（3DCRT）技术，又发展到调强放疗（IMRT）技术以及它们的特殊形式，即 γ 刀和 X 刀等立体定向放疗技术。以上多采用聚焦式照射，使肿瘤部位积累了更高的剂量，肿瘤周围组织的剂量更低。

（三）放射生物学领域的进步

主要提高肿瘤放疗的治疗增效比（TGF）即增加放射对正常组织损伤和肿瘤杀伤之间的差别，提高射线对肿瘤杀灭的生物效应，减少正常组织的放射损伤。主要表现为：

1.正常组织和肿瘤放射损伤与修复以及放疗疗程中增殖动力学的研究

在正常组织放射损伤的研究中，20 世纪 70 年代出现了放射生物等效模式。80 年代发现了上皮源性肿瘤在放疗的后期存在加速再增殖的现象，由此产生了超分割放疗和加速超分割放疗等非常规分割放疗方法。

2.放射增敏剂和放射保护的研究

现发现硝基咪唑类的乏氧细胞增敏剂如氨磷汀（阿米福汀）等放射保护剂，有临床应用的价值和进一步研究的前景。

3.放疗在基因水平的研究

从基因、DNA、RNA 和蛋白水平的研究发现与肿瘤放射敏感性、正常组织的放射损伤有关的基因，从而预测放疗疗效，或进行干预来提高肿瘤的放射敏感性。

二、放射治疗的方法及选择

（一）外照射（远距离放射治疗）

照射装置远离患者，射线通过人体表面及体内正常组织到达瘤组织，故也称为外照射。这是目前放射治疗中应用最多的方法。体内的剂量分布取决于射线的类型（X 线，电子线）、能量、源皮距、体内组织的密度等。其中立体适形放疗(3DCRT)和调强放疗(IMRT)是当今肿瘤放疗最先进的技术。立体定向放射治疗的出现使得放射治疗进入了新的阶段——精确治疗阶段。IMRT 的特点:精确定位、精确计划、精确照射的方式,达到"四最"即靶区接受的剂量最大、靶区周围正常组织受量最小、靶区的定位和照射最准及靶区内剂量分布最均匀。

1.外照射(远距离放射治疗)常用放射源

外照射常用放射源为高能 X 线、高能电子线及^{60}Co。

2.外照射(远距离放射治疗)照射方式

(1)常规分割放射治疗:每天治疗 1 次,每周 5 次(周 1～5),疗程 4～8 周。既有足够放射剂量控制肿瘤,也最大程度避免放射急性反应。

(2)超分割放射治疗:是指 1d 2 次,但每次分割剂量低于常规剂量,间隔 6h 以上。总剂量增加 15%～20%,超分割放疗能保护晚期反应组织,增加对肿瘤的杀灭效应,从而提高了肿瘤的治疗增益比。

(3)加速超分割放疗:用比常规分割分次量小的剂量,增加分次次数,总剂量提高而总疗程缩短,适应快速增殖的肿瘤。

(4)三维适形放射治疗:在照射野方向上,使高剂量区分布的形状在三维方向上与病变(靶区)形状一致,减少肿瘤周围组织的放射剂量,提高肿瘤照射量,提高治疗增益比的物理措施,是一种高精度的放疗。其不足是剂量分布的均匀性不理想。

(5)调强适形放射治疗:简称调强放疗,是目前放射治疗最先进的技术,它以直线加速器为放射源,由立体定位摆位框架、三维治疗计划系统、电动多叶准直器等部分组成,调强适形放射治疗是照射野形状和肿瘤形状相适合,照射的最终剂量分布在三维方向上与肿瘤的形状一致。调强放射治疗是采用精确定位、精确计划和精确照射的方式,其结果可达到"四最"的特点。其临床结果可明显增加肿瘤的局部控制率,并减少正常组织的损伤,提高了治疗增益比。适用于颅内肿瘤、头颈部肿瘤、脊柱(髓)肿瘤、胸部肿瘤、消化、泌尿、生殖系统肿瘤、全身各部位转移癌。

(6)X(γ)-刀立体定向放疗:利用立体定向技术进行病变定位,多个小野三维集束照射靶区,给单次大剂量照射致病变组织破坏的一种治疗技术。X-刀和 γ-刀是集立体定向技术、影像学技术、计算机技术和放射物理技术于一体的一种大剂量放疗,在一定条件下能获得类似手术治疗的效果,也称立体定向放射外科。其优点是患者痛苦小,并发症少,术后恢复快。多适用于头部治疗,X-刀适用病变直径<5cm,γ-刀适用病变直径<3cm。其一次大剂量照射可直接导致内皮细胞损害和微循环障碍,导致明显神经元变性和灰质坏死。照射后病理学改变是一种凝固性坏死,坏死区最后被增生的胶质瘢痕代替,在坏死区和瘢痕区伴有水肿。放疗反应的出现主要与病灶周围正常组织接受一定放射剂量的散射有关,使组织内血-脑屏障暂时破坏,引起局部血管源性脑水肿等反应。通常发生在治疗后 1～6 个月,及时治疗,大多数病例可恢复。

(7)全身放疗:全身照射的主要作用为联合化疗的抗癌作用和免疫抑制作用即尽可能杀灭

体内残留的恶性肿瘤细胞或骨髓中的异常细胞群。抑制受者的免疫反应,减少排斥;腾空骨髓的造血细胞笼,以利造血干细胞的植入,使移植的净化造血干细胞在骨髓空间中增殖、分化、重建正常造血功能及免疫功能,保证造血干细胞移植的成功。主要应用于急性白血病、霍奇金淋巴瘤、骨髓瘤等疾病骨髓移植前的预处理。

(二)近距离照射

1.近距离放射治疗定义、特点

(1)近距离放射治疗是将封装好的、治疗用放射性核素源,按一定治疗布源规则,通过施源器或输源导管直接暂时或永久性送入或植入、贴近人体肿瘤组织表面或肿瘤内部;利用放射性核素在衰变时释放的 α、β、γ 射线进行照射。

(2)近距离治疗的穿透距离仅为几个毫米或两个厘米之内,并在一定的时间范围内,对肿瘤产生持续的辐射,累积的辐射剂量能有效地破坏治疗范围内的病变组织,射线在破坏或抑制病变组织同时,对正常组织损伤较轻微。

(3)近距离治疗技术临床应用可分一次或多次进行或核素源衰变停止,在一定时间内累积完成治疗、控制肿瘤所需的辐射治疗剂量。

2.近距离放射治疗分类

近距离放疗根据不同放射性核素源种类、使用方法、布源方式等,分为表面施源器贴敷照射、腔内/管内照射、组织间插植照射三种,核素源的置放分"后装"和手工,暂时驻留和永久植入。

(1)表面贴敷照射:表面贴敷照射是将放射性核素源临时放置于放射性核素源贴敷器内,把贴敷器活动性窗口对准肿瘤病灶表面进行贴敷照射。核素源常用磷-32(^{32}P)、锶-90(^{90}Sr)敷贴器,在组织内射程 3～8mm;常用于皮肤癌、黏膜癌的治疗。

(2)腔内/管内照射:腔内/管内照射是利用人体自然体腔和管道,通过窥阴器、鼻咽镜、胃镜和纤维支气管镜等引导,预先放置符合一定规格的、满足肿瘤治疗形状要求的个体化施源器,之后导入核素源进行照射,治疗结束后退出核素源。放射源多为铱-192(^{192}Ir)源,常用于宫颈癌、宫体癌、阴道癌、口腔癌、口咽癌、鼻咽癌、食管癌、支气管肺癌及肝管、胆管、直肠、肛管等部位癌的治疗。

(3)组织间插植照射:组织间插植照射将放射性核素源制成具有包壳的放射性粒子,借助影像引导技术手段,根据组织间照射治疗的目的,按一定治疗布源规则,将放射性粒子暂时或永久植入肿瘤病灶及其受侵的周围组织内进行照射的方法。

①组织间插植照射的方式:

a.暂时性植入:通过施源器将放射源植入到肿瘤中,经过一定时间达到处方剂量后再将放射源取出,使用的放射源为初始剂量率高的放射性核素;如 ^{192}Ir 和钴-60(^{60}Co)等源,常用于宫颈癌、早期乳腺癌保乳术后、早期周围型支气管肺癌等。

b.永久性植入:是将放射性粒子植入到肿瘤部位永久保留不再取出,使用的放射源为初始剂量率低的放射性核素;如 ^{125}I(碘)和 ^{103}Pd(钯)源,常用于早期前列腺癌、胰腺癌、肝癌、软组织肉瘤及其他实体瘤的治疗。

②组织间插植照射的标准操作方法：

a.利用 CT、MRI、超声图像等影像学引导技术确定靶区，根据肿瘤体积制订植入导针数、粒子数量、粒子活度和总活度。通过 IPS 计算观察肿瘤靶区剂量分布情况，调整导针及粒子位置，得到最佳的剂量分布。

b.采用经皮穿刺植入术、术中植入术、模板引导植入术、腔镜引导植入术、超声或 CT 引导植入术等方式完成。

c.由于在粒子植入过程中会因技术原因、体位变化、粒子移位等因素，导致粒子植入后实际剂量与术前计划之间产生误差，因此需要进行术后剂量验证，剂量验证要重新扫 CT 或 MRI，剂量验证系统要有具备识别各层面粒子、准确计算粒子数的功能。

③组织间插植照射的适应证：

a.手术、外照射后复发实体肿瘤。

b.病变小；直径≤7cm。

c.有穿刺路径。

d.无转移者或有转移、数量少于 3 个，并经过积极治疗后稳定。

e.早期前列腺癌。

④组织间插植照射的禁忌证：

a.靶体积过大，组织间照射后易发生坏死。

b.肿瘤表面合并溃疡。

c.肿瘤内有空洞。

d.肿瘤体积难以确定，容易形成某一部位超量或低量。

（三）同位素核素治疗

同位素核素治疗是利用人体的器官、组织对某种放射性同位素的选择性吸收的特点，将该种同位素经口服或静脉注射的方式进入人体内进行治疗。如 ^{131}I 治疗甲状腺癌等。由于放射源是开放的，所以防护要求更严格。

三、临床放射治疗的方法及选择

放疗的原则是最大限度消灭肿瘤，同时最大限度保护正常组织。按照放疗的目的可以分根治性放疗和姑息性放疗。为了提高肿瘤的治疗效果，临床上运用放疗和其他方法综合的治疗，并采用了先进的放疗技术。

（一）放疗的方法

放射治疗按其目的可分为根治性放疗和姑息性放疗。

1.根治性放疗

根治性放疗是希望通过放疗彻底杀灭肿瘤，患者可生存较长时间且无严重后遗症。放射治疗量与周围正常组织的耐受量相近,常采用常规和非常规分割放疗。

(1)适应证:根治性放疗的适应证为不能手术,对放疗敏感的Ⅰ期、Ⅱ期、部分Ⅲ期,以及术后补充放疗的患者。经过患者一般状况评价,卡氏评分必须大于60分,能耐受放疗的患者才能选择根治性放疗。

(2)放疗为首选根治疗法的肿瘤:

①头面部皮肤癌:皮肤癌的治疗可用手术、冷冻、激光、电灼等,这些方法常遗留瘢痕,影响美容,选用放疗可保持较好的头面部外观。

②鼻咽癌:鼻咽位于重要部位,周围有许多重要的血管和神经,手术治疗难以达到根治效果。加之70%～80%的患者有颈部淋巴结转移,手术已不能解决。鼻咽癌多为低分化鳞癌,对放射中等程度敏感,所在周围正常组织对放射线耐受性好,因此鼻咽癌即使有脑神经损伤、颅底骨质破坏,或者颈部淋巴结转移,放疗也能使患者长期生存。

③扁桃体癌、口咽癌:常见的肿瘤有鳞状细胞癌、恶性淋巴瘤、未分化癌等。由于解剖部位的特点,手术切除不彻底,而放疗的效果较好,并且它有保留局部功能的特点。

(3)通过根治性放疗获得满意疗效的肿瘤:对口腔癌、喉癌、精原细胞癌、乳腺癌、Hodgkin淋巴瘤、宫颈癌、食管癌、肺癌,放疗已作为主要的治疗手段。

2.姑息性放疗

姑息性放疗是指对一些无法治愈的晚期患者,经过给予适当剂量的放疗,达到缓解患者的某些症状和解除患者痛苦的目的。

(1)适应证:已有远处转移的肿瘤,对放射敏感的原发灶给予姑息性放疗;因肿瘤引起的出血、神经症状、疼痛、梗阻、咳嗽气急等可用姑息性放疗解除或预防上述症状的发生;因肿瘤转移而出现的脑转移、骨转移或其他部位的转移灶的放疗。

(2)特点:一般采用单次剂量较大、次数较少的分割照射方式,总剂量一般是肿瘤根治量的2/3。姑息性放疗不是简单的推迟死亡,而是延长有效生命力。由于患者的全身状况差,在进行姑息性放疗的同时,还需全身支持疗法。有时姑息性放疗效果显著,再通过支持治疗及其他治疗方法的作用可使病情好转,进而可转为根治性放疗。

(二)放疗与其他方法的综合治疗

为了提高肿瘤的治疗效果,目前采用综合治疗的方法。综合治疗即根据患者的机体状况、肿瘤的病理类型、侵犯范围和发展趋势,合理地、有计划地综合应用现有治疗手段,以较大幅度地提高生存率和生活质量。有时一种疾病的治疗会采用手术、放疗、化疗等多种治疗手段,关键在于目的明确、手段合理、安排有序和因人而异。

1.放疗与手术的综合治疗

(1)术后放疗:术后放疗在恶性肿瘤治疗中相当普遍,几乎所有肿瘤手术后,凡有亚临床灶残留或肉眼残留均可接受术后放疗。对于生长局限、无远处转移、术后残留少(如镜下残留)、且周围组织可耐受高剂量照射的恶性肿瘤,术后放疗即可明显提高肿瘤的局部控制率,还能明显提高患者的生存率。但对于恶性程度高、早期易发生远处转移的恶性肿瘤,还需术后放疗和化疗联合使用,可望进一步提高肿瘤的局部控制率和患者的生存率。如肺癌、乳腺癌、直肠癌、胰腺癌等通过进行术后放疗和化疗联合使用,可降低肿瘤局部复发率,从而改善患者的生存率。

(2)术前放疗:术前放疗是肿瘤手术治疗的辅助手段,通过术前放疗,使一部分肿瘤缩小,达到降低分期的效果,使这部分不能手术切除的肿瘤变得可以手术切除。但单纯的术前放疗在临床开展并不广泛,主要是患者的选择、术前放疗的剂量、放疗和手术的间隔时间,以及手术并发症的增加等因素。目前应用较多的是术前放疗与化疗联合使用(称为新诱导治疗),这样可增加肿瘤的退缩率,从而增加手术的切除率,达到提高肿瘤局部控制率和患者生存率的目的。如食管癌、肺癌、宫颈癌、直肠癌及胰腺癌等,通过术前放疗及联用化疗,提高了肿瘤的切除率。

(3)术中放疗:术中放疗是利用术中直视的机会,尽可能避开正常组织和器官,对未切除肿瘤或残留肿瘤、肿瘤床和淋巴引流区,进行直接外放射。通过手术方式将所要照射的区域和需要保护的周围正常组织器官分开,将限光筒直接置入靶区,用加速器产生的电子线进行一次性大剂量的照射(剂量多为 $10\sim20$Gy)。其目的是最大限度杀死肿瘤和最大程度地保护正常组织。术中放疗主要应用于腹部胃肠道肿瘤,近年来术中放疗已开始应用于头、颈、胸腹和四肢等部位肿瘤。然而术中放疗需要外科医师的参与,过程较复杂,还涉及手术室区域的放射防护问题,因此术中放疗多作为外照射剂量增加的补充。

2.放疗与化疗的综合治疗

(1)目的:

①提高肿瘤局部控制:肿瘤局部控制是治愈肿瘤的重要因素之一,几乎全部脑胶质瘤、绝大部分头颈及妇科肿瘤、大多数肺癌、消化道和泌尿道肿瘤致死的主要原因之一是肿瘤局部控制率问题。提高肿瘤局部和区域性控制将会显著提高患者的生存率。

②降低远处转移:根据不同肿瘤的生物学特性,在放疗前、中、后不同时期使用化疗能消灭患者体内的亚临床病灶,进而降低远处转移率。对于一些被认为可能是全身性疾病局部表现的肿瘤,如淋巴瘤、小细胞肺癌、急性淋巴细胞白血病等,人们使用放疗对一些特殊部位,如化疗药物难以到达的区域,中枢神经系统等进行照射可降低该特殊部位肿瘤的出现,进而延长患者生存率。另外,对临床可见的肿瘤局部放疗可消灭耐药的细胞亚群,进而降低远处转移率。

③器官结构和功能的保存:应用放、化疗综合治疗,可使部分患者避免手术和因此所致的器官缺如、功能显著降低或丧失。如同步应用以连续静脉滴注氟尿嘧啶为基础的化疗加上放疗,可使 $75\%\sim80\%$ 无远处转移的肛管癌患者避免手术和因此所致的肛门功能的丧失。

(2)放疗与化疗综合治疗的理论基础:

①空间联合作用:放疗与化疗分别作用在同一疾病的不同病变部位,两种治疗方法间无相互作用。如化、放疗综合治疗儿童淋巴细胞白血病,化疗用于消灭全身疾病,放疗作用于药物所难以到达的脑等部位亚临床灶。再如放疗后辅助化疗,放疗控制肿瘤的局部病灶,化疗来消灭放射野外亚临床灶。

②化疗与放疗独立的肿瘤杀灭效应:这是最基本的化、放疗综合治疗模式,即化、放疗间肿瘤杀灭效应无交互作用,也无治疗不良反应重叠,使用全量化疗和放疗能产生肿瘤杀灭效应优于其中任一治疗方法。

③提高杀灭肿瘤的效应:此是化、放疗综合治疗的最主要目的。化、放疗综合治疗产生的疗效要高于两种治疗方法独立应用所产生的疗效之和。化疗药起着类似放射增敏剂的作用,例如:化疗药如紫杉醇改变了肿瘤中各细胞群的分布,使肿瘤细胞聚集在放射敏感期内即 G_2/M 期;化疗药如顺铂改变乏氧细胞的氧代谢;化疗药如丝裂霉素直接作用于乏氧细胞;化疗药抑制肿瘤细胞放疗后的修复,如顺铂等。

④正常组织的保护作用:放疗前应用诱导化疗,可使瘤体缩小,进而根据化疗后瘤体大小再给予较小射野放射,可有效保护正常组织或器官。

⑤阻止耐药肿瘤细胞亚群出现:相当多肿瘤细胞表现出对某一治疗方式耐受,而对另一治疗仍保持一定敏感的特征。

⑥降低放疗剂量:这是最根本的预防正常组织和器官急性和后期放射损伤的方法。

(3)放疗与化疗综合治疗方法:

①序贯疗法:即一种疗程完成后再给予另一疗程的治疗。具体形式是全程化疗-全程放疗,或全程放疗-全程化疗,优点是避开了两种治疗方法同步应用时的毒副作用增加,但治疗强度小,肿瘤杀灭效应低。

②同步治疗:即化疗的当日同步应用放疗。如放化→放→放化→放→放化,或放化→放化→放化。化疗与放疗同步治疗缩短了总疗程,减少了肿瘤治疗过程中加速再增殖可能性及肿瘤细胞亚群出现的概率,肿瘤的杀灭效应较强,但这也增加了正常组织治疗的毒副作用。

③交替治疗:将根治性放疗疗程分段,在每段期间穿插化疗,如化→放→化→放,或放→化→放→化。这种方法较同步治疗能降低治疗的毒副作用,但对治疗效果是否影响要进一步研究。

3.放疗与热疗综合

对一些较大的表浅病灶,估计单纯通过放疗疗效较差时,临床上常采用加热辅助治疗的方法。热疗可以杀灭对放射线不敏感的 S 期肿瘤细胞和乏氧细胞,并能降低肿瘤细胞对放射线的损伤修复,因此热疗能提高放疗的敏感性。

适宜的加热温度是 41.5~43℃。由于肿瘤细胞存在热耐受现象,实验结果又提示,每周 3 次加热并没有增加放射线对肿瘤的杀灭,相反却明显增加了对正常组织的损伤,所以国内外比较一致意见是每周加热 1~2 次。目前临床上一般是 41.5~43℃ 局部持续加热 30min,加热后 30min 内给予放疗。

肿瘤加热有局部加热和全身加热两大类,局部加热的方法有电磁波加热如微波、射频,以及非电磁波加热如超声波。由于全身加热目前还没有理想的治疗机,同时各组织的温度无法控制和监测,并且局部加热和全身加热一样能有效抑制肿瘤的生长,所以局部加热较全身加热应用更广泛。临床应用证明放射与热疗综合可以提高软组织肉瘤、浅表淋巴结转移癌、胸腹壁转移癌等治疗的疗效。

4.放射保护剂

对一些照射体积较大而正常组织无法很好保护时,临床上采用放射保护剂。它能选择性地对正常组织起保护作用,提高正常组织的耐受剂量而不影响到肿瘤的控制率。

目前最著名的是氨磷汀(阿米福汀,也称 WR-2721),氨磷汀在正常组织中具有较高的浓度,而在肿瘤中浓度很低,因而能对正常组织起到选择性保护。氨磷汀的保护作用几乎可以保护除了中枢神经系统以外的全部正常组织,却不保护肿瘤组织。临床研究表明,氨磷汀能提高正常组织对放射性损伤的耐受性。对头颈部肿瘤放疗的黏膜炎和口干,肺部放疗的放射性肺炎和食管炎,直肠癌放疗的直肠黏膜急性反应等,氨磷汀的保护作用已被临床证实。氨磷汀主要通过静脉滴注,由于氨磷汀用药后 15min 达到最高组织浓度,其分布和清除半衰期很短,所以药液需 15min 滴完,并必须在用药后 30min 内照射。但氨磷汀的主要毒副作用是低血压,因此氨磷汀在临床上尚没有广泛使用。

(三)运用先进的放疗技术,提高放疗的疗效

理想的肿瘤放疗是只照射肿瘤,而不照射肿瘤周围的正常组织。虽然至今还未达到这种目标,然而随着电子计算机技术的迅速发展,现已建立了肿瘤及其周围正常组织虚拟三维结构重建技术,改进了放射物理剂量的计算方法,使肿瘤放疗朝着理想化的目标前进。

立体适形放疗(3-DCRT)和束流调强放疗(IMRT)是当今肿瘤放疗最先进的技术,它将先进的计算机技术应用于成像、治疗计划设计、放疗实施和验证,使放射高剂量分布与肿瘤立体形态基本保持一致。由于肿瘤组织获得比常规放疗高得多的剂量,而正常组织的照射量显著减少,因此提高了肿瘤的局部控制率和无严重并发症的生存率。立体适形放疗使用多野同中心照射,各个放射野的几何形态必须和肿瘤在该射野视观的形态一致,在与射野线束垂直的平面上,放射强度是均匀的。束流调强放疗也是采用多野同中心照射,然而在每个放射野内的各部位,射线的强度是不一样的。IMRT 是 3-DCRT 的高级阶段,特别适合肿瘤形态不规则并与周围正常关键脏器互相交错的情况。

四、放疗并发症与预防

放疗过程中,放射线在杀伤肿瘤组织的同时,也会对正常组织产生影响,会产生放疗反应,严重时发生放疗并发症。

(一)头、颈放射治疗并发症

1.脑组织放射性反应

根据放射反应症状出现的时间,将脑放射损伤分为急性损伤、早期迟发损伤和晚期损伤。放疗的总剂量和单次放射剂量越高,放射性脑病发生率越高。急性期表现为脑水肿所致颅内压增高症状,晚期继发出现神经解剖学相关体征、癫痫症状。

预防:有条件者尽量采用立体照射、适形照射、近距离组织间照射等技术,最大程度减少正

常组织受量。早期可使用肠溶阿司匹林、尼莫地平等抗动脉硬化,使用抑制血小板聚集、扩张血管、增加脑血流量、改善脑组织缺氧的药物。每次放疗后给予20%甘露醇及激素治疗,预防脑水肿。

2.耳放射性反应

放疗是头颈部肿瘤特别是鼻咽癌治疗的主要手段,由于放疗的区域包括外耳、中耳及内耳,可造成由于外耳和中耳损伤导致的传导性听力损失以及由于耳蜗及听神经损伤引起的感音神经性听力损伤等。早期临床表现为耳痛、耳闷、平衡失调、对噪声异常敏感等。晚期临床表现为感音性或传导性或混合性耳聋。

预防:在鼻咽癌放疗时,应少用耳前耳后野同时照射,注意对内耳区应用低熔点挡铅进行保护,对于再次外照射要特别慎重,尽可能应用多野照射以减少内耳区照射。放疗期间可使用降低咽鼓管表面张力的药物,以保护血管内皮。放疗后患者应加强局部清洁,必要时可给予活血化瘀、改善局部血液循环的中药治疗。

3.眼睛和附属器放射性反应

眼睛对放射线很敏感,特别是幼儿。在眼睛的各种组织中,以晶体最敏感。因此在放射治疗眼球附近的眼附件肿瘤时,经常对眼及其附件组织产生不同程度的影响与损伤,从轻度的暂时性眼睑红斑到严重的视力完全丧失等一系列临床表现。

预防:在照射眼睑癌时,要放置铅罩以保护眼球,可有效地防止辐射性白内障的发生。鼻泪管受照射,要经常冲洗泪道,以防粘连阻塞。全眼球受照射者,治疗期间要覆盖患眼,涂刺激性小的抗生素眼膏(如金霉素眼膏等)。

4.鼻放射性反应

鼻咽癌放疗时,鼻腔和鼻窦不可避免地受到照射,由于放疗面颈联合野或耳前野可照射到鼻腔后1/3~1/2,当照射量达40Gy时即可出现鼻腔和鼻窦黏膜放射性反应,如黏膜充血、肿胀、糜烂出血及白膜形成,引起鼻甲与鼻中隔紧贴,加上鼻道充满黏稠脓性或脓血性分泌物致使窦口阻塞,从而导致鼻腔粘连、后鼻孔或鼻咽闭锁、鼻窦炎、萎缩性鼻炎等放疗后并发症。

预防:放疗期间,放疗前后进行鼻腔冲洗,放疗结束后继续坚持半年。鼻腔冲洗的方法为患者取坐位或站位,头稍前倾,胸前置小毛巾,清洁鼻孔,颌下放接水容器。患者将冲洗器一端放入温盐水或温开水内,连有冲洗头的另一端放入一侧鼻腔内,嘱患者用一手缓慢挤压冲洗球,冲洗液及鼻腔分泌物由另一侧鼻腔流出,每侧鼻腔冲洗液量100~200mL,两侧鼻腔交替进行,每日1~2次。冲洗时勿吸气、讲话、咳嗽,以免呛咳。

5.口腔放射性反应

放射治疗口腔和头颈部肿瘤,尤其是鼻咽、扁桃体、上颌、峡部、舌以及口底等癌症时,治疗剂量达到50~70Gy时,不可避免地出现口腔的放射性反应,尤以放射性口腔黏膜炎、放射性口腔干燥症、放射性龋齿、放射性骨坏死和放射性张口困难等常见。

预防:放疗前洁牙、修补龋齿,对不能修补的龋齿或残根要拔除。放疗期间用漱口液含漱,每天4~6次;保持良好的口腔卫生习惯,饭后漱口刷牙,刷牙时使用含氟牙膏。每天多饮水,达 2500mL 左右。少食糖类甜食,忌食辛辣食物,戒烟戒酒。放疗期间坚持张口锻炼。放疗后 3 年内不要拔牙,以防诱发骨髓炎。

(二)胸部放射治疗并发症

1.心脏放射性反应

常见于霍奇金病的斗篷野照射以及食管癌、贲门癌、乳腺癌、胸腺瘤、肺癌放射治疗后。心脏受照射的体积越大、总剂量越高,心脏放射并发症的发生率越高。治疗计划是否精确、照射技术是否合理,是诱发心脏放射性反应的重要因素。如果放疗合并应用多柔比星等蒽环类化疗药物,对心脏的放射损伤有相加作用。老年患者,患有冠心病、病毒性心肌炎、风湿性心脏病、高血压性心脏病者,对放疗的耐受性降低,更容易产生心脏的放射性并发症。另外,儿童期心脏受到照射,待成年后放射性心脏病的发生率明显增加。临床常表现为心电图异常、急性放射性心包炎、慢性放射性渗出性心包炎、全心炎、心肌病、冠状动脉疾病、放射性心瓣膜病和心脏传导异常。

预防:位于心脏附近的肿瘤,应采用多野照射,尽量避免对心脏的大面积高剂量照射。采取有效的体位固定技术,精确勾画出肿瘤大小、部位、范围,把心脏照射的剂量控制在耐受剂量的范围内。全纵隔照射时,若心脏照射面积超过 60%,则照射剂量不宜超过 45Gy。若照射淋巴瘤,一般遮挡左心室的 2/3,同时用糖皮质激素。对于纵隔巨大肿瘤,先予以化疗,待肿块缩小后再照射,以避免同时放、化疗而加重心脏的放射性损伤。放疗与多柔比星等化疗药物同时或序贯使用时,应适当调整剂量。

2.肺放射性反应

肺受照射的面积越大、剂量越大,越容易发生放射性肺损伤。肺部放疗如同时或先后照射肺门、纵隔,则发生放射性肺炎的可能性增大,这主要由于放疗引起肺门、纵隔内淋巴管狭窄或闭塞,引起肺部淋巴循环障碍所致。有人报道,二次胸部放疗放射性肺炎的发生率为首次放疗的 3 倍以上。放疗联合应用化疗药物,如博来霉素、甲氨蝶呤、丝裂霉素、平阳霉素、多柔比星、放线菌素 D、长春新碱等对放射性肺炎的发生有协同或相加作用。另外,老年人、未成年人,患有慢性支气管炎、肺气肿、心血管疾病的患者更容易发生放射性肺损伤。主要表现为急性放射性肺炎、胸膜反应与渗出性胸膜炎、广泛肺部炎症。

预防:感染是诱发急性放射性肺炎的重要因素,对有呼吸道感染者,应积极抗感染治疗。放疗期间,减少与博来霉素等增加放射性肺损伤发生概率的化疗药联合应用。严密观察患者病情变化,及早发现并发症,恰当处理。有报道他莫昔芬可增加放疗引起的肺纤维化,因此乳腺癌患者放疗时应慎用此药。

3.食管放射性反应

几乎所有食管癌放疗的患者都有不同程度的食管放射性损伤。放化疗同时进行会加重食管黏膜的放射性损伤。目前文献报道,同期放、化疗严重食管炎的发生率为 4%~16%。临床表现为食管气管瘘、食管纵隔炎、上消化道出血。

预防:食管癌的照射剂量不宜过高,大多数专家把食管癌的放射治疗剂量控制在 60~

70Gy。在放疗中和放疗后,应避免机械和化学性刺激,避免进食辛辣、过咸、过冷、过热及粗糙食物。嘱患者吃饭前后饮温开水。

(三)腹部放射治疗并发症

1.肝脏放射性反应

肝癌患者肝脏受照射剂量越高、照射体积越大、分割次数越少,损伤越重。肝硬化患者对放射线的耐受性低。同上放化疗,肝脏清除、降解化疗药物的能力下降,药物潴留体内,会增加化学毒性。另外,儿童、肝部分切除术后患者,对放疗耐受性低。

预防:放疗前肝功能异常及营养状况不良的患者要尽力给予纠正。酌情使用保肝药物及活血化瘀类中药,避免使用对肝脏损害的药物。肝炎症状轻微、肝功能轻度异常者,嘱其休息,进食高蛋白、高热量、高维生素、低脂肪类食物。对于有放射性肝损伤的患者,嘱其卧床休息,减少蛋白质摄入量。

2.胃放射性反应

胃属于放射相对敏感的组织,受到照射后即出现急性反应,高剂量照射后可能出现严重的后期反应。既往有溃疡史或曾行剖腹探查术者,放射治疗后容易发生胃后期放射性溃疡。急性期表现为厌食、恶心、呕吐及体重下降,严重者可出现胃出血、穿孔。

预防:降低分次剂量可有效地缓解急性反应所引起的恶心、呕吐等症状,必要时可应用止吐药。

3.直肠放射性反应

下腹部肿瘤放疗主要是宫颈癌和直肠癌的放射治疗,直肠是最容易受损伤的脏器,几乎100%的直肠都会发生组织学改变,并发生不同程度的放射性直肠炎。放射分次剂量增高,直肠后期反应的发生率会增加。放疗同期应用多柔比星或放线菌素 D,可增加后期反应。腹部及盆腔手术后会造成肠道不同程度的粘连,导致腹部及盆腔内的小肠处于固定状态,易致小肠放射性损伤。早期急性症状主要表现为大便次数增多和便急。

预防:放疗前应排除产生并发症的一些易发因素(如盆腔炎、贫血等)。进易消化、高营养食物,保持大便通畅,忌食刺激性及粗纤维食物。急性放射性肠炎患者可服用思密达,或应用思密达＋地塞米松＋庆大霉素＋温生理盐水保留灌肠。

4.肾脏放射性反应

肾脏本身及邻近的其他部位的肿瘤做放射治疗或全盆腔照射时,均可影响肾脏,主要表现为放射性肾炎。放疗和顺铂的联合治疗较单一治疗对肾脏的毒性大大增加。在肾脏照射后3~12个月后再次应用顺铂,肾脏毒性仍会明显增加。儿童、慢性肾小球肾炎、慢性肾盂肾炎患者,对放射耐受性低。

预防:行腹部肿瘤放疗时,尽可能保护肾脏,如肿瘤巨大无法避开两侧肾脏,放疗中应缩小放射野,儿童更应适当降低。急性放射性肾炎可采取卧床休息、减少饮食中的蛋白质、限制食盐及液体摄入等措施。

（四）盆腔放射治疗并发症

1.膀胱、尿道、输尿管放射性反应

有文献报道,盆腔肿瘤放射治疗时,膀胱、尿道、输尿管放射性损伤的发生率为 8%～10%。放化疗同步时,毒性会叠加。对接受放疗的患者,应避免与化疗同时进行。常见临床表现有放射性膀胱炎、膀胱纤维化、急性尿道炎、膀胱阴道瘘、尿道狭窄及输尿管梗阻等。

预防:膀胱、尿道、输尿管手术后应休息 4～6 周后再进行放疗。建议患者每次放疗前应注意多饮水,饮水量达 500mL 以上,使膀胱保持充盈状态。并嘱患者每日饮水 2000～3000mL,以促进排尿、冲洗尿道,并口服维生素 C 酸化尿液,预防尿路感染。

2.子宫和宫颈放射性反应

妇科恶性肿瘤的放疗可能导致女性子宫和宫颈的严重急、慢性损伤,从而影响生育、内分泌及性功能。照射面积越大,剂量越大,反应越重。临床主要表现为宫颈狭窄、宫腔积血、宫颈积脓、子宫和宫颈糜烂、子宫和宫颈坏死。

预防:放疗期间和放疗后需阴道冲洗,防感染、防粘连,冲洗坚持半年以上。为防止宫腔积血的发生,应保持宫颈口的通畅,放疗结束后应用少量雌、孕激素替代治疗,防止或减少子宫出血的发生。

3.外阴放射性反应

由于外阴皮肤放射耐受性低,易造成放射损伤。因此,单纯放射治疗不作为外阴癌治疗的首选,外阴很少出现严重放射性反应。

预防:照射期间保持外阴清洁、干燥,减少局部感染,保持局部干燥,避免摩擦,积极抗感染治疗。穿宽松、柔软、吸水性较好的内裤,每天用温水擦拭外阴 1 次,放疗过程中采取俯卧憋尿使膀胱充盈,避免粗纤维食物。外阴阴道口纤维化,应每日行阴道口扩张,以免狭窄。

4.阴道放射性反应

阴道放射性损伤在妇科肿瘤放疗中较常见。临床主要表现为放射性阴道炎、阴道直肠瘘。

预防:放疗期间每日阴道冲洗一次,腔内放疗完成后,应坚持阴道冲洗 3～6 个月,保持会阴部清洁卫生。放疗后可采用维生素 E 和雌激素阴道局部给药预防。

第六章　精神疾病护理

第一节　器质性精神障碍患者的护理

器质性精神障碍是一组由于脑部疾病或躯体疾病导致的精神障碍,可分为脑器质性精神障碍和躯体疾病所致精神障碍两大类。在临床实践中,通常将精神障碍区分为器质性和功能性两类,但这种区分只是相对和有条件的,随着科技水平的快速发展,各种检测手段的日益进步,原被认为是功能性的精神障碍,已发现有脑实质及超微结构方面的改变。

一、脑器质性精神障碍

在临床实践中,通常将精神障碍分为器质性和功能性两类。脑器质性精神障碍是由脑部已出现的明显病理形态和病理生理改变如变性、感染、创伤、肿瘤等引起的精神障碍。常见的综合征包括谵妄、痴呆、遗忘综合征、阿尔茨海默病及血管性痴呆等。

(一)谵妄

谵妄又称急性脑病综合征,是在意识障碍状态下表现为精神运动行为异常并伴有大量幻觉,临床症状常迅速波动,甚至在数分钟之内,意识水平降低,有定向障碍。患者意识水平在一天之内可有波动,往往傍晚或晚上加重,或者仅在晚上出现意识障碍。常有精神运动性兴奋,患者表现为兴奋不宁,或答非所问。有时喃喃自语,且思维不连贯。有幻觉或错觉,尤以幻视较多见。错觉和幻觉内容多为恐怖性或迫害性。患者可有攻击或逃避遐想的敌人而产生冲动行为,毁物、伤人或自伤,或越窗逃走,造成意外事故。

凡可以引起昏迷的原因都可能引起谵妄状态,精神科常见的原因包括:抗精神病药物或抗抑郁药物过量、慢性酒精中毒、病毒性脑炎、精神运动性癫痫。

1.谵妄的症状特点

前驱症状:迷惑、激越、对光线和声音过敏。

(1)谵妄本身的特点:

①意识损害:意识水平波动,常是夜间加重。

②心境改变:患者可表现焦虑、迷惑、激越和抑郁,伴有情绪不稳定。

③知觉异常:可以发生短暂的错觉和视、听、触幻觉。

④认知损害:时间和地点定向力障碍,注意力涣散,学习新知识、识记、保持、回忆等均可受

损,还可以发生语言障碍。

(2)临床症状:昼轻夜重的波动性也是谵妄的重要特征之一。

①一些患者的谵妄症状仅于夜间出现,白天清醒时间缩短,呈现困倦和嗜睡,而在夜间则见清醒,出现兴奋躁动,或激动不安。因此,患者睡眠-觉醒节律被打乱,甚至颠倒。

②谵妄一般可持续数小时或数天,也可持续数周。其程度轻重及波动性常取决于原发病。若病情未予控制,则可继以昏迷,甚至死亡,或残留遗忘、痴呆。

2.谵妄的临床分期

(1)第1阶段:患者表现为不安和话多,对时间和空间有扭曲感,回忆有困难,可能有牵连观念,对视觉、听觉的刺激敏感度增加,情绪的变化由高昂到困惑不安,失眠或睡眠时间昼夜颠倒且伴有做梦或做噩梦。

(2)第2阶段:患者说话不连贯或模糊不清,注意力受损,显出对时间、空间、人物的定向力障碍。对环境的错误解释明显,活动过度、情绪不安。假如病理根源未除,则患者会进入第3阶段。

(3)第3阶段:患者持续过度活动,且这些活动变得毫无目的。语言条理性差,呈现整体性的定向力、记忆力障碍及容易分心。出现幻觉、妄想。情绪显现抑郁和恐惧。

(4)第4阶段:患者在极度谵妄状态下,可能显出激动或呆僵,此时患者与环境之间已无有意义的关系。

3.谵妄的治疗原则

(1)常规治疗:寻找原发病因,进行病因治疗如控制感染等、支持治疗,预防并发症,尽量不要限制或约束患者。

(2)药物治疗:尽量单药治疗,特别是老年人应避免多种药物联合应用,小剂量开始,较少抗胆碱药物使用,尽快停药,停药后继续非药物干预。

(3)其他对症及支持性治疗:如输液、维持电解质平衡、适当给予维生素及营养,可预防衰竭。

(二)痴呆

痴呆是指较严重的、持续的认知障碍。临床上以缓慢出现的智能减退为主要特征,伴有不同程度的人格改变,而没有意识障碍。多起病缓慢,病程较长,故又称为慢性脑综合征。痴呆主要发生于老年期。

1.痴呆的常见病因

(1)阿尔茨海默病(AD):在65岁以前发生的痴呆和65岁以后发生的痴呆其病理改变均相似,故统称Alzheimer型,是老年期痴呆中最常见的。

(2)血管型痴呆(VD):系指脑血管病变所致痴呆,多发性脑梗死性痴呆是其中一部分。

(3)其他原因引起的痴呆:如路易体病、帕金森病、脑肿瘤、感染、中毒、酒精依赖或代谢病等。

2.痴呆的临床表现

痴呆大多缓慢起病,其临床表现主要包括认知功能缺损、非认知性精神神经症状和社会生活功能减退。

(1)痴呆的发生多缓慢隐匿。记忆减退是主要的核心症状。早期出现近记忆障碍,学习新事物的能力明显减退,严重者甚至找不到回家的路。随着病情的进一步发展,远期记忆也受损。思维缓慢、贫乏,对一般事物的理解力和判断力越来越差,注意力日渐受损,可出现时间、地点和人物定向障碍,有时出现不能写字,不能识别人物。

(2)痴呆的另一个早期症状是学习新知识、掌握新技能的能力下降。其抽象思维、概括、综合分析和判断能力进行性减退。记忆和判断的受损可出现定向障碍,患者丧失时间、地点、人物甚至自身的辨认能力,故常昼夜不分、不识归途或无目的漫游。

(3)情绪方面,患者早期可出现情绪不稳,在疾病演进中逐渐变性淡漠及迟钝。有时情感失去控制能力,变得浮浅而多变。表现为焦虑不安,抑郁消极,或无动于衷,或勃然大怒,易哭易笑,不能自制。

(4)部分患者可首先出现人格改变。通常表现为兴趣减少、主动性差、社会性退缩,但亦可表现为脱抑制行为,如冲动、幼稚行为等。患者的社会功能受损,对自己熟悉的工作不能完成。晚期生活不能自理,运动功能逐渐丧失,甚至穿衣、洗澡、进食及大小便均需他人协助,甚至出现躁狂,幻觉等。

3.痴呆的治疗原则

痴呆主要的治疗方法仍然是对症治疗:对行为障碍的治疗、调整环境以维持患者的功能状态,以及提供安全问题相关的咨询。未来有可能出现有疾病特异性、有希望改变病情的治疗。

(1)应明确病因,针对病因治疗。如为神经变性病所致,治疗尚无特效药,以改善认知和对症治疗为主。虽然部分益智药(如胆碱酯酶抑制药)短期内能改善患者接受新事物的能力,延缓痴呆的进一步加重,但其长期疗效仍有待观察。

(2)抗精神病药物可用于对抗精神病性症状、激越行为或攻击行为。抗抑郁药可用于痴呆伴抑郁的患者,有助于改善痴呆综合征。但必须注意,三环类药物的抗胆碱不良反应可加重认知功能的损害。可考虑选择性 5-羟色胺再摄取抑制药,如氟西汀、帕罗西汀、西酞普兰、舍曲林,伴神经疼痛者可选用度洛西汀。苯二氮䓬类虽可控制痴呆者的行为问题,但因可引起跌倒和药物依赖,使用应特别谨慎。

(3)除了药物治疗以外,生活护理康复非常重要,应加强营养支持,防止肺炎发生。

(三)遗忘综合征

遗忘综合征又名柯萨可夫综合征,是由脑器质性病理改变所导致的一种选择性或局灶性认知功能障碍,以近记忆障碍为主要特征,无意识障碍,智能相对完好。

长期大量饮酒导致酒中毒,酒中毒引起 B 族维生素缺乏,造成间脑和边缘颞结构损害,如乳头、海马、穹窿、视丘内背侧核群等。但胃癌及严重营养不良所致维生素 B_1 缺乏亦可导致本症。其他原因有脑外伤、外科手术、血管性病变(海马区梗死)、缺氧、一氧化碳中毒、脑室肿瘤、单纯疱疹病毒性脑炎及服用镇静催眠药、抗癫痫药等。

1.遗忘综合征的临床表现

(1)近事记忆障碍,特别是近期接触过的人名、地名和数字最易遗忘,为了弥补这些记忆缺陷,常产生错构和虚构。

(2)意识清晰,其他认知功能仍可保持完好,常可伴有情感迟钝和缺乏主动性。

(3)严重记忆缺损的患者常有定向障碍,特别是对时间、地点定向不能辨别,但罕见有自我定向障碍。

(4)患者学习新知识的能力明显下降,亦难以回忆新知识,明显影响社交和职业能力。

2.遗忘综合征的治疗

一旦诊断为遗忘综合征,应立即给予治疗。最主要的治疗方法是通过静脉给药或肌内注射给予维生素 B_1,后续可给予口服补充维生素 B_1,疗程 3～12 个月,同时合理给予营养、平衡水电解质,患者症状可获得明显缓解。但对大脑造成的损害并由此引起的遗忘有时并不能完全恢复。

(四)阿尔茨海默病

阿尔茨海默病(AD)是一种起病隐匿的进行性发展的神经系统退行性疾病。临床上以记忆障碍、失语、失用、失认、视空间技能损害、执行功能障碍及人格和行为改变等全面性痴呆表现为特征,病因迄今未明。65 岁以前发病者称早老性痴呆;65 岁以后发病者称老年性痴呆。

该病可能是一组异质性疾病,在多种因素(包括生物和社会心理因素)的作用下才发病。

从目前研究来看,该病的可能因素和假说多达 30 余种,如家族史、女性、头部外伤、低教育水平、甲状腺病、母亲育龄过高或过低和病毒感染等,以及丧偶、独居、经济困难、生活颠簸等社会心理因素可成为发病诱因。

1.阿尔茨海默病的临床表现

阿尔茨海默病的临床表现见表 6-1。

表 6-1　阿尔茨海默病各阶段症状

阶段与分期	症状	家属反应
第一阶段 初期混乱	近期记忆力丧失、到不熟悉的地方容易迷失或觉得混乱、开车时的反应变慢、注意力无法集中、无法适当表达心中想说的话、学习新事物能力下降,社交性活动减少,变得易怒、焦虑不安、情绪不稳	多不易发现患者真正问题,只觉得患者的个性有些改变,宁可认为是精神疾病,而不愿意接受是阿尔茨海默病
第二阶段 晚期混乱	因为健忘,时常爽约,工作效率变差;因完全丧失近期记忆力,而不愿与人交谈。不能再处理个人的金钱,而且对事情无法下决定、拒绝他人协助、否认自己的困难、退缩、不愿参与社交活动	觉得挫折不堪、自己也是受害者,但又投诉无门,变得非常的焦虑
第三阶段 初期失智症	意识更加混乱、忘记亲戚朋友的名字、无法使用正确的字句表达、说话变得文不对题。此外对于突发事件的判断力困难,放弃开车;表现为不安全感,变得多疑、妄想、躁动不安、忽好忽坏情绪起伏极大。有些患者开始失眠或夜间游走	需给予日常生活协助,如将衣物准备好,此时并不表示患者不能自行穿衣;开始求医,首次听到阿尔茨海默病诊断,不愿意接受现实

阶段与分期	症状	家属反应
第四阶段 中期失智症	最大改变是患者自我照顾能力减弱,需要协助的部分越来越多;个人卫生差、大小便失禁、用错字句、无法命名东西、语言的功能渐渐退化、变得更容易激动、妄想多疑,甚至有幻觉、害怕睡觉、出现重复性的行为	无助,送患者四处求诊、无法接受阿尔茨海默病诊断、觉得患者非自己所认识的人,造成严重经济和精神的负担,开始接受这个疾病,并寻求相关的资料
第五阶段 晚期失智症	最后一个阶段,又称为无尽的死亡或难说的再见。丧失协调力和咀嚼吞咽力、大小便失禁、完全丧失语言功能、无法沟通,可能出现抽搐、肺炎、感染、丧失活动力、变成木僵。常常死于多发性的感染	仍是极大的生理、心理和经济上的负担,但心理上多已经接受这个诊断,且对这个疾病的进展有所了解,可尽力照顾患者到死亡。患者的死亡对主要照顾者(家属)通常是一种解脱

2.阿尔茨海默病的治疗

目前还没有一种方法可以根治阿尔茨海默病,只能通过干预治疗以缓解或延迟其发病,或改善精神与行为异常。

(1)用于治疗阿尔茨海默病的基本症状、减慢阿尔茨海默病进展速度的胆碱酯酶抑制药及胆碱能受体激动药:如盐酸多奈哌齐、石杉碱甲片(双益平)、加兰他敏氢溴酸盐、重酒石酸卡巴拉汀等。

(2)谷氨酸受体拮抗药:如美金刚等。

(3)神经生长因子及其增强药。

(4)脑细胞代谢激活药:如尼麦角林、双氢麦角碱、吡拉西坦、茴拉西坦和奥拉西坦等。

(5)钙离子拮抗药:如尼莫地平等。

(6)抗氧化剂:如司来吉兰、维生素 E 等。

(7)他汀类降胆固醇药物:如阿托伐他汀。

(8)其他:非甾体类消炎药、雌激素、5-羟色胺 3 受体拮抗药、促肾上腺皮质激素释放因子、中医药等。

(五)血管性痴呆

血管性痴呆指由缺血性卒中、出血性卒中及造成记忆、认知和行为等脑区低灌注的脑血管疾病所致的严重认知功能障碍综合征。我国血管性痴呆的患病率为 1.1%～3.0%,年发病率为(5～9)/1000。高龄、吸烟、痴呆家族史、复发性卒中史和低血压者等易患血管性痴呆。

血管性痴呆的发生有明显的脑血管疾病基础,发病的危险因素主要有高血压、糖尿病、高脂血症、心房颤动、肥胖、吸烟、男性及老年等。预防血管性痴呆应主要预防脑血管疾病的发生,养成良好的饮食习惯,适当运动,积极预防高血压、糖尿病和高血脂等。

1.血管性痴呆的临床表现

(1)早期,除有主动性下降及轻度记忆力下降外,无明显痴呆表现。早期特征性症状是躯体不适感,以头痛、头晕、肢体麻木、失眠或嗜睡、乏力和耳鸣较多见。此外,患者注意力不易集中,情绪易于激动,自我克制力减弱,情感脆弱及轻度抑郁。

(2)晚期可出现强制性哭笑或情感淡漠及严重痴呆。部分患者可出现感知障碍及思维障碍,亦可有各种幻想,如关系妄想、被害幻想、嫉妒妄想等。多数患者可有神经系统体征,不同部位的脑出血或脑梗死有不同的神经系统体征,如偏瘫、失用、失认、共济失调及阳性锥体束征等。

2.血管性痴呆的治疗

(1)针对高血压及动脉硬化进行有关内科处理。脑卒中急性期的治疗,应根据卒中的类型采取适当的抗凝、扩血管、止血等治疗;降低颅内压;其他支持疗法及防治各种并发症。

(2)对符合外科手术指征者应及时进行手术治疗。脑缺损功能的康复治疗亦十分重要,应尽早进行肢体被动活动、主动运动和各种功能康复的训练及治疗(如语言功能、认知功能等)。

(3)使用脑代谢药、脑血管扩张药及促进神经递质功能药。氢化麦角碱片可用于治疗认知功能损害,能促进脑细胞代谢,继发增加脑血流量。常用的其他脑代谢药、脑血管扩张药及促进神经递质功能药,如吡拉西坦(脑复康)、吡硫醇(脑复新)、罂粟碱、银杏叶制剂、盐酸氟桂利嗪(西比灵)、尼莫地平及脑活素等,可选用其中1种或2种药物。精神症状较明显时,可使用小剂量的抗精神病药如喹硫平、奋乃静等治疗,症状一旦能够控制,即可停药。

(六)护理评估

通过交谈、观察、体格检查,并结合相应的辅助检查,从生理、心理和社会等方面对患者进行全面评估。

1.生理评估

(1)一般情况:生命体征、食欲、大小便及睡眠状况等。

(2)神经系统状况:如有无意识障碍、感觉障碍及偏瘫、失语等。

(3)自我照顾能力:如进食、沐浴、穿衣、如厕等方面是否需要帮助。

(4)实验室及其他辅助检查:检验、电生理检查,以及脑电图、CT、MRI等检查,可帮助判断疾病的性质和严重程度。

2.心理评估

(1)认知活动:

①患者有无知觉的改变,如出现幻听、幻视等症状。

②患者有无思维内容障碍及思维过程方面的改变。

③患者有无智力与记忆损害,如遗忘、错构、虚构。

④患者有无注意力减退和定向力障碍。

(2)情感活动:

①患者有无焦虑、抑郁、紧张、恐惧不安等情绪。

②患者有无兴奋、吵闹、易激惹和不稳情绪。

(3)人格特征:

①患者有无人格不成熟或缺陷,如经受不住失败与挫折、容易冲动、反社会倾向等。

②患者是否缺乏自信及决策能力,自卑感强烈而隐蔽,内心孤独、退缩、不合群、冷酷、仇恨及缺乏爱心等。

3.社会评估

(1)患者目前症状对其工作能力、人际关系、日常生活能力有无影响。

(2)患者家属是否正确认识疾病对患者行为的影响,能否为患者提供关心、帮助及支持。

(七)护理诊断/护理问题

1.营养失调(低于机体需要量)

营养失调与摄入不足、感染等有关。

2.睡眠形态紊乱

睡眠形态紊乱与意识障碍、感觉障碍、精神障碍有关。

3.有暴力行为的危险

有暴力行为的危险与兴奋、躁动、幻觉等精神症状有关。

4.有受伤的危险

有受伤的危险与意识障碍、感觉障碍或精神障碍有关。

5.急性意识障碍

急性意识障碍与各种脑器质性疾病所致脑组织损害有关。

6.生活自理缺陷

生活自理缺陷与意识障碍或精神障碍、运动障碍等有关。

7.社交障碍

社交障碍与思维过程改变、认知功能下降等有关。

(八)护理目标

(1)饮食量增加,基本能满足机体代谢的需要。

(2)患者的睡眠质量得到改善。

(3)患者能有效处理和控制情绪和行为,未发生暴力冲动行为。

(4)患者没有受伤,并能述说如何预防受伤。

(5)患者的意识障碍逐渐好转。

(6)患者生活能基本处理或经协助完成,能最大限度地参与肢体锻炼及康复训练。

(7)患者能保持和提高一定的社交技能,能与周围相关人员进行沟通。

(九)护理措施

1.生活护理和安全护理

(1)病情观察:生命体征的变化与脑部疾病的关系十分密切,应密切监测。观察两侧瞳孔的大小是否正常,是否等大、同圆,对光反应是否正常。此外,意识障碍的程度是提示颅内疾病轻重程度的重要指标,要随时注意意识状态的变化。

(2)饮食护理:在病情许可下尽量照顾患者的饮食偏好,提供患者喜欢的食物以增进食欲;

对于意识不清、烦躁不安、自理能力下降者可协助喂食,必要时给予鼻饲或静脉营养支持,维持机体营养及水、电解质平衡。

(3)睡眠护理:指导患者建立规律的作息习惯,如在常规时间内安排治疗或活动;改善患者睡眠环境,如保持宁静、舒适、光线适中、空气清新;指导患者睡前不宜太饿或太饱,不宜大量饮水;睡前给患者按摩、温水泡脚、听音乐等方式消除其紧张情绪。

(4)排泄护理:观察患者的排泄情况,防止尿潴留和肠梗阻。对随时随地便溺者,定时带患者到指定的地点如厕,训练其养成定时排泄习惯;对二便失禁患者要及时更换衣裤;嘱咐尿潴留患者平时要多饮水,有尿意排出困难时,采取诱导排尿或遵医嘱给予导尿;嘱咐便秘者平时要多食纤维食物和蔬菜水果,训练患者养成排便规律,必要时给予灌肠。

(5)个人卫生护理:加强患者的口腔护理、皮肤护理,保持床单位的清洁、干燥、舒适。对有认知障碍者,应定时带其到卫生间,帮助患者识记卫生的标志与位置,训练患者规律的排便习惯;对长期卧床者,应定时提供便器,使其逐渐适应床上排便。

(6)安全护理:为患者提供安全的治疗环境,对意识障碍、重度痴呆、癫痫发作患者及年老患者,应设专人护理。对长期卧床的患者,应安装床挡或适当给予保护性约束,防止坠床。对意识模糊、行走不便及反应迟钝的患者,可适当限制其活动范围,活动时需有人陪伴。加强危险物品的管理,减少环境中对患者有潜在危险的因素,清除环境中的障碍物。

2.心理护理

(1)建立治疗性护患关系:尊重理解患者,协助患者维护尊严,加强护患间的沟通与交流,帮助患者正确认识和接纳疾病带来的影响,鼓励患者积极表达自己的想法,调动患者积极情绪,同时促进患者的安全感。在此基础上,鼓励患者参加有益的活动(绘画、下棋、听音乐等娱乐活动),耐心帮助患者建立治疗的信心。

(2)对于认知障碍患者:尊重、理解患者,主动、耐心地倾听患者诉说,了解、分析患者的所需所想;每天可重复带领患者熟悉环境、认识亲人,反复强化,以增强记忆;患者随身要有介绍卡(包括患者姓名、年龄、家庭住址、联系人及电话号码、病情简介等),以保证患者走失后能有效地与亲属联系。

(3)谵妄状态的护理:处于谵妄状态的患者,对周围环境的认知功能差,在幻觉、错觉及妄想的影响下,患者可表现为情绪激动、恐惧,还可能因此而产生冲动或逃避的行为,从而导致自伤伤人的后果。为了防止发生意外,应有专人护理,随时注意加强防范,如病床要加床挡,控制患者的活动范围,病室内的设施要简单。当患者激动不安时,护士应该陪伴在患者的床边,耐心地予以安慰,帮助其稳定情绪。必要时可以用约束带暂时给予保护,按照医嘱给予镇静剂协助患者安静。

(4)对于癫痫患者:应由专人护理,并做好基础护理,保证患者的安全。注意观察,出现先兆症状时让患者立即平卧,避免摔伤。抽搐发作时,保持呼吸道通畅,迅速将牙垫放入患者的口腔内上、下齿之间,防止抽搐时咬破唇舌。松解衣领和裤带,适当保护下颌和四肢,防止肢体过度伸张时导致关节脱臼。但注意不要用力按压,防止发生骨折。抽搐停止后,将头转向一侧,以防口腔分泌物被吸入气管内。发作终止后,应让患者卧床休息,专人守护,观察其意识恢复情况,防止出现癫痫持续状态。对发作后意识朦胧、兴奋躁动的患者,需注意保护,防止摔伤。

(5)幻觉妄想症状的护理:了解患者的幻觉、妄想内容,予以解释和劝导,并将其与被怀疑的对象隔离开。如有暴力行为或自杀行动倾向者应设立专人护理,及时给予保护性约束或药物控制,防止患者冲动性的自伤或伤人事件的发生。

3.社会支持

(1)提高患者应对能力:指导患者正确处理有关的社会矛盾和生活事件,尽量避免有害的应激原造成对自身的不良影响,协助患者维护身心平衡。

(2)保持患者社会功能:与患者、家属一起制订可行性康复目标,使患者尽快适应病后所需的生活方式;鼓励患者与社会接触,最大限度地保持社会功能。

(3)疾病知识宣教:告知患者及其家属疾病相关知识,以及本病与脑器质性病变的关系。为家属提供照顾患者的必要知识和技术指导,如识别疾病发展特征,明确早期治疗的好处及延误治疗的危害;了解患者所服药物的名称、剂量、服药方法及药物常见不良反应的简单处理;帮助患者建立健康生活模式,保持生活规律,减少诱发因素等。

二、躯体疾病所致精神障碍

(一)病因及发病机制

躯体疾病所致的精神障碍是指由躯体的中毒感染、重要的脏器疾病、内分泌疾病、代谢性疾病及结缔组织疾病等造成躯体血流动力学改变、水电解质平衡紊乱、代谢障碍等,从而造成中枢神经系统功能紊乱所导致的精神障碍。此外,饥饿、疲劳、外科手术所致精神障碍也归属于躯体疾病所致精神障碍的范围。

1.病因

常常与各种躯体感染、内脏器官疾病、内分泌疾病和代谢疾病、免疫系统疾病有关。相关的因素还包括年龄(婴幼儿和老年人的发生率比较高);个人体质;曾经有过脑外伤、精神疾病的患者发病率更高;病前的人格特点;社会因素:如应激、长期的心理矛盾、环境的拥挤嘈杂、空气污染等都可能削弱个体心理承受能力。

2.发病机制

各种躯体疾病造成患者中枢系统功能紊乱,进而出现精神症状:代谢障碍、中枢神经系统缺氧、毒性物质作用于中枢神经系统、机体水和电解质代谢紊乱、酸碱平衡失调、神经生化改变造成中枢神经系统功能紊乱、躯体对各种外源性有害因素的应激反应。特别注意的是情绪因素对躯体疾病产生精神障碍的作用。

(二)分类

1.躯体感染所致精神障碍

细菌、病毒、真菌、螺旋体、寄生虫等。

2.内脏器官疾病所致精神障碍

心、肺、肝、肾等主要内脏器官疾病造成器官结构和功能紊乱,产生精神障碍。

3.内分泌疾病和代谢性疾病所致精神障碍

甲状腺功能亢进、甲状腺功能减退、慢性肾上腺皮质功能减退等。

4.免疫系统疾病所致精神障碍

系统性红斑狼疮。

(三)临床表现

1.急性脑综合征

其特点是起病较急,以意识障碍为主要表现,其余的症状均在此基础上发生,常常在意识清晰度改变的情况下,出现错觉、幻觉、思维不连贯、瞬时记忆和近事记忆受损、定向障碍、情感异常等,并伴有不协调的精神运动性兴奋。

2.慢性脑综合征

慢性脑综合征是由慢性躯体性疾病所引起的,或发生于严重躯体疾病之后的,或是由急性脑综合征迁延而来的一组精神障碍综合征的总称。缓慢发病,病程迁延和不伴有意识障碍,主要表现为智能障碍、人格改变、遗忘综合征。它还可以抑郁综合征、躁狂综合征、精神分裂综合征、各种焦虑及相关障碍(如焦虑、强迫、疑病、癔症样表现等)为其主要的表现形式。

(四)治疗原则

1.病因治疗

将躯体疾病作为精神障碍产生原因的情况下针对躯体疾病的治疗,也就是对症治疗。

2.支持治疗

保证营养,维持水、电解质和酸碱平衡,改善中枢神经系统循环和代谢等。

3.控制精神症状

如抗抑郁、抗躁狂、治疗精神病。

4.加强对躯体疾病和精神症状的护理

如防自杀、防冲动伤人或毁物、防走失、保暖、清洁及消除紧张恐惧情绪。

(五)护理评估

通过询问、观察、体格检查、实验室及其他辅助检查进行评估,评估内容与脑器质性精神障碍类似,重点是对躯体疾病的严重程度及诱因的评估。

1.生理评估

(1)既往健康状况:包括患病史(如慢性阻塞性肺病、慢性肝病、糖尿病、慢性肾病等)、家庭史、药物过敏史及诱因(如感染、创伤、劳累、某些药物的不当使用和饮食不当等)。

(2)一般状况:生命体征情况、营养状况、进食情况、排泄和睡眠状况等。

(3)躯体疾病:起病缓急,早期症状的表现,与精神症状之间的关系,发展规律和演变过程等。如躯体感染所致的精神障碍患者,着重收集患者体温变化情况;检查患者有无因不能正常进食和饮水而致体力消耗、营养缺乏和脱水、衰竭、能量供应不足等体征;内脏器官疾病所致的精神障碍,着重收集患者重要内脏器官心、肺、肝、肾等病变影响机体循环、代谢障碍、水与电解质紊乱和酸碱不平衡的生理功能情况等。

(4)自我照顾能力:如进食、沐浴、穿衣、如厕等方面是否需要帮助。

(5)实验室及其他辅助检查:检验、电生理检查、脑电图、CT 和 MRI 等检查,以帮助判断疾病的性质和严重程度。

2.心理-社会评估

(1)心理功能:患者的定向力、记忆力、注意力、理解力和判断力等有无障碍及程度。

(2)精神症状:患者的注意力、智能及自知力,有无幻觉、妄想等症状。

(3)社会状况:患者家庭支持系统及经济状况,家庭对疾病的认识及对患者的应对态度、可利用的家庭外资源等。

(六)护理诊断/护理问题

1.体温过高

与躯体感染有关。

2.营养失调(低于机体需要量)

与发热、摄入不足、感染等有关。

3.睡眠形态紊乱

与躯体疾病所致的情绪障碍有关。

4.意识障碍

与躯体疾病引起脑组织缺氧、代谢障碍等所致脑组织损害有关。

5.有受伤的危险

与定向障碍、幻觉等有关。

6.有暴力行为的危险

与兴奋、躁动、幻觉等精神症状有关。

7.生活自理缺陷

与意识障碍或精神障碍、运动障碍等有关。

8.社会支持缺乏

与家属对疾病知识不了解等有关。

(七)护理目标

(1)患者体温恢复正常,营养状况和睡眠状况好转。

(2)患者能增加摄入食物的品种和数量,营养状况好转。

(3)患者意识恢复或意识障碍不继续加重。

(4)患者能够减少或不发生自伤或伤人的事件。

(5)患者维护健康能力提高,能进行良好的自我照顾。

（6）家属能正确看待患者，为患者提供适宜的照顾。

（八）护理措施

1.生活护理

（1）病情观察：加强对患者躯体疾病的观察，包括生命体征、意识状态、缺氧程度等，避免和预防诱发因素，保持呼吸道通畅。

（2）饮食护理：结合原发性疾病，提供易消化、营养丰富的饮食，注意水的摄入，对吞咽困难的患者可通过静脉输液或鼻饲保证患者营养需求。

（3）睡眠护理：创造良好的睡眠环境，改善患者睡眠环境，如保持宁静、舒适、光线适中、空气清新，减少不必要的护理操作及干扰患者的外界因素，指导患者睡前不宜过于兴奋或多次排泄而影响睡眠质量，指导患者采用协助睡眠的辅助方法，密切观察和记录患者睡眠情况和失眠表现。

（4）排泄护理：观察患者的排泄情况，保持二便通畅。对二便失禁患者要更换衣裤；嘱咐尿潴留患者平时要多饮水，排尿困难时，采取诱导排尿或遵医嘱导尿；嘱咐便秘者平时要多食纤维食物，多食蔬菜水果，训练患者排便规律，必要时给予灌肠。

（5）个人卫生护理：做好晨晚间护理，定期沐浴、更衣，保持个人卫生，防止并发症的发生。

2.心理护理

与患者建立治疗性人际关系，主动发现其身心需要并及时采取措施，尽可能地给予满足。减轻或去除由精神障碍及躯体疾病所致感知改变的相关心理因素。对因注意力分散而感知减弱的患者，应加强对患者的体检和观察，增加询问患者疼痛、不适等感知。因注意过于集中、感知及思维障碍而夸大或歪曲感知的患者，在护理时应分散其注意力，如安排适当的作业劳动、娱乐活动等。对患者及照顾者进行健康教育和指导，包括相关的精神障碍表现、治疗和护理，患者应如何正确对待疾病，照顾者如何做好患者的心理护理等。

3.社会支持

指导家属学习和掌握照顾患者的必要知识和技术指导，如识别疾病早期症状，掌握复发先兆；了解患者所服药物的名称、剂量、服药方法及药物常见不良反应的简单处理；帮助患者建立健康生活模式，为其创造恢复健康的良好环境。

第二节　精神分裂症患者的护理

精神分裂症是一组病因未明的重性精神病，多在青壮年缓慢或亚急性起病，临床上往往表现为症状各异的综合征，涉及感知觉、思维、情感和行为等多方面的障碍以及精神活动的不协调。患者一般意识清楚，智能基本正常，但部分患者在疾病过程中会出现认知功能的损害。其临床症状具有反复发作、慢性衰退的特点。精神分裂症在成年人口中的终生患病率为1%左右，该病预后不良，约2/3患者长期存在阴性症状和认知缺陷，社会功能损害明显，精神残疾率高，被认为是导致伤残和影响寿命的前十大疾病之一。目前，在早期诊断与预防难以实现的情况下,重视预防症状复发,防止精神活动衰退,提高治疗依从性,促进功能康复和回归社会是治疗精神分裂症的最主要目标。

一、临床特征

1.一般特点

(1)精神症状:精神分裂症可以出现大多数精神症状,常见症状可涉及"知、情、意"三方面,如幻觉、妄想、言行紊乱、阴性症状等,但常见症状不一定是具有诊断特异性的症状,在其他精神障碍也可能见到,如双相情感障碍、脑器质性精神障碍。Schneider 提出一级症状:①思维化声;②争论性幻听;③评论性幻听;④思维被夺;⑤躯体被动体验;⑥思维被插入;⑦思维被广播;⑧情感被动体验;⑨冲动被动体验;⑩妄想知觉;⑪思维阻塞。一级症状具有较高的诊断特异性,是症状学标准的框架。Bleuler 提出精神分裂症核心症状包括联想障碍、情感淡漠、自闭、矛盾意向,出现在所有精神分裂症患者及各个阶段,描述了精神分裂症的"本质特征",但临床认证较难。20 世纪 80 年代初,Crow 提出精神分裂症生物异质件的观点,将精神分裂症按阳性、阴性症状群进行分型。阳性症状指精神功能的异常或亢进,包括幻觉、妄想、怪异的行为紊乱。阴性症状指精神功能的减退或缺失,包括情感平淡、言语贫乏、意志缺乏、无快感体验和注意缺陷等。目前对临床症状的认识,从过去只重视阳性症状,现转为全面关注精神分裂症的五维症状,即阳性症状、阴性症状、认知功能损害症状、情感症状和攻击性症状。认知功能损害和阴性症状是直接影响患者功能性结局的核心症状。

(2)躯体症状:精神分裂症患者由于疾病的影响,缺乏良好的自我照顾和健康的生活方式,同时由于长期服用精神药物,很多患者存在躯体症状,如出现头晕、头痛、心慌、出汗、肌张力改变、便秘及尿频等。近年来越来越多的研究证据表明,精神分裂症患者的期望寿命缩短,死亡年龄早于普通人群。

2.精神分裂症不同亚型的特点

(1)偏执型:又称妄想型,是精神分裂症中最常见的一个亚型,多在青壮年和中年起病,起病缓慢或呈亚急性,病初敏感多疑,逐渐发展以相对稳定的妄想为主要特征,以关系、被害妄想最多见,患者常伴有幻觉,以言语性幻听最常见。情感和行为常受幻觉和妄想的支配。精神衰退不明显。

(2)青春型:多在青春期发病,起病较急,进展快,表现为思维散漫、喜怒无常、情感幼稚、幻觉妄想片段凌乱,行为紊乱,不少患者本能意向亢进,有明显的性意识行为,如脱衣露体、手淫等。

(3)紧张型:多发病于青壮年,起病较急,多表现为木僵状态,轻者运动缓慢、少语、少动,重者不动、不语、不食,对外界毫无反应,可出现违拗、蜡样屈曲、空气枕头。有些患者可与紧张性兴奋交替出现,此时患者可突然冲动伤人、毁物。较少产生精神衰退。

(4)单纯型:起病于青少年时期,持续缓慢发展。早期多表现类似"神经衰弱"的症状,如主观的疲劳感、失眠、工作效率下降等,逐渐表现为孤僻、懒散、退缩、情感淡漠和生活毫无目的等。一般无幻觉妄想。

(5)未分化型:患者同时存在以上各型的症状特点,没有明显的分组特征。

二、功能障碍

精神分裂症常起病于成年早期,呈慢性病程并有明显的功能损害,对患者及其家庭带来巨大的负担并消耗了大量的医疗资源。不同个体、不同类型、不同疾病阶段的精神分裂症患者的临床表现有很大差异,由此导致的功能障碍表现也有很大区别。

1.前驱期

大多数精神分裂症患者发病是渐进的,起初并没有明显的精神症状出现,可逐渐变得退缩、孤僻,不关心个人卫生、仪表仪态,忘记洗澡、洗脸等,学习或工作能力下降,迟到,做事粗心大意,同时情绪变得冷淡、不适宜。有时表现为头痛、失眠、敏感、焦虑等神经症症状,但患者并不关心这些不适或痛苦,没有求医的想法。

2.显症期

患者开始出现明显的精神病性症状,如幻觉、妄想、言语行为紊乱或孤僻、退缩等,受到症状的严重影响,患者在自我形象、与亲友的关系、学习和工作方面的功能处于瓦解状态,并且患者对疾病或症状缺乏认识,不主动求医和坚持治疗,更糟糕的是,一些患者因为攻击行为带来人身或财物的伤害。尽管有的精神分裂症患者对时间、空间和人物可能有妄想性解释,但一般能同时进行正确的定向,意识清晰,记忆和智能没有明显的障碍。

3.残留期

大多数患者在显症期后会进入残留期,此时行为表现类似前驱期,主要表现的情感迟钝、情感淡漠、言语减少、思维散漫,可有片断、不持续的幻觉、妄想,生活懒散、很难坚持学习或工作,也可以见到躯体不适、强迫、焦虑等症状。

患病的最初5年,患者的功能水平可能逐渐恶化,社交和工作能力下降,认知障碍变得更明显,逐渐疏于生活自理,阴性症状更加明显,通常发作期间功能损害会增加。头5年过后,患者的残疾程度达到最高峰并趋于稳定,有研究表明在以后的生活中疾病的严重度可能减轻,尤其是女性患者。

三、治疗

多学科基础研究的重大发现和相关理论的创立,促使人们对精神分裂症本质的认识发生了深刻变化,从所谓"功能性"到"存在脑器质性损害"的疾病,研究表明大量神经元的功能衰退或者丢失,是患者疾病慢性化、社会功能丧失和精神功能缺损的主要原因。精神分裂症首次发作多在青年或成年早期,治疗越早,神经功能损害越小,治疗结局越好。精神分裂症的治疗与康复是分不开的,具有相互补充的作用。Kopelowicz A 和 Liberman R.P 于 2003 年提出整合治疗的概念,认为精神分裂症治疗与康复一体化,应该是一个无缝隙的过程,包括药物治疗、社会技能训练、家庭心理教育、主动式社区治疗、支持性就业以及对患者整合治疗等。精神分裂症的常用治疗方法有以下几种。

1.药物治疗

药物治疗是最关键的治疗手段。用药应系统而规范,强调早期、足量、全病程治疗。精神病前驱期至发病后的头 5 年是影响精神分裂症预后的关键时期,而第一次发病是治疗的关键,这时抗精神病药物的治疗反应最好,所需治疗剂量也小。如能获得及时、正确及有效的治疗,患者复原的机会最大,长期预后也最好。

2.心理治疗

越来越多的人认识到精神分裂症患者心理演变过程的重要性,包括其对疾病发作、病程的影响以及精神分裂症的诊断对患者的身心、社会功能和生存的影响等。有效的心理治疗可以提高患者对药物治疗的依从性,降低复发率和再住院率,减轻精神症状带来的痛苦,改善患者的社会功能和生活质量,为患者家属或陪护者提供必要的支持。常用的心理治疗方法包括支持性心理治疗、CBT、认知矫正治疗等。

3.改良电抽搐疗法

改良电抽搐疗法适应证包括出现极度兴奋躁动、冲动伤人;或出现拒食、违拗和紧张性木僵;或出现对抗精神病药物治疗无效或对治疗药物不能耐受的精神分裂症患者。研究表明,不管是否合并抗精神病药物,改良电抽搐疗法对精神分裂症的总体症状是有效的。

四、护理评估

有计划地收集资料是护理评估的第一步,应从生理、心理、社会三方面进行。除了通过与患者的直接交谈,从语言、表情、行为中获得直接的资料外,也可从患者的亲友、同事提供的资料中获得信息,并可借助于一些心理社会功能评估量表来测定。通过对各种资料的综合分析并与客观标准比较,对患者的整体情况作出推断,为护理工作提供可靠依据。

(一)生理功能方面

生理功能方面包括患者的意识状态、生命体征、饮食、营养、睡眠、排泄、皮肤、个人卫生及自理能力等情况。了解患者的个人生长发育史、家族史、既往史、过敏史、用药情况,以及实验室和其他辅助检查结果等。

(二)心理功能方面

评估患者的各种症状表现,包括认知、情感、意志行为等方面,评估患者的自知力和对住院的态度,以及患者的个性特征等。

(三)社会功能方面

评估患者的社会交往情况、经济状况、工作学习环境、社会支持系统、人际关系、有无应激性生活事件及患者的应对方式等。

五、护理诊断

(一)生理功能方面

(1)有暴力行为的危险(对自己或他人)/与幻觉、妄想、精神运动性兴奋、自知力缺乏有关。

(2)有营养失调的可能(低于机体需要量)/与幻觉妄想、消耗量过大及摄入量不足有关。

(3)睡眠型态紊乱/与妄想、幻听、兴奋、不适应、睡眠规律紊乱有关。

(4)生活自理能力缺陷/与意志行为障碍、精神活动衰退有关。

(二)心理功能方面

(1)感知改变/与感知觉障碍(幻觉、错觉)等有关。

(2)思维过程改变/与思维内容障碍(妄想)、思维逻辑障碍、思维联想障碍等有关。

(三)社会功能方面

(1)不合作/与幻觉、妄想、自知力缺乏、药物不良反应有关。

(2)社交孤立/与幻听、妄想、沟通障碍、怪异行为、行为退缩等有关。

(3)医护合作问题/与药物不良反应,如急性肌张力障碍、体位性低血压等有关。

(4)知识缺乏/与患者及家属对疾病相关知识缺乏有关。

六、护理目标

(一)生理功能方面

(1)患者在住院期间不发生伤害自己和他人的行为。

(2)患者能获得充分的营养,表现为能自行进食,食量正常,体重逐渐恢复正常。

(3)患者能说出应对失眠的几种方法,能按时入睡,保证每晚 6~8h 睡眠。

(4)患者能保持身体清洁无异味,生活能基本自理。

(二)心理功能方面

(1)患者的精神症状逐步得到控制,语言行为与现实环境相符,幻觉妄想减少或消失。

(2)患者能用别人可以理解的语言或非语言方式进行沟通,并表达自己内心的感受。

(3)患者能学会控制自己情绪的方法,能用恰当的方法发泄自己的愤怒。

(4)患者的日常生活不被精神症状所困扰,能最大限度地恢复社会功能。

(三)社会功能方面

(1)患者配合治疗和护理,主动服药,并能描述不配合治疗的不良后果。

(2)患者能参加病区的工娱活动,学会与人交往。

(3)患者及家属对疾病的知识有所了解。

七、护理措施

（一）安全护理方面

1.合理安置患者

有自杀自伤、出走和暴力冲动等行为者,应安置在重症观察室,专人看护。妄想症状活跃、情绪不稳定、易激惹、兴奋的患者应与木僵、痴呆等行为迟缓患者分开安置,防范意外事件发生。

2.重点监护患者

所有工作人员应了解患者的病情、诊断、治疗情况,记住患者的姓名、面貌特征;对有严重消极、冲动、出走言行的患者及伴有严重躯体疾病者,其活动范围应控制在工作人员的视线内。严格床边交接工作,及时发现危急事件预兆,严防意外发生。

3.加强巡视

凡有患者活动的场所,均应有护士看护或巡视,密切观察患者的动态,每次交班都要清点患者人数,发现问题及时报告。患者离开病区时必须由工作人员护送,密切观察。睡觉时要观察患者的姿势、呼吸声和脸色,辨别患者是否假装入睡,发现患者蒙头睡觉应轻轻揭开。

4.安全用药

严格执行"三查八对"制度,发药时需由 2 名以上护士负责,一人发药,一人检查患者口腔、舌下和颊部,做到"送药到手,看服到口,不服不走"。一般先易后难,不合作者最后发。发药后及时收拾好用物,切勿将注射器、安瓿等遗留在病房,以免被患者当作自伤或伤人的工具,保证治疗环境安全。严密观察疗效及药物不良反应,若发现患者有眩晕、心悸、面色苍白、皮疹、黄疸、吞咽困难和意识模糊等,及时报告医生并协助处理,做好重点观察和详细交班。

5.病房安全管理

工作人员进出各办公室、治疗室、开水间、库房等场所应随手锁门,不能让患者进入这些场所。向患者及家属宣教安全管理内容,如危险物品(剪刀、利器、长绳、打火机等)不能带入病房;病房内的病历、药品、玻璃制品等一律上锁管理,每班交接;每天进行安全检查,检查患者的床单位和衣服内有无暗藏危险物品;病房内的设施、危险物品等应重点检查,防止成为患者发生不安全行为的工具;保持安全通道的畅通;发现门窗、门锁、床、玻璃等有损坏时要及时维修。

（二）生理功能方面

1.日常生活护理

指导患者制订日常生活计划,指导患者养成良好的卫生习惯,早晚刷牙,定期更换衣裤、修剪指(趾)甲、洗头洗澡、理发剃须,女患者清洗会阴等。卧床患者定时床上擦身或沐浴,定时翻身,预防压疮。对生活懒散者进行生活自理能力训练,如穿衣叠被、洗脸刷牙等。循序渐进,不操之过急,对取得的进步及时表扬鼓励。

2.饮食护理

进餐一般采用集体用餐(分食制)方式。进餐过程中注意观察,防止倒食、拒食、暴饮暴食、藏食、抢食等行为,并提醒患者细嚼慢咽,防止噎食、窒息等意外。对拒食患者应及时了解原因,采取针对性措施,如有被害妄想患者可让其参与备餐和选择食物,有罪恶妄想患者可将饭菜搅拌使患者以为是残羹剩饭而进食。注意评估患者进餐后的情况,有无腹胀等,每周测体重一次。对食异物的患者要重点观察,防止吞食异物、脏物。

3.睡眠护理

为患者提供良好的睡眠环境,减少或去除影响患者睡眠的诱发因素,避免睡前大量饮水、吃刺激性食物、谈论兴奋性话题和看刺激性的电视节目。督促患者养成良好的睡眠习惯,减少白天卧床。必要时遵医嘱用药物诱导,观察睡眠改善情况,做好记录与交班。

4.大小便护理

每天观察患者的大小便排泄情况。鼓励便秘患者多饮水、多食粗纤维的蔬菜水果、多活动,必要时给予缓泻剂或灌肠;对排尿困难或尿潴留患者先诱导排尿,无效时遵医嘱导尿;对认知障碍患者应定时陪护上厕所,训练其养成有规律的排便习惯。

(三)心理功能方面

1.建立良好的护患关系

精神分裂症患者意识清晰,智能良好,但自知力障碍,不安心住院,对住院和医护人员有抵触情绪。必须与患者建立良好的护患关系,取得患者的信任,才能深入了解病情,顺利完成治疗和护理工作。护士应主动关心、尊重和接纳患者,温和、冷静、坦诚对待患者,使患者感到温暖、可信,患者才会主动倾诉内心体验和情感,接受护士的劝慰。

2.正确运用沟通技巧

护理人员应掌握不同患者的接触沟通技巧,施行个体化护理。与患者交谈时,耐心倾听患者的述说,鼓励患者用语言表达内心的感受而非冲动行为。交谈时态度要温和亲切,语言应具体、简单、明确,给患者足够的时间思考,不训斥、责备、讽刺患者,不与患者争论有关妄想的内容或追问妄想内容的细节,而是适当提出自己的不同感受。对自知力恢复的患者,多给予支持性的心理护理。

(四)社会功能方面

(1)鼓励患者参加集体活动,合理安排工娱活动,转移其注意力,淡化不良刺激因素的影响,缓解恶劣情绪。

(2)社交技能康复训练精神分裂症患者通常住院时间较长,导致脱离社会而影响社交功能。社交技能训练从如何表达自己的感受开始,直至如何积极地寻求帮助,让患者逐步掌握并提高社交技能。

(3)进行作业训练、工艺制作训练、职业劳动训练、药物自我处置技能训练及症状自我监控技能训练等。

(五)特殊状态的护理

1.幻觉状态的护理

应密切观察患者的情绪变化和言语行为表现,了解幻觉的类型、性质。对受幻觉影响而发生出走、伤人毁物的患者应安排在重症观察室,专人监护,防止意外事件发生。运用适当的沟通技巧,耐心倾听,不与其争论幻觉内容和争辩对象是否存在,而应尝试去体验患者的感受,给予同情和安慰,稳定其情绪。鼓励和督促患者参加各种工娱疗活动,分散注意力。病情好转后,与患者讨论分析病态体验,帮助其认识疾病,促进康复。

2.妄想状态的护理

患者在妄想的影响下,可出现自杀伤人、冲动毁物、拒食拒药等行为。护士应掌握与患者的接触技巧,在患者妄想状态的活跃期不要触及其妄想内容;患者叙述妄想内容时则不要与其争辩,不批评并进行对症护理。例如,对被害妄想患者,护士应耐心说服解释,外出有人陪伴,拒食时可采用集体进餐,及时转移被害妄想的嫌疑对象,注意安全;对有关系妄想的患者,在接触时语言应谨慎,不要过早否定患者的病态思维,不要在患者附近交头接耳、发出笑声或谈论其病情,以免患者猜疑,强化妄想内容。对有疑病妄想的患者应耐心倾听,并鼓励患者参加各种有益的工娱疗活动;对有自杀倾向的患者,禁止单独活动和在危险场所逗留,外出体检等要严密监护陪伴患者。

3.冲动与暴力行为的护理

护士应重点观察,事先预防。患者出现躁动不安、神情紧张、攻击辱骂性行为,以及不满、气愤、挑剔、抗议、摔东西等失控行为时要及时有效地干预,必要时采取保护性措施。患者一旦出现暴力行为,护士应冷静、沉着、敏捷,立即疏散围观患者,迅速控制场面,解除患者的危险工具,并将患者转移到安静的隔离房间,给予适当的肢体保护或根据医嘱对症治疗。约束时要向患者说明目的,并使肢体处于功能位置,松紧适度、血液循环良好,满足患者的基本生理需要,病情缓解后及时解除约束。行为控制后与患者一起讨论,让患者说出自己的感受并给予理解和帮助。

4.出走患者的护理

一旦发生患者出走,立即报告,组织力量及时寻找并通知患者家属。出走回归后,应了解患者的心理反应及出走企图和经过,认真记录,不可责怪埋怨患者,更不能加以惩罚或施加精神压力,制订和完善防范措施,防止其再次出走。

5.自杀自伤者的护理

一旦患者发生自杀自伤等意外事件,应立即将其他患者隔开,迅速组织抢救。抢救复苏后做好心理安慰,鼓励患者说出内心真实的感受,了解其心理状态,制订针对性防护措施。若抢救无效死亡,应详细记录事件的经过、时间、地点、工具、当时在场人员、具体受伤情况、抢救经过等。记录应真实、准确,字迹清楚,签全名。将现场物证和病历妥善保管或封存。

6.不合作患者的护理

首先要了解不合作的原因,对因处理。护士应主动关心、体贴、照顾患者,使患者感到自己是被重视、被接纳的。选择适当的时机进行宣教,帮助患者了解自己的疾病及用药的必要性。给药时,应严格执行操作规程,做到"发药到手,看服到口,不服不走",仔细检查患者的口腔、水杯等,但要注意采取适当的方式,尊重患者的人格。拒绝服药的患者,应耐心劝导,鼓励患者表达治疗后的感受和想法,必要时遵医嘱改用注射或长效制剂。

7.木僵患者的护理

严重木僵患者精神运动性抑制,无防卫能力,生活不能自理,但意识清楚。因此,要将患者安置在易观察的单独病室,保持环境的安静和安全,既要防止遭到其他患者的伤害,也要防止患者突然由木僵转为紧张性兴奋而冲动伤人、毁物;做好口腔、皮肤、大小便等基础护理,保证患者呼吸道通畅,平卧时头偏向一侧,定时为其翻身拍背,预防压疮发生,保证营养和水分的供给;做各项治疗护理时要简单说明目的,并避免在患者面前谈论病情及无关的事情,减少不良刺激;部分患者在夜深人静或安静时可在床上翻身或活动肢体,或主动进食,或去厕所小便,护士可将饭菜放在患者的床头,在门外观察其进食情况。严重木僵患者可有蜡样屈曲和空气枕头症状,每次治疗和护理后应将其肢体摆放于舒适的功能位置。

(六)预防复发和健康教育

精神分裂症是一种慢性精神障碍,且有反复发作的特点,复发次数越多,其功能损害和人格改变也越严重,最终导致精神衰退和人格瓦解,给患者、家属和社会造成重大损失。精神分裂症患者的治疗和康复,也是一个漫长的过程,为使患者更好地配合治疗,早日康复,应做好恢复期患者及家属的健康教育工作。

(1)向患者和家属宣教有关精神分裂症的基本知识,使其认识到疾病复发的危害,认识药物维持治疗、心理治疗和康复训练对预防复发和延缓衰退的重要意义,积极配合治疗和康复训练。

(2)指导家属妥善保管药物并监护患者按时服药,使家属了解精神药物的基本知识、常见的不良反应,并能采取适当的应急措施;认识到长期维持药物治疗是防止复发和促进康复的重要策略,按医嘱坚持服药,不可擅自增药、减药或停药,按时复诊。

(3)教育患者及家属识别疾病复发的早期征兆,如拒绝服药、睡眠障碍、情绪不稳、日常行为习惯改变等,发现复发征兆应及时到医院就诊。

(4)指导家属关心和爱护患者,不要歧视患者,避免精神刺激。督促患者养成良好的生活习惯,克服自卑心理,保持与亲朋好友的交往,扩大接触范围,使其尽早回归生活。

第七章　儿科疾病护理

第一节　呼吸系统疾病患儿的护理

一、急性上呼吸道感染

急性上呼吸道感染（AURI）简称上感，俗称"感冒"，是小儿最常见的疾病，主要侵犯鼻、鼻咽和咽部。如果炎症局限，可按炎症部位命名，诊断为"急性鼻炎""急性咽炎""急性扁桃体炎"等。

（一）病因

各种病毒和细菌均可引起，以病毒多见，占90%以上，主要有呼吸道合胞病毒、腺病毒、流感病毒、鼻病毒、柯萨奇病毒、埃可病毒及冠状病毒等。病毒感染后，可继发细菌感染，常见的细菌有溶血性链球菌、肺炎链球菌、流感嗜血杆菌。支原体亦可引起。

（二）临床表现

症状轻重不一，与年龄、病原体和机体免疫力有关。

1.一般类型上感

多发于冬春季节，年长儿症状较轻，以呼吸道局部表现为主；婴幼儿则较重，以发热等全身症状为突出表现。局部症状主要是流涕、鼻塞喷嚏、咽部不适、轻咳与不同程度的发热。全身症状有畏寒、高热、头痛、纳差、乏力，婴幼儿可伴有呕吐、腹泻、腹痛、烦躁，甚至高热惊厥。体检可见咽部充血，扁桃体肿大，颌下淋巴结肿大、触痛。部分患儿出现不同形态皮疹。肺部体征阴性。

2.特殊类型上感

（1）疱疹性咽峡炎：由柯萨奇A组病毒引起，好发于夏秋季，急起高热，咽痛，咽充血，咽腭弓、悬雍垂、软腭等处有疱疹，周围有红晕，疱疹破溃后形成小溃疡。病程1周左右。

（2）咽-结合膜热：病原体为腺病毒，春夏季发病多，可在集体儿童机构中流行。表现为发热，咽痛，一侧或双侧眼结合膜炎及颈部或耳后淋巴结肿大。病程1～2周。

3.并发症

急性上呼吸道炎症可并发中耳炎、鼻窦炎、咽后壁脓肿、颈淋巴结炎、喉炎、气管支气管炎、肺炎、病毒性心肌炎及病毒性脑炎等。年长儿若患溶血性链球菌性上感可引起急性肾炎、风湿热等疾病。

（三）辅助检查

病毒感染者白细胞计数偏低或在正常范围内；细菌感染者白细胞计数及中性粒细胞比例明显增多。

（四）治疗要点

以支持疗法及对症治疗为主。注意预防并发症。抗病毒药物常用利巴韦林，抗病毒的中药治疗有一定效果。原则上不用抗菌药物，但如病情较重、有继发细菌感染或发生并发症者，可选用抗菌药物。如确为链球菌感染或既往有肾炎或风湿热病史者，可用青霉素，疗程宜10～14d。

（五）护理评估

1.健康史

询问病前有无受凉及患病后鼻塞、流涕、发热情况，有无高热惊厥。询问患儿的精神状态、饮食情况及用药情况，是否患维生素 D 缺乏性佝偻病、营养不良、贫血等疾病，有无居住环境不良及护理不当等因素存在。

2.身体状况

评估患儿有无发热及发热程度，咽部有无充血，扁桃体有无肿大，年幼儿有无精神萎靡、呕吐、腹泻，高热患儿有无惊厥，有无眼结膜充血、咽峡部疱疹等特殊表现。了解血常规检查的结果及其意义。

3.心理-社会状况

家长在患儿病初多不重视，当患儿出现高热等严重表现时便担心病情变化，产生焦虑、抱怨等情绪。

（六）护理诊断及合作性问题

1.体温过高

与上呼吸道炎症有关。

2.不舒适

与咽痛、鼻塞等有关。

3.潜在并发症

高热惊厥。

（七）护理措施

1.维持体温正常

（1）保持室内温度 18～20℃，湿度 50％～60％，每日通风 2 次以保持室内空气清新。

（2）保证患儿营养和水分的摄入，鼓励患儿多喝水，给予易消化和营养丰富的清淡饮食，必要时按医嘱静脉补液。

(3)密切监测体温变化,体温38.5℃以上时应采用有效的降温措施,如头部冷湿敷、枕冰袋,在颈部、腋下及腹股沟处放置冰袋,或用乙醇擦浴,冷盐水灌肠。也可以按医嘱用降温药,如口服对乙酰氨基酚或肌内注射柴胡注射液等。衣服和被子不宜过多、过紧,及时更换汗湿衣服,保持口腔及皮肤清洁。

2.促进舒适

(1)各种治疗护理操作尽量集中完成,保证患儿有足够的休息时间。

(2)及时清除鼻腔及咽喉部分泌物,保证呼吸道通畅。

(3)鼻塞严重时应先清除鼻腔分泌物后用0.5%麻黄素液滴鼻,每天2～3次,每次1～2滴,对因鼻塞而妨碍吸吮的婴儿,宜在哺乳前15min滴鼻,使鼻腔通畅,保证吸吮。

(4)注意观察咽部充血、水肿、化脓情况,及时发现病情变化。咽部不适时可给予润喉含片或雾化吸入。

3.病情观察

密切观察病情变化,警惕高热惊厥的发生。在护理患儿时应经常检查口腔黏膜及皮肤有无皮疹,注意咳嗽的性质及神经系统症状等,以便能早期发现麻疹、猩红热、百日咳及流行性脑脊髓膜炎等急性传染病。在疑有咽后壁脓肿时,应及时报告医师,同时要注意防止脓肿破溃后脓液流入气管引起窒息。

4.健康教育

指导家长掌握上呼吸道感染的预防知识,懂得相应的应对技巧;在集体儿童机构中,应早期隔离患儿,如有流行趋势,可用食醋熏蒸法将居室消毒;对反复发生上呼吸道感染的患儿应注意加强体育锻炼,多进行户外活动;穿衣要适当,以逐渐适应气温的变化,避免过热或过冷;另外要积极防治各种慢性病,如佝偻病、营养不良及贫血。

二、肺炎

肺炎是指不同病原体或其他因素(如吸入羊水、油类或过敏反应)所致的肺部炎症反应。是婴幼儿时期重要的常见病,临床上以发热、咳嗽、气促、呼吸困难和肺部有固定的中、细湿啰音为主要表现。肺炎是婴儿时期的常见病,该病是我国住院小儿死亡的第一位原因,严重威胁小儿健康,被列为小儿四病防治之一,故加强对本病的防治十分重要。

(一)病因

引起肺炎的主要病原体为病毒和细菌。也可由病毒、细菌"混合感染"。发达国家小儿肺炎病原体主要为病毒,最常见的为呼吸道合胞病毒(RSV),其次为腺病毒(ADV)、流感病毒及副流感病毒等。发展中国家以细菌为主,细菌感染以肺炎链球菌多见,其他有葡萄球菌、链球菌、革兰阴性杆菌等。近年来,肺炎支原体、衣原体和流感嗜血杆菌感染有增加的趋势。

常见诱因:室内居住拥挤、通风不良、空气污浊,致病微生物增多。此外,营养不良、维生素D缺乏性佝偻病、先天性心脏病、低出生体重儿、免疫缺陷者等患儿均易发生本病,且病情严重,容易迁延不愈,病死率也较高。

病原体多由呼吸道入侵,少数可经血行入肺。

(二)临床表现

支气管肺炎是小儿时期最常见的肺炎。多见于2岁以下婴幼儿。大多起病较急,发病前数日多有上呼吸道感染。主要临床表现为发热、咳嗽、气促、肺部固定中细湿啰音。

1.轻症肺炎

以呼吸系统症状为主。

(1)主要症状:①发热:热型不定,多为不规则热,值得注意的是新生儿或重度营养不良儿体温可不升或低于正常。②咳嗽:较频,早期为刺激性干咳、极期咳嗽反而减轻,恢复期咳嗽有痰。③气促:多发生在发热、咳嗽之后,呼吸频率加快。④全身症状:精神不振、食欲减退、烦躁不安、轻度腹泻及呕吐。

(2)体征:①呼吸增快:可达40~80次/分,并可有鼻翼扇动、点头呼吸、三凹征。②发绀:口周、鼻唇沟和指(趾)端发绀,轻症可无明显发绀。③肺部啰音:早期不明显,可有呼吸音粗糙、减低,以后可闻及较固定的中、细湿啰音,以背部两侧下方及脊柱两旁较多,深吸气末更为明显;肺部叩诊多正常,病灶融合时可出现肺实变体征。

2.重症肺炎

除呼吸系统表现及全身中毒症状加重外,常有循环、神经、消化等系统严重功能障碍。

(1)循环系统:常见心肌炎和心力衰竭。心肌炎表现为面色苍白、心动过速、心音低钝、心律不齐,心电图ST段下移和T波低平、倒置。肺炎合并心力衰竭的表现如下:①安静状态下呼吸突然加快达到60次/分以上;②安静状态下心率突然增快达到180次/分以上;③突然极度烦躁不安、明显发绀、面色苍白或发灰、指(趾)甲微血管再充盈时间延长,以上三项不能用发热、肺炎本身和其他合并症解释者;④心音低钝、奔马律,颈静脉怒张;⑤肝脏迅速增大;⑥少尿或无尿,眼睑或双下肢水肿等。亦有学者认为上述症状为肺炎本身的表现。

(2)神经系统:在确诊肺炎后出现下列症状与体征者,可考虑为中毒性脑病。①烦躁、嗜睡,眼球上窜、凝视;②球结膜水肿,前囟膨隆;③惊厥、昏睡、昏迷;④瞳孔对光反射迟钝或消失;⑤呼吸不规则,呼吸心跳解离(有心跳,无呼吸);⑥可有脑膜刺激征,脑脊液检查除压力增高外,其余均正常。

(3)消化系统:常有纳差、腹胀、呕吐、腹泻等。严重者发生中毒性肠麻痹时,表现为严重腹胀、呼吸困难加重,听诊肠鸣音消失。重症患儿还可呕吐咖啡样物,大便潜血阳性或柏油样便。

3.并发症

最常见的并发症为不同程度的肺气肿或肺不张。金黄色葡萄球菌肺炎可引起脓胸、脓气胸、肺大疱等并发症,表现为体温持续不退,或退而复升,中毒症状严重,呼吸困难突然加重。

(三)辅助检查

1.血常规

细菌性肺炎时白细胞总数及中性粒细胞增高,并有核左移,胞质中可见中毒颗粒。病毒性肺炎时白细胞总数正常或降低,时有淋巴细胞增高或出现异型淋巴细胞。

2.病原学检查

取鼻咽拭子或气管分泌物标本可做病毒分离和鉴别。取痰液、气管吸出物、肺泡灌洗液、胸水、脓液及血液等做细菌培养和鉴定,可明确病原菌。肺炎支原体、沙眼衣原体、真菌等可通过特殊分离培养获得相应病原诊断。病毒特异性抗原和抗体检测有助于早期诊断。

3.胸部 X 线检查

支气管肺炎早期肺纹理增粗,以后出现大小不等的斑片状阴影,可融合成片,以双肺下野、中内带居多,可有肺不张或肺气肿。伴发脓胸时,早期有肋膈角变钝;积液较多时纵隔、心脏向健侧移位。并发脓气胸时,患侧胸腔可见液平面。肺大疱时则见完整薄壁、无平面的大疱。

(四)治疗要点

肺炎的治疗原则是采取综合措施,积极控制感染,改善肺的通气功能,对症治疗,防止和治疗并发症。

1.抗生素

正确使用抗生素,明确为细菌感染或病毒感染继发细菌感染者应使用抗生素以消除肺部炎症,促进气体交换。

(1)使用原则:①根据病原体选用敏感药物;②选用的药物应在肺组织中有较高的浓度;③早期用药;④联合用药;⑤足量、足疗程;⑥重症宜静脉联合给药。

(2)根据不同的病原选择抗生素:肺炎链球菌感染者选用青霉素、阿莫西林,其中青霉素为首选药物;青霉素过敏者选用大环内酯类抗生素如红霉素。金黄色葡萄球菌肺炎者,推荐用苯唑西林或氯唑西林,耐药者选用万古霉素或联用利福平。大肠杆菌和肺炎杆菌感染者首选头孢他啶或头孢哌酮。支原体、衣原体肺炎则首选大环内酯类抗生素如红霉素、罗红霉素、阿奇霉素等。

(3)用药时间:用药至体温正常后 5~7d,临床症状、体征基本消失后 3d。支原体肺炎至少用药 2~3 周,以免复发。葡萄球菌肺炎在体温正常后继续用药 2~3 周,总疗程达到 6 周。

2.其他药物

病毒感染可用利巴韦林、干扰素等,部分中药制剂有一定抗病毒疗效。

(五)常见护理诊断/问题

1.气体交换受损

气体交换受损与肺部炎症所致的通气与换气障碍有关。

2.清理呼吸道无效

清理呼吸道无效与呼吸道分泌物过多,黏稠、不易排出有关。

3.体温过高

体温过高与肺部感染有关。

4.潜在并发症

心力衰竭、中毒性脑病、中毒性肠麻痹、脓胸。

（六）护理目标

（1）患儿气促消失，呼吸平稳。

（2）患儿能及时清除痰液，呼吸道通畅。

（3）患儿体温恢复正常。

（4）住院期间未发生并发症或发生时能及时被发现和治疗。

（七）护理措施

1.一般护理

（1）保持病室环境舒适：病室每天上、下午各通风一次，每次 15～30min；以保持温度和湿度适宜、空气新鲜，利于呼吸道的湿化和分泌物的排出。每日紫外线消毒一次；不同病原体肺炎患儿应尽量做到分室居住，以免交叉感染。室温维持在 18～22℃为宜，湿度以 50%～60%为宜。

（2）保证患儿充分休息：各种处置集中进行，尽量避免哭闹，尽量使患儿安静休息。根据病情不同可取半卧位或高枕卧位，以利于肺的扩张及分泌物的排出。

（3）饮食：予以易消化、营养丰富的流质、半流质饮食，如人乳、牛乳、米汤、菜汁和果汁等。少食多餐，避免过饱影响呼吸；哺喂时应耐心，防止呛咳引起窒息；重症不能进食者，给予静脉营养。保证液体的摄入量，以湿润呼吸道黏膜，防止分泌物干结，以利于痰液排出，同时可以防止发热导致的不显性失水。保持口腔及皮肤清洁。

2.对症护理

（1）氧疗：出现呼吸困难、喘憋、口唇发绀、烦躁不安及面色苍白等严重低氧血症表现时，应立即遵医嘱给氧。用鼻前庭导管给氧，经湿化的氧流量为 0.5～1L/min，缺氧明显者宜用面罩给氧，氧流量为 2～4L/min，氧浓度不超过 40%。若出现呼吸衰竭，则使用机械通气（人工呼吸机）。

（2）及时清除患儿口鼻分泌物，协助转换体位，同时轻拍背部，促使痰液排出，方法是五指并拢，稍向内合掌，由下向上、由外向内，轻拍患儿背部，边拍边鼓励患儿咳嗽，以促使肺泡及呼吸道的分泌物易于排出；必要时可进行体位引流。

（3）对痰液黏稠不易咳出者，可按医嘱给予超声雾化吸入，以稀释痰液利于咳出。因雾化需深呼吸才能达到最佳效果，故应对患儿进行指导。重症患儿反应迟钝或无力将痰液排出时，应及时给予吸痰处理，吸痰不宜在哺乳后 1h 内进行，以免引起呕吐，但吸痰不应过频。

（4）遵医嘱给予祛痰剂促进排痰，对严重喘憋者给予解痉剂。

（5）降低体温监测体温变化并警惕高热惊厥的发生。对高热者给予降温措施。

3.密切观察病情

（1）如患儿出现烦躁不安、面色苍白、气喘加剧、呼吸加快（达到 60 次/分）、心率加速（达到 180 次/分）和肝脏在短时间内急剧增大等心力衰竭的表现，应及时报告医生，给氧并减慢输液速度，做好给氧、强心、利尿等抢救准备。

（2）应密切观察神志、瞳孔和肌张力改变，若有烦躁和嗜睡、惊厥、昏迷、呼吸不规则、肌张力增高等脑水肿表现时立即报告医生。

（3）患儿腹胀明显伴低钾血症时，及时补钾；若有中毒性肠麻痹，应禁食，予以胃肠减压。

（4）如患儿中毒症状突然加重，体温持续不退或退而复升，出现剧烈咳嗽、烦躁不安、呼吸困难、胸痛、面色青紫及患侧呼吸运动受限等，提示并发了脓胸或脓气胸，应及时报告医生，并配合进行胸腔穿刺或胸腔闭式引流，做好术后护理。

三、支气管哮喘

支气管哮喘，简称哮喘，是由多种细胞，包括炎性细胞（嗜酸性粒细胞、肥大细胞和 T 淋巴细胞、中性粒细胞）、气道结构细胞（气道平滑肌细胞、上皮细胞）和细胞组分共同参与的气道慢性炎症性疾病。这种慢性炎症导致易感个体气道高反应性，当接触物理、化学、生物等刺激因素时，发生广泛多变的可变性呼气气流受限，从而引起随时间不断变化和加剧的呼吸道症状，如喘息、咳嗽、气短、胸闷等症状，常在夜间和（或）清晨发作或加剧，多数患儿可经治疗缓解或自行缓解。

（一）危险因素

1.特异性

具有特异性体质者接触环境变应原后产生异常多的 IgE，对空气变应原皮肤试验呈速发阳性反应。特异性及哮喘遗传性是哮喘的重要危险因素，是通过多基因以一种复杂的方式进行遗传。

2.性别

儿童哮喘男多于女，与男孩气道狭窄和气道高度紧张性有关，增加通气过程受限。10 岁以后性别差异不明显。

3.致病因子

（1）室内变应原：尘螨（世界范围内最常见的潜在的室内变应原和诱发哮喘的主要原因）、动物毛屑及排泄物、蟑螂变应原和真菌等。

（2）室外变应原：花粉、真菌等。

（3）药物和食物添加剂：阿司匹林（儿童较少见）和其他非甾体类抗炎药物、蛋类、防腐剂及色素等。

（4）呼吸道感染：尤其是病毒感染，是诱发儿童反复喘息的重要病因。支原体感染是小儿非细菌性呼吸道感染最常见的病原体，与哮喘发作密切相关。

（5）吸烟：被动吸烟。

（6）运动和过度通气：可引起儿童气流受限而有短暂发作，是最常见的触发因素。运动开始时并不立即发生哮喘，但在运动 6～10min 和停止运动 1～10min 哮喘发作最明显，因运动会有儿茶酚胺释放。

（7）情绪过度激动：可引起过度通气，引起低碳酸血症而致气道收缩。

（8）其他：空气寒冷、干燥，强烈气味的化学制剂，职业粉尘和气体等。胃食管反流可引起哮喘发作，尤其是儿童。

（二）发病机制

哮喘的发病机制复杂，遗传因素和环境因素共同影响哮喘的发展。多被解释为"卫生假说"，认为现代社会的过度清洁减少了微生物对婴儿免疫系统的刺激，使非成熟免疫应答持续存在，引起 TH1 和 TH2 免疫失衡，导致特异性。

（三）病理生理改变

主要的病理改变为慢性气道炎症和气道高反应性。

慢性气道炎症表现为：①气道黏膜中可见大量炎症细胞浸润，如嗜酸性粒细胞、肥大细胞、中性粒细胞、嗜碱性粒细胞等，可合成释放多种炎症介质，如白三烯、组胺、前列腺素等。②气道上皮损伤与脱落，引起气道高反应性，可见纤毛细胞有不同程度的损伤，甚至坏死。③气道黏液栓形成，黏液腺体较正常人增大近 2 倍，产生大量的炎性渗出物。④气道神经支配：传入纤维刺激神经肽类释放，引起支气管平滑肌收缩。⑤气道重塑：气管壁增厚，黏膜水肿，胶原蛋白沉着，和基底膜中的纤维粘连，基底膜增厚。

（四）临床表现

哮喘的典型症状是反复发作的喘息、气促、胸闷或咳嗽，夜间和（或）清晨发作或加剧，与室内积存较多变应原以及血内肾上腺素在夜间分泌减少有关。严重时患儿因气促明显而说话断句，呼吸困难明显，呈端坐呼吸，甚至出现呼吸暂停、谵妄、昏迷等。

部分患儿哮喘发作的症状并不典型，仅反应在体育运动或体力活动时乏力、胸闷或气促；婴幼儿表现为哭吵、玩闹后有喘鸣音及喘息；或进食刺激性食物时出现剧烈咳嗽；或多次反复呼吸道感染；或仅在夜间及清晨的咳嗽，但抗生素和镇咳祛痰药治疗无效等情况，应注意是否有哮喘的可能。

中、重度发作的哮喘可见吸气时三凹征，呼气时肋间隙凸出、颈静脉显著怒张，因胸部内压增高所致。叩诊呈鼓音，心浊音界缩小，提示已发生肺气肿，并有膈肌下移致触及肝、脾；听诊呼吸音减弱，全肺可闻哮鸣音及干啰音。严重发作，因通气量减少，两肺几乎听不到呼吸音，称"闭锁肺"，如支气管阻塞未及时得到缓解，可迅速发展为呼吸衰竭，直接威胁生命。

慢性严重持续哮喘气道阻塞时，可见桶状胸、杵状指等，郝氏沟则是吸气时横膈及前外侧胸部严重反复收缩的后果。

非急性发作期多无明显体征。

（五）辅助检查

1.肺功能测定

评价是否存在气流受限及是否可逆，有无气道高反应性，有助于确诊哮喘，也是评估哮喘病情严重程度和控制水平的重要依据之一。适用于 5 岁以上的患儿。1s 用力呼气容积占用力肺活量(FEV₁)≥70%的疑似哮喘患儿可选择支气管激发试验,在停用支气管舒张剂药12h,停用抗组胺药物和吸入激素48h,停用口服激素72h以上;FEV₁<70%的疑似哮喘患儿可选择支气管舒张试验,阳性有助于哮喘的诊断。支气管激发试验、支气管舒张试验、最大呼气流量(PEF)每日变异率(连续监测1~2周)≥20%有助于确诊哮喘。

2.过敏状态测试

用变应原做皮肤点刺试验及血清变应原特异性IgE测定可检测出患儿特异性变应原致敏分布,识别危险因素或触发因子,协助制订环境控制措施。痰或鼻分泌物查找可作为哮喘气道炎症指标。

3.气道无创炎症指标监测

痰或诱导痰中嗜酸性粒细胞,呼出气一氧化氮(NO)水平比非哮喘人群要高等。

4.胸部X线检查

急性期X线胸片可正常或呈间质性改变,重症患儿和急性发作时可有两肺透亮度增加和肺气肿表现。

(六)诊断标准

1.儿童哮喘诊断标准

中华医学会儿科分会呼吸学组2008年修订的儿童哮喘诊断标准如下。

(1)反复发作喘息、咳嗽、气促、胸闷,多与接触变应原、冷空气、物理和(或)化学性刺激、呼吸道感染以及运动等有关,常在夜间和(或)清晨发作或加剧。

(2)发作时在双肺可闻及散在或弥散性、以呼吸相为主的哮鸣音,呼气相延长。

(3)上述症状和体征经抗哮喘治疗有效或自行缓解。

(4)除外其他疾病所致的喘息、咳嗽、气促和胸闷。

(5)临床表现不典型者(如无明显喘息或哮鸣音),应至少具备以下1项。①支气管激发试验或运动激发试验阳性。②证实存在可逆性气流受限:支气管舒张试验阳性,吸入速效β₂受体激动药,如沙丁胺醇后15min第一秒用力呼气量(FEV₁)增加≥12%或;抗哮喘治疗有效,使用支气管舒张药和口服(或吸入)糖皮质激素治疗1~2周后,FEV,增加≥12%;最大呼气流量每天变异率(连续监测1~2周)≥20%。

符合上述第(1)~(4)条或第(4)、第(5)条者,可以诊断为哮喘。

2.咳嗽变异性哮喘诊断标准

咳嗽变异性哮喘(CVA)是儿童慢性咳嗽最常见原因之一,以咳嗽为唯一或主要表现,不伴有明显喘息。诊断依据如下。

(1)咳嗽持续>4周,常在夜间和(或)清晨发作或加重,以干咳为主。

(2)临床上无感染征象或经较长时间抗生素治疗无效。

(3)抗哮喘药物诊断性治疗有效。

(4)排除其他原因引起的慢性咳嗽。

(5)支气管激发试验阳性和(或)PEF每天变异率(连续监测1~2周)≥20%。

（6）个人或一、二级亲属特异性疾病史，或变应原检测阳性。

以上第（1）～（4）项为诊断基本条件。

（七）分期

哮喘可分为急性发作期、慢性持续期和临床缓解期三期。

1.急性发作期

突然发生喘息、咳嗽、气促、胸闷等症状，或原有症状急剧加重。

2.慢性持续期

近 3 个月内不同频度和（或）不同程度地出现过喘息、咳嗽、气促、胸闷等症状。

3.临床缓解期

经过治疗或未经治疗，症状、体征消失，肺功能恢复到急性发作前水平，并维持 3 个月以上。

（八）治疗药物

1.控制类药物

（1）糖皮质激素是最有效的抗变态反应炎症反应的药物。吸入糖皮质激素（ICS）是长期治疗持续性哮喘的首选药物，主要有气雾剂、干粉剂和雾化溶液。病情较重、吸入大剂量激素疗效不佳时应尽早口服糖皮质激素，以免病情恶化。严重哮喘发作时，应及时静脉给予大剂量的氢化可的松或甲泼尼龙。地塞米松抗炎作用强，但对脑垂体-肾上腺轴的抑制时间长，应尽量避免使用或短期使用。

（2）白三烯受体调节药：非激素类抗炎药，通过抑制气道平滑肌中的白三烯活性，抑制白三烯导致的致喘和致炎作用。常用的有孟鲁司特和扎鲁司特。可用于 2 级及以上治疗的联合用药。

（3）长效吸入 β_2 受体激动药（LABA）：主要用于经中等剂量吸入糖皮质激素仍无法完全控制的≥5 岁儿童哮喘的联合治疗，由于起效迅速，可按需用于急性哮喘发作的治疗，且不会引起 β_2 肾上腺素能受体功能的下降。常用的有福莫特罗、沙美特罗等。

（4）缓释茶碱：与糖皮质激素联合用于中、重度哮喘的长期控制，有助于减少激素用量，尤其适用于慢性持续哮喘的治疗。控制治疗时茶碱的有效血药浓度在 $28\sim55\mu mol/L$（$5\sim10mg/L$）。与 β_2 受体激动药联合应用时易诱发心律失常，应慎用，并适当减少剂量。

（5）色甘酸钠和奈米罗米钠：非皮质激素类抗炎药，适用于轻度持续哮喘的长期治疗，可预防变应原、运动等诱发的气道阻塞，可减轻哮喘症状和病情。色甘酸钠在儿童中应用效果比成人好，不良反应小。

（6）长效口服 β_2 受体激动药：可明显减轻哮喘的夜间症状，对运动诱发性支气管痉挛几乎无预防作用。是特布他林的前体药物，常用的有沙丁胺醇控释片、特布他林控释片、班布特罗等。由于其潜在的心血管、神经肌肉系统等不良反应，一般不主张长期使用。

（7）其他：有抗 IgE 抗体、抗过敏药物及变应原特异性免疫治疗。

2.缓解类药物

(1)短效 β_2 受体激动药(SABA):是目前最有效、临床应用最广泛的速效支气管舒张药,尤其是吸入型 β_2 受体激动药是缓解哮喘急性症状的首选药物,适用于任何年龄的儿童。通过直接作用于支气管平滑肌和肥大细胞的 β_2 受体,舒张气道平滑肌,减少肥大细胞、嗜碱性粒细胞介质的释放,增加上皮细胞纤毛功能,缓解喘息症状。常用药物有沙丁胺醇和特布他林等。可采用吸入、口服和注射等方式给药。

(2)抗胆碱能药物:阻断迷走神经传出支,降低迷走神经张力而舒张支气管,起效也较慢,但长期使用不易产生耐药,不良反应少。常用药物有异丙溴托铵。常与 β_2 受体激动药合用有协同、互补的作用。尤其适用于夜间哮喘及痰多的患儿。

(3)短效茶碱:可舒张支气管平滑肌,并可强心、利尿、扩张冠状动脉、兴奋呼吸中枢和呼吸肌等作用。口服给药适用于轻、中度哮喘发作和持续治疗。静脉用药则用于哮喘急性发作且近 24h 内未用过茶碱类药物者,注意药物浓度不能过高,滴注速度不能太快,也不能太慢,一般在 20min 内滴入为宜,以免引起心动过速、心律失常、血压下降等不良反应,必要时监测血药浓度。

(4)肾上腺素:如果能选择 β_2 受体激动药,此类药物通常不被推荐使用,不良反应与 β_2 受体激动药相似,但更明显。

(九)护理诊断

1.低效性呼吸型态

低效性呼吸型态与支气管痉挛、气道阻力增加有关。

2.清理呼吸道无效

清理呼吸道无效与呼吸道分泌物黏稠、无力排痰有关

3.焦虑

焦虑与哮喘反复发作有关。

4.知识缺乏

缺乏有关哮喘的防护知识。

(十)护理措施

慢性持续期主要是制订个体化的管理方案,让患儿及其家长掌握哮喘的基本防治知识,提高用药的依从性,避免各种诱发因素,巩固治疗效果。急性期的护理措施如下。

1.环境与休息

保持室内空气清新,温、湿度适宜,避免刺激性气味及强光的刺激,减少花粉等室内变应原的刺激。注意休息,保持患儿安静,如过分烦躁可给予 10% 水合氯醛适当镇静,护理操作应尽可能集中进行。

2.维持气道通畅,缓解呼吸困难

(1)患儿采取坐位或半卧位,以利于呼吸;立即给予鼻导管或面罩吸氧,定时进行血气分

析,及时调整氧流量,以维持血氧饱和度在 92%～95% 或以上。

(2)遵医嘱给予 β_2 受体激动药和糖皮质激素,观察其效果和不良反应。

(3)保证患儿摄入足够的水分,必要时静脉补液,一般可给正常需要量的 2 倍,以降低分泌物的黏稠度,防止痰栓形成。

(4)考虑合并感染者,遵医嘱给予抗生素治疗。

(5)教会并鼓励患儿做深而慢的呼吸运动。

3.密切观察病情变化

监测生命体征,注意呼吸困难的表现及病情变化。若出现 $PaCO_2$ 持续升高,应行气管插管,若出现严重呼吸衰竭、意识障碍、给氧情况下仍有低氧血症,及时给予机械呼吸。

4.做好心理护理

哮喘发作时,鼓励患儿将不适及时告诉医护人员,采取各项措施缓解患儿的恐惧心理。向患儿家长解释哮喘的诱因、治疗过程及预后,指导他们以正确的态度对待患儿。

第二节　消化系统疾病患儿的护理

一、儿童消化系统解剖生理特点

(一)口腔

足月新生儿出生时已具有较好的吸吮和吞咽功能,两颊脂肪垫发育良好,有助于吸吮,早产儿吸吮和吞咽功能较差。新生儿及婴幼儿口腔黏膜薄嫩,血管丰富,唾液腺发育不够完善,唾液分泌少,口腔黏膜干燥,易受损伤和细菌感染;3～4 个月时婴儿唾液分泌开始增加,5～6 个月时明显增多,但由于口底浅,不能及时吞咽所分泌的全部唾液,常发生生理性流涎。3 个月以下婴儿唾液中淀粉酶含量低,故不宜喂哺淀粉类食物。

(二)食管和胃

新生儿和婴儿的食管呈漏斗状,黏膜薄嫩,腺体缺乏、弹力组织及肌层尚不发达,其食管下段贲门括约肌发育不成熟,控制能力差,常发生胃食管反流。婴儿胃呈水平位,幽门括约肌发育良好,吸乳时又常吸入空气,故易发生溢乳和呕吐,一般在 8～10 个月时症状逐渐消失。新生儿胃容量为 30～60mL,1～3 个月时为 90～150mL,1 岁时为 250～300mL,5 岁时为 700～850mL。由于哺乳后不久幽门即开放,胃内容物可陆续进入十二指肠,故实际胃容量不受上述容量限制。胃排空时间因食物种类不同而异,水的排空时间为 1.5～2h,母乳为 2～3h,牛乳为 3～4h。早产儿胃排空慢,易发生胃潴留。

(三)肠

儿童肠管相对较成人长,一般为身长的 5～7 倍(成人仅为 4 倍)。肠黏膜血管丰富,小肠绒毛发育较好,分泌面积及吸收面积较大,有利于消化吸收,但肠壁薄,通透性高,屏障功能差,肠内毒素、消化不全产物和变应原等可经肠黏膜吸收进入体内,易发生全身感染和变态反应性疾病。肠系膜柔软而长,升结肠与后壁固定差,肠活动度大,易发生肠套叠和肠扭转。

(四)肝

年龄越小,肝脏相对越大,婴幼儿正常肝脏可在右肋下触及,6～7岁后则不易触及。婴儿肝结缔组织发育较差,肝细胞再生能力强,不易发生肝硬化,但肝细胞发育尚未完善,肝功能亦不成熟,解毒能力差,在感染、缺氧、中毒等情况下易使肝细胞发生肿胀、变性而肿大,影响其功能。婴儿期胆汁分泌较少,对脂肪的消化和吸收能力较差。

(五)胰腺

出生时胰液分泌量少,3～4个月时胰腺较快发育,胰液分泌量随之增多,并随年龄增长而增加,至成人每日可分泌1～2L。婴幼儿时期胰液及其消化酶的分泌极易受天气和疾病的影响而受抑制,容易发生消化不良;新生儿和小婴儿胰蛋白酶和胰脂肪酶的活性较低,胰淀粉酶的活性更低,对蛋白质和脂肪的消化功能较差,易发生消化不良。

(六)肠道细菌

胎儿消化道内无细菌,出生后数小时细菌即从口、鼻、肛门侵入肠道,主要分布在结肠和直肠。肠道菌群受食物成分影响,母乳喂养儿以双歧杆菌为主,人工喂养儿和混合喂养儿肠内的大肠埃希菌、嗜酸杆菌、双歧杆菌及肠球菌所占比例几乎相等。正常肠道菌群对侵入肠道的致病菌有一定的拮抗作用,但婴幼儿肠道正常菌群脆弱,易受许多因素影响而发生菌群失调,导致消化道功能紊乱。

(七)健康儿童粪便

1.人乳喂养儿粪便

人乳喂养儿粪便呈黄色或金黄色,多为均匀糊状,偶有细小乳凝块,较稀薄,不臭,有酸味,每日2～4次。一般在添加辅食后排便次数减少,1岁后减少到1～2次/日。

2.人工喂养儿粪便

人工喂养儿粪便呈淡黄色或灰黄色,较干厚,多成形,含乳凝块较多,较臭,呈中性或碱性反应,每日1～2次,易发生便秘。

3.混合喂养儿粪便

喂食母乳加牛乳者与单纯牛乳喂养儿相似,但质地较软、颜色较黄,添加谷类、蛋、肉、蔬菜等辅食后,粪便性状逐渐接近成人,大便每日1次左右。

二、胃食管反流

胃食管反流(GER)是指胃内谷物,包括从十二指肠流入胃的胆盐和胰酶等反流入食管甚至口咽部,分生理性反流和病理性反流两种。生理情况下,由于小婴儿食管下端括约肌(LES)发育不成熟或神经肌肉协调功能差,可出现反流,往往出现于日间餐时或餐后,又称"溢乳"。

病理性反流是由于 LES 的功能障碍和(或)与其功能有关的组织结构异常,以致 LES 压力低下而出现的反流,通常发生于睡眠、仰卧位及空腹时,引起一系列临床症状和并发症,即胃食管反流病(GERD)。随着直立体位时间和固体饮食的增多,60％的患儿到 2 岁时症状可自行缓解,部分患儿症状可持续到 4 岁以后。脑性瘫痪、唐氏综合征以及其他原因所致的发育迟缓患儿,有较高的 GER 发生率。

(一)病因和发病机制

1.抗反流屏障功能减弱

(1)LES 压力降低:是引起 GER 的主要原因。正常吞咽时 LES 反射性松弛,压力下降,通过食管蠕动推动食物进入胃内,随之压力恢复到正常水平,并出现一个反应性的压力增高从而防止食物反流。当胃内压和腹内压升高时,LES 会发生反应性主动收缩使其压力超过增高的胃内压,起到抗反流作用。如因某种因素使上述正常功能发生紊乱,LES 短暂性松弛即可导致胃内容物反流进入食管。

(2)LES 周围组织作用减弱:例如,缺少腹腔段食管,致使腹内压增高时不能将其传导至 LES 使之收缩达到抗反流的作用;小婴儿食管角(由食管和胃贲门形成的夹角,即 His 角,正常为 30°～50°)较大;膈肌食管裂孔钳夹作用减弱;膈食管韧带和食管下端黏膜瓣解剖结构存在器质性或功能性病变;以及胃内压、腹内压增高等,均可破坏正常的抗反流功能。

2.食管廓清能力降低

正常食管廓清能力是依靠食管的推动性蠕动、唾液的冲洗、对酸的中和作用、食丸的重力和食管黏膜细胞分泌的碳酸氢盐等多种机制发挥其对反流物的清除作用,以缩短反流物和食管黏膜的接触时间。当食管蠕动减弱或消失,或出现病理性蠕动时,食管清除反流物的能力下降,延长有害的反流物质在食管内的停留时间,增加对黏膜的损伤。

3.食管黏膜的屏障功能破坏

屏障作用是由黏液层、细胞内的缓冲液、细胞代谢及血液供应共同构成。反流物中的某些物质,如胃酸、胃蛋白酶以及十二指肠反流入胃的胆盐和胰酶,使食管黏膜的屏障功能受损,引起食管黏膜炎症。

4.胃、十二指肠功能失常

胃排空能力低下,使胃内容物及其压力增加,当胃内压增高超过 LES 压力时可使 LES 开放。胃容量增加又导致胃扩张,致贲门食管段缩短,使其抗反流屏障功能降低。十二指肠病变时,幽门括约肌关闭不全则导致十二指肠胃反流,进而反流入食管。

(二)临床表现

食管上皮细胞暴露于反流的胃内容物中是产生症状和体征的主要原因。

1.呕吐

呕吐是新生儿和婴幼儿的主要表现。多数患儿于生后第 1 周即出现呕吐,另有少数患儿于生后 6 周内出现症状。呕吐程度轻重不一,多数发生在进食后,有时在夜间或空腹时,表现为溢乳、反刍或吐泡沫，严重者呈喷射状。呕吐物为胃内容物，有时含少量胆汁。年长儿以反胃、反酸、嗳气等症状多见。

2.反流性食管炎常见症状

①烧心：见于有表达能力的年长儿，位于胸骨下端，饮用酸性饮料可使症状加重，服用抗酸药症状减轻；②咽下疼痛：婴幼儿表现为喂奶困难、烦躁、拒食，年长儿诉咽下疼痛，如并发食管狭窄则出现严重呕吐和持续性咽下困难；③呕血和便血：食管炎严重者可发生糜烂或溃疡，出现呕血或黑粪症状。严重的反流性食管炎可发生缺铁性贫血。

3.Barrette 食管

由于慢性 GER，食管下端的鳞状上皮被增生的柱状上皮所替代，抗酸能力增强，但更易发生食管溃疡、狭窄和腺癌。溃疡较深者可发生食管气管瘘。

4.食管外症状

(1)呼吸系统疾病：①呼吸道感染：反流物直接或间接可引发反复呼吸道感染、吸入性肺炎及肺间质纤维化；②哮喘：反流物刺激食管黏膜感受器，反射性引起支气管痉挛而引起哮喘；③窒息和呼吸暂停：多见于早产儿及小婴儿，因反流引起喉痉挛致使呼吸道梗阻，表现为青紫或苍白、心动过缓，甚至发生婴儿猝死综合征。

(2)营养不良：主要表现为体重不增和生长发育迟缓、贫血。

(3)其他：如声嘶、中耳炎、鼻窦炎、反复口腔溃疡、龋齿等。部分患儿可出现精神神经症状：①Sandifer 综合征，是指病理性 GER 患儿呈现类似斜颈样的一种特殊"公鸡头样"的怪异姿势，此为一种保护性机制，以期保持气道通畅或减轻胃酸反流所致的疼痛，同时伴有杵状指、蛋白丢失性肠病及贫血；②婴儿哭吵综合征，表现为易激惹、夜惊、进食时哭闹等。

(三)辅助检查

1.食管钡剂造影

造影可对食管的形态、运动状况、钡剂的反流和食管与胃连接部的组织结构作出判断，并能观察到食管裂孔疝等先天性疾病以及严重病例的食管黏膜炎症改变。

2.食管 pH 动态监测

将微电极放置在食管括约肌的上方，24h 连续监测食管下端 pH，通过计算机软件进行分析，可区分生理性反流和病理性反流，是目前最可靠的诊断方法。

3.其他

检查如胃-食管同位素闪烁扫描、食管内镜检查及黏膜活检、食管动力功能检查、食管胆汁反流动态监测等。

(四)治疗要点

包括体位治疗、饮食治疗、药物治疗和手术治疗。

1.药物治疗

主要作用是降低胃内容物酸度和促进上消化道动力。

(1)促胃肠动力药:常用有多巴胺受体拮抗药多潘立酮(吗叮啉)和通过乙酰胆碱起作用的西沙必利(普瑞博思)。

(2)抗酸药和抑酸药:①抑酸药:H_2 受体拮抗药,如西咪替丁、雷尼替丁;质子泵抑制药,如奥美拉唑(洛赛克)。②中和胃酸药:如氢氧化铝凝胶,多用于年长儿。

(3)黏膜保护药:硫醣铝、硅酸铝盐、磷酸铝等。

2.外科治疗手术指征

①内科治疗 6～8 周无效,有严重并发症(消化道出血、营养不良、生长发育迟缓);②严重食管炎伴溃疡、狭窄或发现有食管裂孔疝者;③有严重的呼吸道并发症,如呼吸道梗阻、反复发作吸入性肺炎或窒息、伴支气管肺发育不良者;④合并严重神经系统疾病。

(五)护理诊断/合作性问题

1.有窒息的危险

与溢乳和呕吐有关。

2.营养失调:低于机体需要量

与反复呕吐致摄入不足有关。

3.疼痛

与胃内容物反流致反流性食管炎有关。

4.知识缺乏

患儿家长缺乏本病的护理知识。

(六)护理措施

1.保持适宜体位,防止窒息

小婴儿的最佳体位为前倾俯卧位,将床头抬高 30°,但睡眠时应采取仰卧位及左侧卧位,以防止婴儿猝死综合征的发生。年长儿在清醒状态下最佳体位为直立位和坐位,睡眠时保持左侧卧位,将床头抬高 20～30cm,以促进胃排空,减少反流频率及反流物误吸。

2.合理喂养,促进生长发育

以稠厚饮食为主,少量多餐,婴儿增加喂奶次数,缩短喂奶间隔时间,人工喂养儿可在牛奶中加入淀粉类食物或进食谷类食品。年长儿亦应少量多餐,以高蛋白、低脂肪饮食为主,睡前 2h 不予进食,保持胃处于非充盈状态,避免食用降低 LES 张力和增加胃酸分泌的食物,如酸性饮料、高脂饮食、巧克力和辛辣食品。严重反流及生长发育迟缓者可管饲喂养,能减少呕吐、缓冲胃酸。

3.合理用药,缓解疼痛

遵医嘱给药并观察药物疗效及不良反应,注意用法和剂量。多潘立酮应饭前半小时及睡前口服;服用西沙必利时,不能同时饮用橘子汁,同时加强对心率和心律的观察;西咪替丁在进餐时或睡前服用效果好。

4.健康教育

告知患儿和(或)其家长体位和饮食护理的方法、重要性、长期性。指导家长观察患儿有无发绀等异常反应,判断患儿的反应状况和喂养情况。带药出院时,详细解释服药方法和注意事项,尤其是用药剂量和不良反应的观察。

三、小儿腹泻

小儿腹泻病或称婴儿腹泻,是由多种原因引起的以大便次数增多和大便性状改变为主的综合征,轻者以呕吐、腹泻等消化道症状为主,重者可引起脱水和电解质紊乱。本病为婴幼儿时期的常见病,1岁以内者约占半数,是我国重点防治的儿童疾病之一。

(一)病因和发病机制

1.易感因素

(1)小儿消化系统的解剖及生理特点:婴幼儿期生长发育快,所需营养物质多,消化道负担重,经常处于紧张的工作状态,而消化系统发育不成熟,胃酸和消化酶分泌少,消化酶活性低,对食物的耐受力差,加之婴儿时期神经、内分泌、循环、肝、肾功能发育不成熟,易发生消化功能紊乱。

(2)免疫系统发育不成熟:胃内酸度低,胃排空较快,对进入胃内的细菌杀灭能力弱;血液中免疫球蛋白(主要是IgM和IgA)和肠道分泌型IgA(SIgA)均较低。

(3)正常肠道菌群未建立,肠道菌群失调,正常肠道菌群可对抗疫致病菌的侵入。

(4)人工喂养:由于不能从母乳中得到免疫成分如SIgA、乳铁蛋白、巨噬细胞、溶菌酶等,而且人工喂养的食具和食物易被污染,故人工喂养儿的肠道感染机会高于母乳喂养儿。

2.病因

(1)感染因素:

①肠道内感染:可由病毒、细菌、真菌、寄生虫引起,以前二者为多见。人类轮状病毒是引起小儿秋冬季腹泻的最常见病原体,其次是腺病毒、埃可病毒和柯萨奇病毒等。细菌性肠炎(不包括法定传染病)的主要病原体为致腹泻大肠杆菌属,其次为空肠弯曲菌、耶尔森菌、鼠伤寒沙门菌等。

人类轮状病毒侵入肠道后,在小肠绒毛顶端的柱状上皮细胞上复制,使细胞发生空泡变性和坏死,受累的肠黏膜上皮细胞脱落而遗留不规则的裸露病变,致使小肠黏膜回吸收水、电解质的能力下降,肠液大量积聚于肠腔而引起腹泻;同时受累的肠黏膜细胞分泌双糖酶不足及活性下降,糖类消化不完全而积滞在肠腔内,被肠道内细菌分解成短链有机酸,使肠液的渗透压升高,而双糖的不完全分解亦造成微绒毛上皮细胞钠转运功能障碍,造成水、电解质的进一步丧失而加重腹泻。

细菌感染时依病原菌不同,发病机制亦不同。如产生肠毒素的细菌(产毒性大肠杆菌等)侵入肠道后,可释放肠毒素,抑制小肠细胞吸收钠和水,同时促进氯的分泌,使小肠液总量增多,超过结肠吸收的限度,排出大量无脓血的水样便而产生分泌性腹泻;侵袭性细菌(如侵袭性大肠埃希菌、空肠弯曲菌等)可侵入肠黏膜组织,产生广泛的炎性反应,引起肠黏膜充血、水肿、炎症细胞浸润、溃疡和渗出等病变,排出含有大量白细胞和红细胞的菌痢样粪便而导致渗出性腹泻。

②肠道外感染:如中耳炎、上呼吸道感染、肺炎、肾盂肾炎、皮肤感染及急性传染病时可伴腹泻。可由于发热及病原体的毒素作用使消化功能紊乱,肠道外感染的某些病原体(主要是病毒)也可同时感染肠道。

(2)非感染因素:

①饮食因素:喂养不当,多发生于人工喂养儿。当摄入的食物的量和质突然改变时,消化、吸收不良的食物积滞于小肠上部,使肠内的酸度减低,肠道下部细菌上移并繁殖,产生内源性感染,食物发酵和腐败,分解产生的短链有机酸使肠腔内渗透压升高,并协同腐败性毒性产物刺激肠壁,使肠蠕动增加而引起腹泻,重者可引致脱水、电解质紊乱及中毒症状。

②气候因素:腹部受凉使肠蠕动增加;天气过热使消化液分泌减少,而由于口渴又吃奶过多,增加消化道负担而致腹泻。

(二)临床表现

临床分期腹泻病程在 2 周以内的急性腹泻;病程 2 周~2 月为迁延性腹泻;病程在 2 个月以上为慢性腹泻。

1.轻型腹泻

多为饮食因素或肠道外感染引起,以消化道症状为主,无明显中毒症状及水、电解质和酸碱平衡紊乱。表现起病可急可缓,主要表现为食欲缺乏,偶有恶心、呕吐、溢乳,每天大便多在 10 次以下,呈黄色或黄绿色,稀糊状或蛋花样,有酸臭,可有少量黏液及未消化的奶瓣(皂块)。精神尚好,偶有低热,无明显水、电解质紊乱及全身中毒症状。患儿排便前常因腹痛而哭闹不安,排便后安静。多在数日内痊愈。

2.重型腹泻

多由肠道内感染所致或由轻型腹泻发展而来,除有较重的消化道症状外,还伴有明显的水、电解质和酸碱平衡紊乱和全身中毒症状。

(1)消化道症状及全身中毒症状:表现为严重的消化道症状,腹泻频繁,每日大便 10 次以上,多者可达数十次,大便水样或蛋花样,有黏液,量多,可使肛周皮肤发红或糜烂;伴有呕吐,甚至吐出咖啡渣样物;全身中毒症状明显,高热或体温不升,烦躁不安,精神萎靡,嗜睡,甚至昏迷、惊厥。

(2)水、电解质、酸碱平衡紊乱表现:

①脱水:是指由于丢失体液过多和摄入量不足使体液总量尤其是细胞外液量的减少。除丢失水分外,还有电解质丢失。依据体液丢失量的多少不同,将脱水分为三度(表 7-1)。

表 7-1 不同程度脱水的临床表现

	轻度脱水(mL/kg)	中度脱水(mL/kg)	重度脱水(mL/kg)
失水占体重百分比	5%以下(50)	5%~10%(50~100)	10%以上(100~120)

续表

	轻度脱水（mL/kg）	中度脱水（mL/kg）	重度脱水（mL/kg）
精神状态	稍差	烦躁或萎靡	昏睡或昏迷
皮肤及黏膜	皮肤稍干燥，弹性稍差，口腔黏膜稍干燥	皮肤苍白，干燥，弹性较差，口腔黏膜干燥	皮肤发灰，干燥，皮肤弹性极差，口腔黏膜极干燥
眼窝及前囟	稍凹陷	明显凹陷	极明显凹陷
眼泪	有	减少	无
尿量	稍减少	明显减少	少尿或无尿
周围循环衰竭	无	无	有

　　营养不良患儿因皮下脂肪少，皮肤弹性较差，容易把脱水程度估计过高；而肥胖小儿皮下脂肪多，脱水程度常易估计过低，临床上应予注意，不能单凭皮肤弹性来判断，应综合考虑。

　　根据脱水时水与电解质丢失比例的不同，将脱水性质分为等渗性、低渗性、高渗性脱水三种，其中以等渗性脱水最常见（表 7-2）。

表 7-2　不同性质脱水的特点

	低渗性脱水	等渗性脱水	高渗性脱水
病因	电解质丢失为主，多见于营养不良伴慢性腹泻、补充非电解质液过多，病程较长	水与电解质丢失比例大致相同，多见于病程较短者	水分丢失为主，多见于补充电解质液过多，高热，入水量少，大量出汗者
血清钠浓度	<130mmol/L	130～150mmol/L	>150mmol/L
神志	嗜睡、昏迷	精神萎靡	烦躁、易激惹
口渴	不明显	明显	极明显
周围循环障碍	明显	依脱水程度	不明显
其他	脱水征明显	一般脱水表现	脱水征不明显，高热、肌张力增高、惊厥

　　②代谢性酸中毒：腹泻引起代谢性酸中毒的原因有：腹泻丢失大量碱性物质；进食少和肠吸收不良，热量不足，体内脂肪分解增加，酮体生成增多；脱水致血容量减少，血液浓缩，血流缓慢，组织缺氧，无氧代谢增加而乳酸堆积；肾血流量不足，尿量减少，排酸减少致酸性代谢产物堆积体内。酸中毒的表现为呼吸深快、精神萎靡、口唇樱红、恶心、呕吐、呼吸有丙酮味等，新生儿和小婴儿酸中毒时临床表现可不典型，往往仅有精神萎靡、拒食和面色苍白等。

　　③低钾血症：发生原因有：呕吐和腹泻导致钾大量丢失；进食少，钾的入量不足；肾保留钾的功能比保留钠为差，血钾虽低，而尿中仍有一定量的钾继续排出。久泻和营养不良的患儿低钾表现更为明显。当低钾伴有脱水、代谢性酸中毒时，由于血液浓缩，尿少而致钾排出量减少，且酸中毒时钾由细胞内转移至细胞外等原因，体内钾总量虽然降低但血清钾浓度多可正常，低钾症状也不明显；而当脱水、代谢性酸中毒被纠正后，排尿后钾排出量增多、大便继续失钾、输

入葡萄糖合成糖原时消耗钾等原因使血钾降低,可出现不同程度的低钾症状。表现为精神萎靡、反应低下、肌肉无力、腱反射减弱、腹胀、肠鸣音减弱、心率增快、心音低钝及心律不齐,心电图改变有 T 波低平或倒置、Q-T 间期延长、ST 段下降及出现 U 波。

④低钙血症和低镁血症:腹泻患儿进食少,吸收不良,从大便丢失钙、镁,可使体内钙、镁减少,但一般多不严重,腹泻较久、营养不良或有活动性维生素 D 缺乏病的患儿更多见。多在脱水和酸中毒纠正后,出现低钙症状如手足搐搦或惊厥;长期腹泻和营养不良患儿经补钙后症状仍不见好转者,应考虑可能有低血镁,其表现为烦躁不安、震颤、惊厥等。

3.不同病原体所致肠炎的临床特点

(1)轮状病毒肠炎:为小儿秋、冬季腹泻的最常见的病原,多见于 6 个月至 2 岁小儿。起病急,常伴发热和上呼吸道感染症状,多先有呕吐,每日大便次数多,量多,水样或蛋花汤样,黄色或黄绿色,无腥臭味,常出现脱水及电解质紊乱,可引起惊厥、心肌受累等。本病为自限性疾病,自然病程一般 3～8d,预后良好。

(2)大肠埃希菌肠炎:多发生在 5～8 月气温较高季节,主要表现为发热、呕吐、腹泻稀水便,重者可有脱水、酸中毒及电解质紊乱。产毒性大肠埃希菌肠炎多无发热和全身症状,侵袭性大肠埃希菌肠炎可引起细菌性痢疾类似的症状。

4.迁延性腹泻和慢性腹泻

多与营养不良和急性期未彻底治疗有关,以人工喂养儿多见。表现为腹泻迁延不愈,病情反复,大便性质和次数极不稳定,严重时可出现水及电解质紊乱。

(三)辅助检查

1.血常规

白细胞总数及中性粒细胞增多提示细菌感染;病毒感染时白细胞总数多在正常范围或降低;嗜酸粒细胞增多属寄生虫感染或过敏性病变。

2.大便检查

轻型腹泻大便常规检查可见大量脂肪球或少量白细胞和不消化的食物残渣;发现白细胞、红细胞者,大便培养可检出致病菌;真菌性肠炎时大便涂片可发现念珠菌孢子及假菌丝;疑为病毒感染者应做病毒学相关检查。

3.血液生化检查

血电解质(血钠)测定可提示脱水性质,血钾测定可反应体内缺钾的程度,血气分析及测定二氧化碳结合力可了解体内酸碱平衡的性质。

(四)治疗要点

腹泻治疗原则调整饮食;合理用药,控制感染;预防及纠正水、电解质和酸碱平衡紊乱;预防并发症。

(1)控制感染:细菌性肠炎需用抗菌素治疗,应根据不同病原菌选用敏感、有效的抗菌素,病毒性肠炎不可滥用抗菌素。

(2)微生态制剂:如双歧杆菌、嗜酸乳杆菌等有利于恢复肠道正常菌群的生态平衡,抑制病原菌定植与侵袭。

(3)肠黏膜保护剂:如蒙脱石粉可能吸附病原体和毒素,增强肠黏膜的屏障功能,阻止病原体的攻击。早期避免用止泻剂,延缓了腹泻病原体的排出可增加细菌繁殖和毒素的吸收。

(4)腹泻患儿能进食后即予补锌治疗,可应用硫酸锌,葡萄糖酸锌。

(五)护理评估

1.健康史

评估患儿有无喂养不当、不洁饮食史,食物过敏史,腹部着凉史及其他疾病史和长期服用广谱抗生素历史等。

2.身体状况

注意呕吐和腹泻的次数、性状、量,有无腹痛,里急后重,记录 24h 出入量,评估脱水的程度和性质,观察患儿生命体征。了解血常规,血液生化检查,大便检查结果。

3.心理社会状况

家长缺乏喂养及卫生知识是导致小儿易患腹泻的重要原因。故应注意评估患儿家庭的经济状况、居住条件、卫生习惯、家长的文化程度。由于家长缺乏对本病知识的了解,常可出现焦虑、怀疑或抱怨。

(六)护理诊断及合作性问题

1.体液不足

体液不足与丢失体液过多和摄入量不足有关。

2.腹泻

腹泻与喂养不当、感染等因素有关。

3.体温过高

体温过高与感染有关。

4.有皮肤黏膜完整性受损的危险

有皮肤黏膜完整性受损的危险与大便次数增多刺激肛周皮肤有关。

5.知识缺乏

知识缺乏与患儿家长缺乏喂养知识、卫生知识及护理腹泻患儿的相关知识有关。

(七)护理目标

(1)患儿腹泻、呕吐次数逐渐减少至停止,脱水、电解质紊乱纠正,体重恢复正常,尿量正常。

(2)患儿大便次数、性状正常。

(3)患儿体温逐渐恢复正常。

(4)住院期间患儿保持皮肤完整,无红臀发生。

(5)家长能说出小儿腹泻的预防措施和护理要点。

（八）护理措施

1.调整饮食

除对严重呕吐者可暂禁食 4～6h(不禁水)，腹泻患儿应继续进食，食用有营养和易消化的日常食物，少量多次。避免含粗纤维的蔬菜和水果，高糖食物会加重腹泻。母乳喂养者继续喂哺母乳，可增加喂奶次数和时间，暂停或减少辅食；人工喂养儿 6 个月以内者牛奶应加米汤或水稀释，或用发酵奶(酸奶)；6 个月以上的婴儿可用平常已习惯的饮食，选用稀粥、面条、并加些熟的植物油、蔬菜、肉末等，但需由少到多，并逐渐过渡到正常饮食；病毒性肠炎多有继发性双糖酶(主要是乳糖酶)缺乏，可暂停乳类喂养，改喂豆制代乳品或酸奶，以减轻腹泻缩短病程；对牛奶和大豆过敏者应改用其他饮食；腹泻停止后逐渐恢复营养丰富的食物，每天加餐 1 次，持续 1 周。

2.严格消毒隔离

护理患儿前后要认真洗手，防止交叉感染。食物应新鲜、清洁。患儿的食具、奶具要认真清洗，严格消毒。

3.严密观察病情

观察记录大便次数、颜色、性状、量，及时送检，注意采集黏液脓血部分。观察患儿有无脱水、电解质紊乱及代谢性酸中毒等表现，遵医嘱进行相应治疗。

4.发热的护理

密切观察患儿体温变化，体温过高应给予头枕冰袋、乙醇擦浴、温水擦浴等物理降温措施或遵医嘱给予药物降温。鼓励患儿多喝水，做好口腔及皮肤护理。

5.维持皮肤完整性

由于腹泻频繁，大便呈酸性或碱性，含有大量肠液及消化酶，臀部皮肤常处于被大便腐蚀的状态，容易发生肛门周围皮肤糜烂，严重者引起溃疡及感染。每次便后须用温水清洗臀部并拭干，局部皮肤发红处涂以 5%鞣酸软膏或 40%氧化锌油并按摩片刻，促进血液循环；应选用消毒软棉尿布并及时更换；避免使用不透气塑料布或橡皮布，防止尿布皮炎发生。

6.健康教育

(1)向家长介绍患儿腹泻的原因及表现治疗和护理，指导如何调整饮食。

(2)指导如何预防小儿腹泻，合理喂养，提倡母乳喂养，指导喂养方法等。培养良好卫生习惯，注意饮食卫生，食物要新鲜，食具、奶具应定期煮沸消毒。培养儿童饭前便后洗手。增强体质，适当进行户外活动，气候变化时防止受凉或过热。避免长期滥用广谱抗菌素。

（九）护理评价

患儿腹泻、呕吐是否逐渐减少至停止，脱水、电解质紊乱是否纠正，患儿体温是否逐渐恢复正常。患儿皮肤是否保持完整，有无红臀发生。家长能否说出小儿腹泻的预防措施和护理要点。

四、肠套叠

肠套叠是指肠管的一部分及其相应的肠系膜套入临近肠腔内的一种肠梗阻。此病是婴儿时期最常见的急腹症。常见于 2 岁以下婴幼儿,尤其是 4～10 个月的婴儿最多见。男孩要比女孩多 2～3 倍。春秋季发病率较高,可能与此时期儿童上呼吸道炎症和腺病毒感染较多有关。

(一)病因

病因至今尚未完全明了。一般将其分为原发性与继发性两种,约 95％的儿童肠套叠属于原发性,多见于婴幼儿;5％属于继发性,多见于年长儿。

(二)病理生理

肠套叠可发生于肠管的任何部位,多起于回肠末端套入结肠(回盲型),少数为小肠套入小肠(小肠型)、结肠套入结肠(结肠型)及回肠先套入远端回肠然后整个再套入结肠内形成复套(回回结型)。被套入的肠段进入髓鞘后,其顶点可继续沿肠管推进,肠系膜也被嵌入,肠系膜血管受压迫,造成局部循环障碍,逐渐发生肠管水肿,肠腔阻塞,套入的肠段被绞窄而坏死,鞘部则扩张呈缺血性坏死,甚至穿孔而导致腹膜炎。

肠套叠依据套入部位不同分为下列几种类型:①回盲型:占总数的 50％～60％;②回结型:约占 30％;③回回结型:占 10％左右;④小肠型:即小肠套入小肠,比较少见;⑤结肠型:结肠套入结肠,也很少见;⑥多发性肠套叠:罕见。

(三)治疗要点

主要是非手术疗法,即行灌肠疗法;灌肠疗法不能复位的需手术治疗。

(四)护理评估

1.健康史

详细询问患儿的出生史、喂养史以及母亲的妊娠史;患儿的饮食习惯、食物过敏史及有无合并上呼吸道感染及其他病毒感染;患儿的发病情况如有无呕吐、便血、腹痛等;患儿有无腹膜刺激征和其他中毒症状。

2.身体状况

多突然起病,其主要临床表现如下:

(1)腹痛:是疾病早期出现的症状,表现为平素健康的婴幼儿,无任何诱因突发剧烈的有规律的阵发性腹痛。

(2)呕吐:因为肠系膜被牵拉,故起病不久即出现反射性呕吐,呕吐物多为奶块或食物。随后即有胆汁,甚至可为粪便样物,是肠梗阻严重的表现。

(3)血便:为重要症状,约 85％病例在发病后 6～12h 发生,呈果酱样黏液血便,或做直肠指检时发现血便。

（4）腹部肿块：多数病例在右上腹部触及腊肠样肿块，表面光滑，略有弹性，稍可移动。晚期发生肠坏死或腹膜炎时，可出现腹胀、腹水、腹肌紧张及压痛，不易扪及肿块。

（5）全身情况：早期患儿一般情况稳定，体温正常，仅有面色苍白，精神欠佳，食欲减退或拒食。随发病时间延长，一般情况逐渐严重，表现精神萎靡、嗜睡、严重脱水、高热、腹胀，甚至休克或腹膜炎征象。

3.辅助检查

（1）X线检查：可见肠梗阻征象。

（2）腹部B超检查：在套叠部位横断面可见同心圆或靶环状肿块图像，纵断面扫描可见套筒征。

4.心理-社会状况

评估患儿家长对疾病的心理反应和应对能力、对知识的理解能力；患儿家长是否得到和疾病、治疗护理等相关的健康指导。

（五）常见护理诊断/问题

1.疼痛

疼痛与肠系膜受牵拉和肠管强烈收缩有关。

2.知识缺乏

患儿家长缺乏有关疾病治疗及护理的知识。

（六）预期目标

（1）患儿疼痛逐渐减轻或消失。

（2）家长能掌握肠套叠的治疗及护理等知识。

（七）护理措施

1.非手术治疗护理

（1）密切观察病情变化：健康婴幼儿突然发生阵发性腹痛、呕吐、便血和腹部扪及腊肠样肿块时可确诊肠套叠，应密切观察腹痛的特点及部位，以助于诊断。

（2）灌肠复位效果观察及护理：

①灌肠复位成功的表现：a.拔出肛管后排出大量带臭味的黏液血便或黄色粪水；b.患儿安静入睡，不再哭闹及呕吐；c.腹部平软，触不到原有的包块；d.复位后给予口服0.5～1g活性炭，6～8h后可见大便内炭末排出。

②如患儿仍然烦躁不安，阵发性哭闹，腹部包块仍存在，应怀疑是否套叠未复位或又重新发生套叠，应立即通知医师做进一步处理。

③灌肠术后护理：遵医嘱禁食禁水，待肠蠕动恢复及排气后，大便颜色转为正常，可给患儿少量饮水；若无不适，可进食流质或半流质，以后渐渐过渡到普食。

2.手术治疗护理

（1）术前护理：术前密切观察生命体征、意识状态，特别注意有无水电解质紊乱、出血及腹膜炎等征象,并做好术前常规检查;向家长说明选择治疗方法的目的,消除其心理负担,争取对治疗和护理的支持与配合。

(2)术后护理:

①麻醉未清醒前,取平卧位,头偏向一侧。

②术后不能进食,一般禁食48h,排气后可饮少量温开水,无恶心、呕吐症状后可进食母乳或流食,但禁食豆制品,以免引起腹胀。

③注意保持胃肠减压通畅,引流管勿折或拔出,观察引流液颜色及量,预防感染及吻合口瘘。患儿排气、排便后可拔除引流管,逐渐恢复由口进食。

④注意有无腹痛、腹胀、进食后呕吐等现象,以防肠粘连的发生。

3.健康教育

(1)合理搭配患儿饮食,建立良好的饮食习惯。避免过冷食物及多种食物对肠道的刺激。

(2)避免感冒、腹泻及剧烈活动等,以防复发;若患儿出现腹痛、腹胀、呕吐、停止排便等状况及时就诊。

(3)定期复查,观察术后切口情况。

(八)护理评价

经过治疗及护理,患儿腹部疼痛是否逐渐减轻或消失;患儿家长是否掌握肠套叠的治疗及护理等知识。

五、先天性巨结肠

先天性巨结肠又称为先天性无神经节细胞症,是儿童常见的先天性肠道畸形,它是由于直肠或结肠远端的肠管持续痉挛,粪便淤滞在近端结肠,使该肠管肥厚、扩张。该病发病率为$1/2000 \sim 1/5000$,男女比例为$(3 \sim 4):1$,有遗传倾向。

(一)病因

本病的病因和发病机制尚未完全明确,目前公认是一种多基因遗传和环境因素共同作用的结果。

(二)病理生理

本病的基本病理变化是局部肠壁肌间和黏膜下的神经丛缺乏神经节细胞,使病变肠段失去推进式正常蠕动,经常处于痉挛状态,形成功能性肠梗阻,粪便通过困难,痉挛肠管的近端由于长期粪便淤积逐渐扩张、肥厚而形成巨结肠。实际上巨结肠的主要病变是在痉挛肠段,约90%病例无神经节细胞肠段位于直肠和乙状结肠远端,个别病例波及全结肠、末端回肠或仅在直肠末端。新生儿期常因病变段肠管痉挛而出现全部结肠甚至小肠极度扩张,反复出现完全性肠梗阻的症状,年龄越大结肠扩张越明显、越趋局限。

(三)治疗要点

1.保守治疗

保守治疗适用于痉挛肠段短、便秘症状轻者,包括定时用等渗盐水洗肠、扩肛、使用甘油栓或缓泻药等,并可用针灸或中药治疗,避免粪便在结肠内淤积。

2.手术治疗

若保守治疗无效应手术治疗,包括结肠造瘘术和根治术。

(四)护理评估

1.健康史

详细询问患儿的出生史、喂养史、母亲的妊娠史以及家族史;患儿的发病情况如有无腹胀、呕吐、营养不良、发育延迟等。

2.身体状况

(1)胎粪排出延迟、顽固性便秘和腹胀:患儿生后24～48h内多无胎便或仅有少量胎便排出,生后2～3d出现腹胀、拒食、呕吐等急性低位性肠梗阻表现,以后逐渐出现顽固性便秘。患儿数日甚至1～2周以上排便一次,腹胀明显,可见肠型和蠕动波,肠鸣音增强,膈肌上抬可致呼吸困难。

(2)呕吐、营养不良、发育迟缓:由于功能性肠梗阻,可出现呕吐,量不多,呕吐物含少量胆汁,严重者可见粪液。由于腹胀、呕吐、便秘使患儿食欲下降,影响营养吸收致营养不良、发育迟缓。

(3)并发症:患儿常并发小肠结肠炎、肠穿孔及继发感染。

3.心理-社会状况

评估患儿家长对疾病的心理反应和应对能力、对知识的理解能力;患儿家长是否得到和疾病、治疗护理等相关的健康指导。

(五)常见护理诊断/问题

1.便秘

便秘与远端肠段痉挛、低位性肠梗阻有关。

2.营养失调:低于机体需要量

营养失调与便秘、腹胀引起食欲减退有关。

3.生长发育迟缓

生长发育迟缓与腹胀、呕吐、便秘使患儿食欲减退,影响营养物质吸收有关。

4.知识缺乏

家长缺乏疾病治疗及护理的相关知识。

(六)预期目标

(1)患儿腹胀、便秘等逐渐减轻或消失。

(2)家长能对患儿进行合理喂养,体重逐渐恢复。

(3)生长发育各项指标逐渐达到正常。

(4)家长能掌握先天性巨结肠的治疗及护理等知识。

（七）护理措施

1.术前护理

（1）清洁肠道、解除便秘：口服缓泻剂、润滑剂，帮助排便；使用开塞露、扩肛等刺激括约肌，诱发排便；部分患儿需用生理盐水进行清洁灌肠，每日1次，肛管插入深度要超过狭窄段肠管，忌用清水灌肠，以免发生水中毒。

（2）改善营养：对存在营养不良、低蛋白血症者应加强支持疗法。

（3）观察病情：特别注意有无小肠结肠炎的征象，如高热、腹泻、排出奇臭粪液，伴腹胀、脱水、电解质紊乱等，并做好术前准备。

（4）做好术前准：清洁肠道；术前2d按医嘱口服抗生素，检查脏器功能并做相应处理。

2.术后护理

（1）常规护理：禁食至肠蠕动功能恢复；胃肠减压防止腹胀；记尿量；更换伤口敷料以防感染；按医嘱应用抗生素。

（2）观察病情：观察体温、大便情况；如体温升高、大便次数增多，肛门处有脓液流出，直肠指检可扪及吻合口裂隙，表示盆腔感染；如术后仍有腹胀，并且无排气、排便，可能与病变肠段切除不彻底或吻合口狭窄有关，均应及时报告医师进行处理。

3.健康教育

（1）术前向家长说明选择治疗方法的目的，消除其心理负担，争取对治疗和护理的支持与配合。

（2）指导家长术后2周左右开始每天扩肛1次，坚持3～6个月，同时训练排便习惯，以改善排便功能，如不能奏效，应进一步检查和处理。

（3）定期随诊，确定是否有吻合口狭窄。

（八）护理评价

经过治疗及护理，患儿腹胀、便秘是否逐渐减轻或消失；家长是否能对患儿进行合理喂养，体重是否逐渐恢复；生长发育各项指标是否逐渐达到正常；家长是否掌握先天性巨结肠的治疗及护理等知识。

六、先天性肥厚性幽门狭窄

先天性肥厚性幽门狭窄是由于幽门环肌增生肥厚，使幽门管腔狭窄而引起的上消化道不完全梗阻性疾病，是新生儿期常见的消化道畸形。发病率为 $1/3000～1/1000$，男、女发病率之比约为 $5:1$，以第一胎多见，多为足月儿。

（一）病因和发病机制

至今尚未完全清楚，一般认为与下列因素有关。

1.遗传因素

本病为多基因遗传性疾病，父亲或母亲有本病史者，其子代发病率可高达 7% 左右；母亲有本病史的子代发病机会比父亲有本病史者为高。

2.胃肠激素及其他生物活性物质紊乱

研究发现,患儿幽门环肌中的脑啡肽、P 物质和血管活性肠肽有不同程度的减少;患儿血清胃泌素、前列腺素水平增高;使用外源性前列腺素 E 维持动脉导管开放时容易发生幽门狭窄;患儿幽门组织一氧化氮合酶减少等。

3.先天性幽门肌层发育异常

在胚胎 4～6 周幽门发育过程中,肌肉发育过度,致使幽门肌,尤其是环肌肥厚而致梗阻。

(二)病理生理

幽门肌全层增生、肥厚,以环肌更为明显。肥厚的肌层渐向胃壁移行,因胃壁肌层与十二指肠壁肌层不延续,故肥厚部突然终止于十二指肠始端,使幽门肿大,呈橄榄形,颜色苍白,表面光滑,质地如硬橡皮,随日龄而逐渐增大。幽门管腔狭窄致胃强烈蠕动,使幽门管部分被推入十二指肠,使十二指肠黏膜反折呈子宫颈样。幽门管腔狭窄亦造成食物潴留致使胃扩大、胃壁增厚,黏膜充血、水肿,可有炎症和溃疡。

(三)临床表现

典型症状和体征为无胆汁的喷射性呕吐、胃蠕动波和右上腹肿块。

1.呕吐

呕吐为本病的主要症状,多发生于生后 2～4 周。开始为溢乳,逐日加重呈喷射性呕吐,几乎每次喂奶 10～30min 后即吐。呕吐物为带凝块的奶汁,不含胆汁,少数患儿呕吐物呈咖啡样物或血样,系因呕吐频繁,使胃黏膜毛细血管破裂出血。患儿食欲亢进,呕吐后即饥饿欲食。呕吐严重时,吐出大部分食物,致使大便次数减少和少尿。

2.胃蠕动波

常见,但非特有体征。蠕动波从左季肋下向右上腹部移动,到幽门即消失。在喂奶时或呕吐前容易见到,轻拍上腹部常可引出。

3.右上腹肿块

右上腹肿块为本病特有体征,具有诊断意义,临床检出率可达 60%～80%。用指端在右季肋下腹直肌外缘处轻轻向深部按扪,可触到橄榄形、质较硬的肿块,可以移动。

4.黄疸

1%～2% 的患儿伴有黄疸,非结合胆红素增高,手术后数日即消失。原因不明,可能与饥饿和肝功能不成熟,葡萄糖醛酸基转移酶活性不足,以及大便排出少、胆红素肝肠循环增加有关。

5.消瘦、脱水及电解质紊乱

因长期反复呕吐,摄入不足,致患儿体重不增或下降,逐渐出现营养不良、脱水、低氯性碱中毒等,晚期脱水加重,组织缺氧,产生乳酸血症、低钾血症;肾功能损害时,可合并代谢性酸中毒。

（四）辅助检查

1.腹部 B 超检查

腹部 B 超检查为首选的无创检查,可发现幽门肥厚肌层为一环形低回声区,相应的黏膜层为高密度回声,并可测量肥厚肌层的厚度、幽门直径和幽门管长度,如果幽门肌厚度≥4mm、幽门管直径≥13mm、幽门管长度≥17mm,即可诊断为本病。

2.X 线钡剂检查

X 线透视下可见胃扩张,钡剂通过幽门排出时间延长,胃排空时间延长。仔细观察可见幽门管延长,向头侧弯曲,幽门胃窦呈鸟嘴状改变,管腔狭窄如线状,十二指肠球部压迹呈"蕈征""双肩征"等为诊断本病特有的 X 线征象。

（五）治疗要点

确诊后应尽早纠正营养状态,并进行幽门肌切开术,手术方法简便,效果良好。

（六）护理诊断/合作性问题

1.手术前

(1)营养失调:低于机体需要量与呕吐、摄入量不足有关。

(2)有误吸的危险与呕吐有关。

(3)有体温改变的危险与营养不良、脱水有关。

(4)焦虑与家长不了解本病的知识有关。

2.手术后

(1)有感染的危险与手术、组织损伤及患儿免疫力低有关。

(2)有体温改变的危险与患儿年龄小及手术切口有关。

(3)潜在并发症:肠黏膜出血、穿孔、肠梗阻、肠粘连、酸中毒。

（七）护理措施

1.术前护理

(1)营养支持:依据患儿病情,给予合理肠内、外营养支持治疗。患儿发病时间越长,营养状况越差,脱水、电解质紊乱往往越严重,应给予足够热量,输入葡萄糖同时应用氨基酸、脂肪乳等,或应用全静脉营养,注意给予血浆、蛋白输入,纠正低蛋白血症。一般营养状况改善后再考虑手术。对家长进行喂养指导,每次喂奶后竖抱至少 30min 并轻拍后背,以减少呕吐,根据患儿梗阻情况控制喂奶量,对于呕吐频繁、剧烈及合并十二指肠隔膜、肠旋转不良的患儿给予禁饮、禁食,安置胃肠减压,给予全肠外营养支持治疗。监测体重等,观察营养状况有无改善。

(2)预防误吸:保持呼吸道通畅,床旁备吸痰器。向家长告知并讲解呕吐的护理方法,应将患儿置于右侧斜坡卧位(头部抬高至少 30°)或平卧、头偏向一侧体位。呕吐时将患儿置于俯卧位或侧卧位,面部朝下、轻拍背,利于呕吐物流出,并防止引起吸入性肺炎。及时清除口腔内的奶汁,防止异物留于口腔内。

(3)维持正常体温:监测体温。患儿营养越差,越容易出现低体温,尤其是新生儿更要注意保暖,以预防新生儿硬肿病。根据周围环境采取相应的保暖措施,新生儿或低体重儿可放置在暖箱内,大龄儿可应用远红外线辐射台或电温毯。患儿亦出现高热,高热患儿在手术前应降温,因高热时对缺氧、麻醉、手术的耐力降低,容易发生惊厥,甚至昏迷、死亡。

(4)心理护理:因患儿常呕吐、消瘦,家长易产生急躁、焦虑心理,尤其是患儿的母亲。故入院后应做好解释工作,充分说明该疾病的病因、治疗和预后情况,消除患儿家长焦虑情绪,使其对此疾病的治愈充满信心,更好地配合治疗及护理工作。

(5)做好术前准备:遵医嘱做好各种检查,术前备皮,术前12h禁食、6h禁水,术晨留置胃肠减压管。纠正水、电解质紊乱等。

2.术后护理

(1)预防感染:可发生切口感染、肺部感染等。

①切口护理术后密切观察患儿有无异常哭闹、频繁呕吐等情况,观察切口敷料有无渗血、渗液,同时用安抚奶嘴安抚、多怀抱等方法避免患儿剧烈哭闹。患儿腹壁薄弱,营养不良,且术后易哭闹、肠功能紊乱,腹胀而致腹压升高,引起黏合切口裂开。为防止大小便污染切口,可选用一次性透明敷料保护切口,可减轻切口张力,并加强切口隔离。

②加强呼吸道管理、预防肺部感染由于新生儿气管和支气管狭窄,黏膜脆弱的生理解剖特点,加之术前频繁呕吐,术中气管插管对呼吸道的刺激等因素,患儿术后易发生肺部感染。故需严密监测患儿的生命体征,包括反应、面色、呼吸频率及深浅、心率及节律,将患儿肩部垫高,头稍后仰并偏向一侧,给予低流量吸氧,注意及时清理呼吸道分泌物,必要时雾化吸痰。

(2)维持体温正常:体温过高时应及时遵医嘱应用退热药降温。体温过低者,术后应加强保暖,条件允许者可将患儿置于保温箱中,或增加包被或用家长的双手捂热或适当使用热水袋(防止烫伤)新生儿、低体重儿可用暖箱,大龄儿可应用电温毯或远红外线辐射台。各种护理操作应集中进行,操作时注意保暖。

(3)病情观察,预防并发症:严密观察患儿的腹部体征,如果术后数小时内腹胀加重,胃肠减压管内血性液体增多,可能发生胃十二指肠黏膜穿孔,应及时通知医师;监测生命体征;评估患儿呼吸状态,观察面色及意识,保持呼吸道通畅,给予低流量吸氧;帮助患儿床上多翻身,增加肠蠕动,减少术后粘连的发生,减轻腹胀。

(4)合理喂养:术后一般留置胃管1~2d。根据引流液的性质和患儿的情况决定是否拔管。做好胃管的护理,注意观察引流液的颜色。严格控制喂养时间及喂养量,术后24~48h后喂水,先给予3~5mL温开水,饮水后注意观察,如吞咽动作好,无呕吐及呛咳,可开始少量喂奶,每2h1次,每次20~30mL,如无呕吐,以后可每次增加10~15mL,逐渐增加到正常奶量。对于术前有长期呕吐的患儿,术后仍可能出现呕吐,可以暂缓喂养,给予静脉补液和营养支持。术后进食后呕吐者,几天内呕吐即可消失,主要是由于幽门水肿或胃内气体所致,多有自限性。而出现持续性呕吐超过1周以上,多与幽门环肌切开不全、胃食管反流、未发现的十二指肠穿孔等因素有关。

(5)健康教育:由于术后恢复喂养时间短,嘱家长注意观察患儿呕吐及大便性状,根据进食后情况逐渐加大摄入奶量,少量多次。每次喂完奶后应尽量竖抱叩背,如进食后出现恶心、呛奶、腹胀等应随时就诊。观察脐部切口有无出血、渗液,定期门诊伤口换药。

第三节　循环系统疾病患儿的护理

一、儿童循环系统解剖生理特点

(一)心脏的胚胎发育

心脏于胚胎第2周开始形成,约于第4周起有循环作用,至第8周形成具有四腔的心脏。因此,妊娠第2~8周是心脏胚胎发育的关键时期,也是预防先天性心血管畸形的重要时期。

(二)胎儿血液循环和出生后的改变

1.正常胎儿血液循环

来自胎盘的动脉血由脐静脉进入胎儿体内,在肝脏下缘分成两支,一支入肝与门静脉汇合后经肝静脉进入下腔静脉;另一支经静脉导管直接进入下腔静脉,与来自下半身的静脉血混合,共同流入右心房。此混合血(以动脉血为主)约1/3经卵圆孔入左心房,再经左心室流入升主动脉,供应心脏、头部和上肢(上半身),其余的流入右心室。从上腔静脉回流的来自上半身的静脉血,进入右心房后绝大部分流入右心室,与来自下腔静脉的血液一起进入肺动脉。由于胎儿肺脏处于压缩状态,肺动脉的血只有少量流入肺脏,经肺静脉回到左心房,约80%的血液经动脉导管与来自升主动脉的血液汇合后进入降主动脉(以静脉血为主),供应腹腔器官和下肢(下半身),最后经两条脐动脉回到胎盘,换取营养及氧气(图7-1)。故胎儿期供应脑、心脏、肝及上肢的血氧量远较下半身为高。

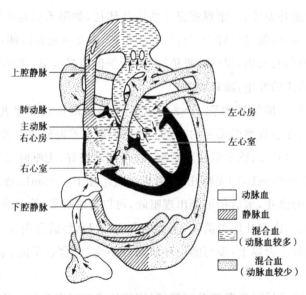

图7-1　胎儿血液循环示意图

2.出生后血液循环的改变

(1)脐血管的改变:脐血管在脐带结扎6～8周完全闭锁,形成韧带。

(2)卵圆孔关闭:随着自主呼吸的建立,肺血流量明显增多,由肺静脉回到左心房的血液增多,左心房压力因而增高,当左心房压力超过右心房压力时,卵圆孔形成功能性关闭,生后5～7个月形成解剖性闭合。

(3)动脉导管关闭:出生后,由于肺循环压力降低,体循环压力增高,使流经动脉导管内的血流逐渐减少,最后停止。自主呼吸使体循环血氧饱和度增高,直接促使动脉导管壁平滑肌收缩,前列腺素E浓度下降,故导管逐渐闭塞,生后15h形成动脉导管功能性关闭。生后3～4个月80％婴儿、1岁时95％婴儿形成解剖性闭合。

(三)各年龄儿童心脏、心率及血压的特点

1.心脏

新生儿心脏重20～25g,心脏重量与体重的比值比成人大。儿童心脏在胸腔的位置随年龄增长而改变,小于2岁的婴幼儿心脏多呈横位,心尖搏动位于左侧第4肋间锁骨中线外侧,心尖部主要为右心室。以后心脏逐渐由横位转为斜位,3～7岁心尖搏动已位于左侧第5肋间锁骨中线处,心尖部主要为左心室。7岁以后心尖位置逐渐移到左侧锁骨中线内0.5～1cm处。

2.心率

由于儿童新陈代谢旺盛和交感神经兴奋性较高,故心率较快,随年龄增长而逐渐减慢。新生儿心率平均120～140次/分,1岁以内110～130次/分,2～3岁100～120次/分,4～7岁80～100次/分,8～14岁70～90次/分。进食、活动、哭闹和发热可影响儿童心率,一般体温每升高1℃,心率增加10～15次/分,睡眠时心率减少10～12次/分。因此,应在儿童安静时或睡眠状态下测量心率和脉搏。

3.血压

由于儿童心搏出量较少,动脉壁的弹性较好和血管口径相对较大,故血压偏低,随着年龄增长而逐渐升高。新生儿收缩压平均60～70mmHg,1岁为70～80mmHg,2岁以后收缩压可按公式计算:收缩压＝(年龄×2＋80)mmHg,舒张压为收缩压的2/3。收缩压高于此标准20mmHg为高血压,低于此标准20mmHg为低血压。正常情况下,下肢的血压比上肢约高20mmHg。为儿童测量血压时应选择宽度为上臂长度1/2～2/3的血压计袖带,过宽或过窄均会影响测量结果。

二、先天性心脏病

(一)概述

先天性心脏病(CHD),是胎儿期心脏及大血管发育异常而致的先天畸形,是小儿最常见的心脏病,先天性心脏病的发病率在活产婴儿中为7％～8％,而在早产儿中的发生率为成熟

儿的 2～3 倍,若包括出生前即死亡的胎儿,本病的发病率更高。各类先天性心脏病的发病情况以室间隔缺损最多,其次为房间隔缺损、动脉导管未闭和肺动脉瓣狭窄。法洛四联症则是存活的青紫型先天性心脏病中最常见者。

近年小儿先天性心脏病的诊治研究取得了很大进展。由于电子计算机技术的进步,无创性心脏诊断技术如超声心动图、核素心血管造影及磁共振等得到了迅速发展。心脏导管术及选择性心血管造影术的发展使心脏血管畸形诊断及血流动力学的检测更加完善。其中超声心动图检查能为绝大多数的儿童及部分胎儿先天性心脏病做出准确的诊断,并为外科手术提供足够的信息,在心脏疾病诊治中发挥不可或缺的作用。

心脏外科手术方面,体外循环、深低温麻醉下心脏直视手术的发展以及带瓣管道的使用不仅使大多数常见先天性心脏病根治手术效果大为提高,而且对某些复杂心脏畸形亦能在婴儿期、甚至新生儿期进行手术,加之术后监护及生命支持技术的提高,先天性心脏病的预后已大为改观。近年来,先天性心脏病介入技术的发展为先天性心脏病的治疗开辟了崭新的途径。

1.病因

先天性心脏病的病因尚未完全明确,目前认为心血管畸形的发生主要由遗传因素、环境因素及其相互作用所致。

(1)遗传因素:主要包括染色体易位与畸变、单一基因突变、多基因病变和先天性代谢紊乱。

(2)环境因素:较重要的为宫内感染,特别是孕母孕早期患病毒感染如风疹、流行性感冒、流行性腮腺炎和柯萨奇病毒感染等;其他如孕母缺乏叶酸、接触放射线、服用药物(抗癌药、抗癫痫药等),孕母患代谢性疾病(糖尿病、高钙血症、苯丙酮尿症等)、引起宫内缺氧的慢性疾病;妊娠早期饮酒、吸毒等均可能与发病有关。

在胎儿心脏发育阶段,若有任何因素影响了心脏胚胎发育,使心脏某一部分发育停顿或异常,即可造成先天性心脏畸形。因此,加强孕妇的保健特别是在妊娠早期适量补充叶酸,积极预防风疹、流行性感冒等病毒性疾病,以及避免与发病有关的因素接触,对预防先天性心脏病具有积极的意义。

2.分类

先天性心脏病的种类很多,且可有两种以上畸形并存,可根据左、右心腔或大血管之间有无直接分流和临床有无青紫分为三大类。

(1)左向右分流型(潜伏青紫型):在左、右心之间或主动脉与肺动脉之间有异常通路,正常情况下,由于体循环压力高于肺循环,故平时血液从左向右分流而不出现青紫。当剧烈哭闹、屏气或任何病理情况下致使肺动脉或右心室压力增高并超过左心压力时,则可使氧含量低的血液自右向左分流而出现暂时性青紫,故称为潜伏青紫型,如室间隔缺损、动脉导管未闭和房间隔缺损等。

(2)右向左分流型(青紫型):为先天性心脏病中最严重的一组,由于某些原因(如右心室流出道狭窄)致使右心压力增高并超过左心,静脉血不能全部流入肺循环进行氧合,部分血液从右向左分流入左心室、主动脉,或因大动脉起源异常,使大量静脉血流入体循环,均可出现全身持续性青紫,故称为青紫型,如法洛四联症和大动脉转位等。

(3)无分流型(无青紫型):即心脏左、右两侧或动、静脉之间无异常通路或分流,故无青紫现象,只在发生心力衰竭时才发生青紫,如肺动脉狭窄和主动脉缩窄等。

(二)临床常见的先天性心脏病

常见的小儿先天性心脏病有室间隔缺损、房间隔缺损、动脉导管未闭、肺动脉狭窄、法洛四联症和大动脉错位等。室间隔缺损是最常见的先天性心脏病。

1.室间隔缺损

室间隔缺损(VSD)由胚胎期室间隔(流入道、小梁部和流出道)发育不全所致,是最常见的先天性心脏病,占我国先天性心脏病的25%～50%。室间隔缺损可单独存在,也可与心脏其他畸形并存。根据缺损位置的不同,可分为4种类型。①膜周部缺损:是缺损最常见的部位,缺损常超过膜部室间隔范围,累及邻近部分的室间隔;②肌部缺损:缺损边缘均为室间隔肌部;③双动脉下型:缺损的上缘为主动脉与肺动脉瓣环的连接部;④邻近三尖瓣型。根据缺损的面积大小可分为以下3种类型。①小型缺损:缺损的直径<5mm;②中型缺损:缺损的直径5～10mm;③大型缺损:缺损的直径>10mm。20%～50%的膜周部和肌部小梁缺损可在5岁内闭合,但大多发生在1岁内。

(1)病理生理:室间隔缺损主要是左、右心室之间的室间隔存在异常通道,由于左心室的收缩压显著高于右心室,因此分流方向为左心室到右心室,一般无青紫。室间隔缺损的血流动力学改变与缺损大小及肺血管阻力有关。分流致肺循环血量增加,回流至左心房、左心室的血量增多,使左心房、左心室的负荷加重,导致左心房、左心室肥大。心肌肥厚使室壁顺应性减弱,左心室舒张末期压力升高,左心房充盈、左心室受累,肺静脉回流受阻,导致肺内淤血出现肺间质水肿。随着病情的发展或分流量大时,可产生肺动脉高压。在高压及高流量状态下,肺小动脉痉挛,中层和内膜层渐增厚,管腔变小、梗阻。随着肺血管病变进行性发展则渐变为不可逆的阻力性肺动脉高压。当右心室收缩压超过左心室收缩压时,左向右分流逆转为双向分流或右向左分流,出现发绀,即艾森曼格综合征。

(2)临床表现:临床表现取决于缺损的大小、肺动脉血流量和肺动脉压力。

①症状:小型室间隔缺损可无症状,一般活动不受限制,生长发育不受影响。大、中型室间隔缺损,左向右分流量多,体循环流量相应减少,患儿多生长迟缓,体重不增,有消瘦、喂养困难、活动后乏力、气短、多汗,通常无发绀,易患反复呼吸道感染,易导致充血性心力衰竭等。有时因扩张的肺动脉压迫喉返神经,引起声嘶。

②体征:体检时听到胸骨左缘第3～4肋间响亮粗糙的全收缩期吹风样杂音,向心前区及后背传导,常伴震颤,心尖部伴随较短的舒张期隆隆样杂音(反映分流量较大所致相对性二尖瓣狭窄)。随年龄增加,肺动脉第二音增强,提示肺动脉高压。长期肺动脉高压的患儿,右心室压力显著升高,逆转为右向左分流,出现青紫、杵状指并逐渐加重。此时心脏杂音往往减轻,肺动脉第二音显著亢进。

③并发症:室间隔缺损易并发支气管炎、支气管肺炎、充血性心力衰竭、肺水肿及感染性心内膜炎。

(3)辅助检查:

①心电图:小型缺损,心电图可正常或表现为轻度左心室肥大;中型缺损主要为左心室舒张期负荷增加表现,RV_5、V_5 升高伴深 Q 波,T 波直立、高尖、对称,以左心室肥厚为主;大型缺损为双心室肥厚或右心室肥厚。症状严重、出现心力衰竭时,可伴有心肌劳损。

②X 线检查:小型室间隔缺损心肺 X 线检查无明显改变,或肺动脉段延长或轻微突出,肺野轻度充血。中型室间隔缺损心影轻度到中度增大,左、右心室增大,以左心室增大为主,主动脉弓影较小,肺动脉段扩张,肺野充血。大型室间隔缺损心影中度以上增大,呈二尖瓣型,左、右心室增大,多以右心室增大为主,肺动脉段明显突出,肺野明显充血。当肺动脉高压转为双向或右向左分流时,出现艾森曼格综合征,主要特点为肺动脉主支增粗,而肺外周血管影很少,宛如枯萎的秃枝,心影可基本正常或轻度增大。

③超声心动图:可解剖定位和测量大小,但<2mm 的缺损可能不被发现。二维超声可从多个切面显示缺损直接征象,即回声中断的部位、时相、数目与大小等。彩色多普勒超声可显示分流束的起源、部位、数目、大小及方向,一般为收缩期五彩镶嵌的左向右分流束。频谱多普勒超声可测量分流速度,计算跨隔压差和右心室收缩压,估测肺动脉压。还可通过测定肺动脉瓣口和二尖瓣口血流量计算肺循环血流量(Qp);测定主动脉瓣口和三尖瓣口血流量计算体循环血流量(Qs),正常时 $Qp/Qs≈1$,此值增高≥1.5 提示为中等量左向右分流,≥2.0 为大量左向右分流。

④心导管检查:进一步证实诊断及进行血流动力学检查,评价肺动脉高压程度、计算肺血管阻力及体肺分流量等。右心房、室血氧含量相差多超过 1.0% 容积,提示存在心室水平左向右分流。小型缺损增高右心室和肺动脉压力不明显,大型缺损往往增高。伴有右向左分流时,主动脉血氧饱和度降低,肺动脉阻力可显著高于正常值。

⑤心血管造影:造影可示心腔形态、大小及心室水平分流束的起源、部位、时相、数目与大小,除外其他并发畸形等。当合并下列情况可以做左心室选择性造影:a.重度肺动脉高压,需要与同时合并动脉导管未闭鉴别;b.明确多个室间隔缺损的部位及大小;c.了解主动脉瓣脱垂情况,可做逆行主动脉根部造影。

(4)治疗要点:

①内科治疗:主要是防治肺部感染、心力衰竭和感染性心内膜炎。室间隔缺损有自然闭合的可能,中、小型缺损可先在专科门诊随访至学龄前,有临床症状如反复呼吸道感染和充血性心力衰竭时进行抗感染、强心、利尿、扩血管等内科处理。一定要注意缺损缩小引起的临床症状改善与艾森曼格综合征引起的临床症状改善相鉴别。

②外科治疗:

a.手术治疗:中型缺损,临床上有症状者宜于学龄前期做修补术。大型缺损,在 6 个月以内发生难以控制的充血性心力衰竭和反复罹患肺炎、生长缓慢者应予以手术治疗;6 个月至 2

岁的婴幼儿,虽然心力衰竭能控制,但肺动脉压力持续升高、大于体循环的 1/2,或 2 岁以后肺循环血量与体循环血量的比>2∶1,亦应及时手术修补。

b.介入性心导管术:心尖肌部室间隔缺损或多发性室间隔缺损可直接经心室或经皮穿刺实施封堵,如室间隔缺损手术后有残余分流,可采用介入治疗闭合。

2.房间隔缺损

房间隔缺损(ASD)是小儿时期常见的先天性心脏病,该病的发病率约为活产婴儿的 1/1500,占小儿先天性心脏病发病总数的 5%～10%。女性较多见,男、女性别比例为 1∶2。ASD 是因房间隔在胚胎发育过程中发育不良、吸收过度或心内膜垫发育障碍,导致两心房之间存在通路。根据解剖病变的不同可分为原发孔型房间隔缺损(占 5%～10%)、继发孔型房间隔缺损(约占 75%)、静脉窦型房间隔缺损(约占 5%)和冠状动脉窦型房间隔缺损(2%)。小儿时期症状较轻,不少患者到成年后才被发现。

(1)病理生理:出生时及新生儿早期,右心房压力可略高于左心房,出生后随着肺循环血量的增加,左心房压高于右心房,如存在房间隔缺损则出现左向右分流,分流量与缺损大小、两侧心房压力差及心室的顺应性有关。生后初期左、右心室壁厚度相似,顺应性也相近,故分流量不多。随年龄增长,肺血管阻力及右心室压力下降,右心室壁较左心室壁薄,右心室充盈阻力也较左心室低,左向右分流量增加。由于右心血流量增加,舒张期负荷加重,故右心房、右心室增大。肺循环血量增加,压力增高,导致肺循环充血而使患儿易患肺炎,晚期可导致肺小动脉肌层及内膜增厚,管腔狭窄,到成年后出现艾森曼格综合征,左向右分流减少,甚至出现右向左分流,临床出现发绀。

(2)临床表现:

①症状:症状随缺损的大小和肺循环阻力而不同。缺损小者可无症状,仅在体检时闻及杂音而发现此病。缺损大者由于分流量大,使体循环血量减少而表现为乏力、体形瘦长、面色苍白,由于肺循环血量的增多使肺充血,患儿活动后气促、易患呼吸道感染,当哭闹、患肺炎或心力衰竭时,右心房压力可超过左心房,出现暂时性青紫。

②体征:多数患儿在婴幼儿期无明显体征,2～3 岁后心脏增大,前胸隆起,触诊心前区可有右心室收缩的抬举感,心浊音界扩大。听诊第一心音正常或分裂,主要由于二尖瓣关闭音增强所致。通过肺动脉瓣的血流增加,造成肺动脉瓣相对狭窄,胸骨左缘第 2～3 肋间可闻及 Ⅱ～Ⅲ级喷射性收缩期杂音。由于右心室容量增加,收缩时喷射血流时间延长,肺动脉瓣关闭更落后于主动脉瓣,导致宽而不受呼吸影响的第二心音固定分裂。当分流量大时,通过三尖瓣的血流量增多,造成三尖瓣相对狭窄,胸骨左下第 4～5 肋间隙处可闻及舒张期隆隆样杂音。

③并发症:晚期出现肺动脉高压、房性心律失常、三尖瓣或二尖瓣的关闭不全及心力衰竭。感染性心内膜炎较少见。

(3)辅助检查:

①心电图:大多数病例有右心室增大伴有右束支传导阻滞的图形,电轴右偏,P-R 间期延长,V_1 及 V_3R 导联呈 rSr' 或 rsR' 等。实际右束支传导功能仍正常,只是因为右心室扩大导致

传导延时。分流量较大患者 R 波可出现切迹,手术后消失。原发孔型房间隔缺损的病例常见电轴左偏及左心室肥大。一般为窦性心律,年龄较大者可出现交界性心律或室上性心律失常。

②X 线检查:对分流较大的房间隔缺损具有诊断价值。心脏外形轻至中度增大,以右心房及右心室为主,心胸比>0.5。肺脉段突出,肺叶充血明显,主动脉影缩小。X 线透视下可见肺动脉总干及分支随心脏搏动而一明一暗的"肺门舞蹈"征,心影略呈梨形。原发孔型房间隔缺损伴二尖瓣裂缺者,左心房及左心室增大。

③超声心动图:M 型超声心动图可以显示右心房、右心室增大及室间隔的矛盾运动。二维超声可以显示房间隔缺损的位置及大小,结合彩色多普勒超声可以提高诊断的可靠性。多普勒超声可以显示通过房间隔缺损的异常血流,并估测分流量的大小、右心室收缩压及肺动脉压力。年龄较大的肥胖患者经胸超声透声较差时,可选用经食管超声心动图进行诊断。而动态三位超声心动图可以从左心房侧或右心房侧直接观察到缺损的整体形态,观察缺损与毗邻结构的立体关系及其随心动周期的动态变化,有助于提高诊断的正确率。

④心导管检查:当合并肺动脉高压、肺动脉瓣狭窄或肺静脉异位引流时可行右心导管检查。右心导管检查时导管易通过缺损由右心房进入左心房,右心房血氧含量高于腔静脉血氧含量,右心室和肺动脉压力正常或轻度增高,并按所得数据可计算出肺动脉阻力和分流量大小。合并肺静脉异位引流者应探查异位引流的肺静脉。

⑤心血管造影:一般不做心血管造影。造影剂注入右上肺静脉,可见其通过房间隔缺损迅速由左心房进入右心房,显示缺损的位置及大小。

(4)治疗要点:小型继发孔型房间隔缺损在 4 岁内有 15% 的自然闭合率,但其他类型不能自闭。

①手术治疗:房间隔缺损分流量较大的均需手术治疗,宜在儿童期尚未出现并发症前进行修补。反复呼吸道感染、发生心力衰竭或合并肺动脉高压者应尽早手术治疗。

②介入性心导管术:继发孔型房间隔缺损直径≥5mm,缺损边缘至上、下腔静脉,冠状动脉窦、右上肺静脉之间距离≥5mm,至房室瓣距离≥7mm,年龄>2 岁且不合并必须外科手术的其他畸形可选择介入治疗。

3.动脉导管未闭

动脉导管未闭(PDA)为小儿先天性心脏病常见类型之一,占先天性心脏病发病总数的10%。胎儿期动脉导管是血液循环的重要通道,肺动脉的大部分血液通过动脉导管分流入主动脉。出生后,随着首次呼吸的建立,动脉氧分压的增高、肺循环阻力的降低,约 15h 动脉导管即发生功能性关闭,80% 在生后 3 个月解剖性关闭,经数月到 1 年,在解剖学上应完全关闭。若持续开放,血液自主动脉分流入肺动脉而产生病理、生理的改变,即称动脉导管未闭。根据未闭的动脉导管大小、长短和形态不一,一般分为 3 种类型。①管型:导管连接主动脉与肺动脉两端的直径一致;②漏斗型:导管主动脉端较粗,肺动脉端细;③窗型:导管短,但直径很大。

(1)病理生理:出生后动脉导管关闭的机制包括多种因素。在组织结构方面,动脉导管的肌层丰富,含有大量凹凸不平的螺旋状弹性纤维组织,易于收缩闭塞。胎儿期胎盘产生前列腺素维持导管开放,而出生后前列腺素含量下降,体循环中氧分压的增高,强烈刺激动脉导管平滑肌收缩堵闭管腔。此外,自主神经系统的化学解体(激肽类)的释放也能使动脉导管收缩。

未成熟儿动脉导管平滑肌发育不良,更由于其平滑肌对氧分压的反应低于成熟儿,故早产儿动脉导管未闭发病率高,占早产儿的 20%,且伴呼吸窘迫综合征发病率更高。

动脉导管未闭引起的病理生理学改变主要是通过导管引起的分流。分流量的大小与导管的粗细及主动脉、肺动脉的压差有关。由于主动脉在收缩期和舒张期的压力均超过肺动脉,因而血液均自主动脉向肺动脉分流,使肺循环及左心房、左心室血流量明显增加,左心室负荷加重,其排血量达正常时的 2～4 倍。部分患者左心室搏出量的 70% 可通过大型动脉导管进入肺动脉,导致左心房扩大,左心室肥厚扩大,甚至发生充血性心力衰竭。长期大量血流向肺循环的冲击,肺小动脉可有反应性痉挛,形成动力性肺动脉高压;继之管壁增厚、硬化,导致梗阻性肺动脉高压,此时右心室收缩期负荷过重,右心室肥厚甚至衰竭。当肺动脉压力超过主动脉压时,左向右分流明显减少或停止,产生肺动脉血流逆向分流入主动脉,患儿呈现差异性发绀,下半身青紫,左上肢有轻度青紫,右上肢正常。由于主动脉血在舒张期亦流入肺动脉,故周围动脉舒张压下降而致脉压增大。

(2)临床表现:

①症状:临床症状取决于动脉导管的粗细和肺动脉压力的大小。导管口径较细者,分流量小,肺动脉压力正常,临床可无症状,仅在体检时发现心脏杂音。导管粗大者,分流量大,患儿可有喂养困难、生长发育落后,活动后出现疲劳、气急、多汗,易发生反复呼吸道感染及充血性心力衰竭。如合并重度肺动脉高压,即出现青紫,偶因扩大的肺动脉压迫喉返神经,引起声嘶。

②体征:胸骨左缘上方有一连续性"机器"样杂音,占整个收缩期与舒张期,于收缩末期最响,杂音向左锁骨下、颈部和背部传导,当肺血管阻力增高时,杂音的舒张期成分可能减弱或消失。分流量大者因相对性二尖瓣狭窄而在心尖部可闻及较短的舒张期杂音。肺动脉瓣区第二音增强。婴幼儿期肺动脉压力较高,主动脉、肺动脉压力差在舒张期不显著,因而往往仅听到收缩期杂音,当合并肺动脉高压或心力衰竭时,多仅有收缩期杂音。由于舒张压降低,脉压增宽,并可出现周围血管体征,如水冲脉、指甲床毛细血管搏动等。早产儿动脉导管未闭时,出现周围动脉搏动宏大,锁骨下或肩胛间闻及收缩期杂音(偶闻及连续性杂音),心前区搏动明显,肝增大,气促,并易发生呼吸衰竭而依赖机械辅助通气。

③并发症:支气管肺炎、充血性心力衰竭、感染性心内膜炎等是常见的并发症。少见的并发症有感染性动脉炎、肺动脉和动脉导管瘤样扩张、动脉导管钙化及血栓形成。

(3)辅助检查:

①心电图:分流量大者可有不同程度的左心室肥大;P 波双峰或切迹提示左心房肥大;肺动脉压力显著增高者,左、右心室肥厚,在 V_1～V_6 导联表现上下相仿的 RS 波。如出现梗阻性肺动脉高压,可见突出的右心室肥厚。

②X 线检查:动脉导管细者心血管影可正常。大分流量者心胸比率增大,左心室增大,心尖向下扩张,左心房亦轻度增大。肺血增多,肺动脉段突出,肺门血管影增粗。当婴儿有心力

衰竭时,可见肺淤血表现,透视下左心室和主动脉搏动增强。肺动脉高压时,肺门处肺动脉总干及其分支扩大,而远端肺野肺小动脉狭小,左心室有扩大肥厚征象。主动脉结正常或凸出。

③超声心动图:左心房和左心室可见不同程度增大,二维超声心动图可以直接探查到未闭合的动脉导管位置及粗细。彩色多普勒血流显像讨以直接观察分流的大小和方向。

④心导管检查:当肺血管阻力增加或疑有其他合并畸形时有必要施行心导管检查,肺动脉血氧含量较右心室增高表示大动脉水平有左向右分流。心导管检查可进一步明确分流的部位、是否有肺动脉高压以及估计导管的粗细。

⑤心血管造影:逆行主动脉造影对复杂病例的诊断有重要价值,在主动脉根部注入造影剂可见主动脉与肺动脉同时显影,未闭动脉导管也能显影。

(4)治疗要点:

①内科治疗:早产儿动脉导管未闭的处理视分流大小、呼吸窘迫综合征情况而定。症状明显者,需抗心力衰竭治疗,生后1周内使用布洛芬或吲哚美辛治疗,以抑制前列腺素合成,促使导管平滑肌收缩而关闭导管,但对足月儿无效,不应使用。

②外科治疗:

a.手术治疗:手术结扎或切断缝扎导管即可治愈,宜于学龄前期实施。

b.介入性心导管术:选择微型弹簧圈或蘑菇伞堵塞动脉导管,已成为动脉导管未闭首选治疗方法。

但在有些病例中,如完全性大血管转位、肺动脉闭锁、三尖瓣闭锁、严重的肺动脉狭窄中,动脉导管为依赖性者,对维持患婴生命至关重要,此时应该应用前列腺素E以维持动脉导管开放。

4.肺动脉瓣狭窄

肺动脉狭窄为右心室流出道梗阻的先天性心脏病,按狭窄部位的不同,可分为肺动脉瓣狭窄(PS)、漏斗部狭窄、肺动脉干及肺动脉分支狭窄,其中以肺动脉瓣狭窄最常见。单纯性肺动脉瓣狭窄约占先天性心脏病的10%,约有20%的先天性心脏病合并肺动脉瓣狭窄。

(1)病理生理:肺动脉瓣口狭窄使右心室向肺动脉射血遇阻,右心室必须提高收缩压方能向肺动脉泵血,其收缩压提高的程度与狭窄的严重性成比例。收缩期负荷加重,压力增高,导致右心室肥大。但如狭窄严重,右心室代偿失调、右心房压力也增高,出现右心衰竭。如伴有房间隔缺损或卵圆孔未闭,可产生右向左分流而出现青紫。

(2)临床表现:

①症状:轻度狭窄一般无症状,只有在体检时才被发现;狭窄程度越重,症状越明显,主要为活动后有气急、乏力和心悸,生长发育落后。重症狭窄者婴儿期即可有青紫及右心衰竭,大多由于卵圆孔的右向左分流所致,如伴有大型房间隔缺损可有严重青紫,并有杵状指(趾)及红细胞增多,但有蹲踞者很少见。颈静脉有明显的搏动者提示狭窄严重,该收缩期的搏动在肝区亦可触及,但发生心力衰竭时搏动可不显著。

②体征:心前区可较饱满,有严重狭窄伴有心力衰竭时心脏扩大;左侧胸骨旁可触及右心

室的抬举搏动,在心前区搏动弥散,甚至可延伸到腋前线,胸骨左缘第2～3肋间可触及收缩期震颤。听诊第一心音正常,轻至中度狭窄者可以听到收缩早期喀喇音,胸骨左缘上部可闻及喷射性收缩期杂音,向左上胸、心前区、颈部、腋下及背面传导,为本病的特征之一,杂音响度与狭窄程度有关,轻、中度狭窄杂音为Ⅱ～Ⅳ级,重度狭窄可达Ⅴ级,但极重度狭窄时杂音反而减轻。

③并发症:充血性心力衰竭。

(3)辅助检查:

①心电图:心电图表现以右心室肥大为主,其程度依赖于狭窄的严重程度,电轴右偏,右胸前导联将显示R波高耸,狭窄严重时出现T波倒置、ST段压低。P波高耸显示右心房高压、右心房扩大。

②X线检查:肺纹理减少,肺野清晰。轻、中度狭窄时心脏大小正常,重度狭窄时若心功能尚可,心脏仅轻度增大;如有心力衰竭,心脏则明显增大,主要为右心室和右心房扩大。狭窄后的肺动脉干扩张为本病特征性的改变,有时扩张延伸到左肺动脉,但在婴儿期扩张多不明显。

③超声心动图:二维超声心动图可显示肺动脉瓣的厚度、收缩时的开启情况及狭窄后的动脉扩张。多普勒超声可检查心房水平有无分流,更重要的是较可靠地估测肺动脉瓣狭窄的严重程度及跨瓣压力。

④心导管检查:主要用于确诊或排除可能存在的其他心脏合并畸形,测量右心室与狭窄远端压力阶差,了解狭窄的严重程度与部位。右心室压力明显增高,可与体循环压力相等,而肺动脉压力明显降低,心导管从肺动脉向右心室退出时的连续曲线显示明显的无过渡区的压力阶差。

⑤心血管造影:右心室造影可见明显的"射流征",同时可显示肺动脉瓣叶增厚和(或)发育不良及肺动脉总干的狭窄后扩张。

(4)治疗要点:

①内科治疗:轻度肺动脉瓣狭窄不必治疗,需定期随访。严重肺动脉瓣狭窄并伴有发绀的新生儿,可应用前列环素E开放动脉导管或其他措施缓解缺氧,病情稳定后急诊外科治疗。

②外科治疗:

a.手术治疗:对肺动脉瓣膜显著增厚、漏斗部有狭窄或合并其他心脏结构异常时宜及早外科手术治疗。

b.介入性心导管术:经皮穿刺心导管球囊扩张成形术目前在临床应用广泛,成为治疗肺动脉瓣狭窄的首选治疗方法,多数效果良好。

5.法洛四联症

法洛四联症(TOF)是1岁以后小儿最常见的青紫型先天性心脏病,约占所有先天性心脏病的10%。1888年法国医师Etienne Fallot详细描述了该病的病理改变及临床表现,故而得名。法洛四联症由4种畸形组成:①右心室流出道梗阻(肺动脉狭窄);②室间隔缺损;③主动脉骑跨于室间隔;④右心室肥厚。

(1)病理生理:右心室流出道狭窄程度决定了症状出现的早晚、发绀的程度及右心室肥厚的程度。肺动脉狭窄较轻至中度者,可有左向右分流或无分流,此时患者可无明显的青紫(非青紫型法洛四联症);肺动脉狭窄严重时,出现明显的右向左分流,临床出现明显的青紫(青紫型法洛四联症)。右心室流出道的梗阻使右心室后负荷加重,引起右心室的代偿性肥厚。

由于主动脉骑跨于两心室之上,主动脉除接受左心室的血液外,还直接接受一部分来自右心室的静脉血,从而导致动脉血氧饱和度降低而出现青紫。由于右心室流出道梗阻,肺循环血流减少,早期支气管侧支循环和动脉导管可供给肺动脉血流,随着动脉导管的关闭和漏斗部狭窄的逐渐加重,青紫日益明显,并出现杵状指(趾)。由于缺氧,刺激骨髓代偿性产生过多的红细胞,血液黏稠度高,血流缓慢,可引起脑血栓,若为细菌性血栓,则易形成脑脓肿。

(2)临床表现:

①症状:青紫为其主要表现,多见于毛细血管丰富的浅表部位,如唇、指(趾)甲床、球结合膜等,其程度和出现的早晚与肺动脉狭窄程度有关,出生时青紫多不明显,生后 3~6 个月逐渐明显。因组织缺氧,患儿活动耐力下降,年长儿多有蹲踞症状,每于行走、游戏时,常主动下蹲片刻,蹲踞时下肢屈曲,使静脉回心血量减少,减轻了心脏负荷,同时下肢动脉受压,体循环阻力增加,使右向左分流量减少,从而缺氧症状暂时得以缓解;不会行走的小婴儿,竖抱时喜双下肢屈曲、大腿贴腹部,卧位时侧身屈曲、双下肢呈胎儿姿势。婴幼儿在吃奶、哭闹、情绪激动、贫血、感染等诱因作用下可出现阵发性缺氧发作,表现为阵发性呼吸困难、青紫加重,严重者可引起突然昏厥、抽搐,甚至死亡,其原因是在肺动脉漏斗部狭窄的基础上,突然发生该处肌部痉挛,引起一时性肺动脉梗阻,使脑缺氧加重所致。患儿长期处于缺氧环境中,可使指(趾)端毛细血管扩张增生,局部软组织和骨组织也增生肥大,表现为指(趾)端膨大如鼓槌状即杵状指。

②体征:患儿生长发育一般均较迟缓,可见青紫和杵状指(趾)。心前区略隆起,因肺动脉狭窄而出现肺动脉第二心音减弱甚至消失,部分患儿胸骨左缘可听到亢进的第二心音,为主动脉瓣关闭声音。胸骨左缘第 2~4 肋间可闻及Ⅱ~Ⅲ级粗糙喷射性收缩期杂音,此为肺动脉狭窄致右心室流出道血流产生漩涡所形成,一般无收缩期震颤。狭窄极严重者或在缺氧发作时,可听不到杂音。

③并发症:常见的并发症为脑血栓、脑脓肿及感染性心内膜炎。

(3)辅助检查:

①实验室检查:红细胞计数及血红蛋白均增加,且与青紫程度成正比。缺氧发作可因全身缺氧导致代谢性酸中毒。

②心电图:典型病例示电轴右偏,右心室肥大,狭窄严重者往往出现心肌劳损,可见右心房肥大。

③X 线检查:心脏大小一般正常或稍增大,典型者前后位心影呈"靴状",即心尖圆钝上翘,肺动脉段凹陷。上纵隔血管影可因扩大的主动脉弓增宽,肺血减少及肺动脉窄小使肺门区和两侧肺野清晰,透亮度增加。如有丰富的侧支血管形成,肺野可呈纤细网状结构样改变。

④超声心动图:二维超声左心室长轴切面可见到主动脉内径增宽,骑跨于室间隔之上,室

间隔中断,并可判断主动脉骑跨的程度;大动脉短轴切面可见到右心室流出道及肺动脉狭窄,四腔位切面可见右心室、右心房内径增大,左心室内径缩小。彩色多普勒血流显像可显示整个心动周期中血液左右分流情况,严重肺动脉狭窄血管内血流信号不明显。

⑤心导管检:查右心室压力明显增高,与左心室、主动脉压力相等,而肺动脉压力明显降低,心导管从肺动脉向右心室退出时的连续曲线显示明显的压力阶差。心导管较容易从右心室进入主动脉或左心室,说明主动脉右跨与室间隔缺损的存在。导管不易进入肺动脉,说明肺动脉狭窄较重。动脉血氧饱和度水平取决于右向左分流的大小。

⑥心血管造影:典型表现是造影剂注入右心室后可见到主动脉与肺动脉几乎同时显影。右心室造影可显示肺动脉狭窄的部位和程度以及肺动脉分支的形态。左心室造影可显示室间隔缺损的大小、位置以及左心室发育的情况、主动脉骑跨的程度、主动脉弓及头、臂血管有无变异和冠状动脉的走向。

(4)治疗要点:

①一般治疗:平时应经常饮水,及时补液,防治脱水。预防感染,及时给予抗生素以防感染性心内膜炎发生。婴幼儿则需特别注意护理,避免剧烈哭闹、注意保暖、防治低血糖。

②缺氧发作的治疗:发作轻者使其取膝胸位即可缓解,重者应立即吸氧、镇静、建立输液通路,给予静脉注射普萘洛尔,每次 0.1mg/kg,必要时也可皮下注射吗啡,每次 0.1~0.2mg/kg,尽快纠正代谢性酸中毒。经常有缺氧发作者,应注意去除引起缺氧发作的诱因如贫血、感染,尽量保持患儿安静,并长期口服普萘洛尔,经上述处理后仍不能有效控制发作者,应考虑急症外科手术修补。

③外科治疗:尽早行一期根治手术,可以减轻心肌肥厚和纤维化,利于肺动脉、肺泡发育,清除长期缺氧对身体各器官发育的影响。年龄过小、病情严重或肺动脉发育不良、冠状动脉解剖位置不佳的患儿可先行姑息分流手术以增加肺动脉血流,待年长后一般情况改善、肺血管发育好转后,再做根治术。

(三)先天性心脏病患儿的护理

1.护理评估

(1)健康史:

①了解母亲妊娠史,尤其妊娠初期 2~3 个月有无感染史、接触放射线史、用药史及吸烟、饮酒史;母亲是否患有代谢性疾病,家族中是否有先天性心脏病、猝死患者。

②了解发现患儿心脏病的时间,详细询问有无青紫、出现青紫的时间;小儿发育的情况,体重的增加情况,与同龄儿相比活动耐力是否下降,有无喂养困难、声嘶、苍白多汗、反复呼吸道感染,是否喜欢蹲踞、有无阵发性呼吸困难或突然晕厥发作。

(2)身心状况:

①临床表现:右向左分流先天性心脏病患儿生后即可出现青紫,在吃奶、哭闹时可出现气促或青紫加重,婴儿常喜欢大人抱起、双下肢屈曲,年长儿有蹲踞症状,严重者因缺氧加重可出现晕厥或抽搐。左向右分流先天性心脏病患儿症状取决于分流量大小,分流量小者可无症状,大

量分流者多有生长发育落后、喂养困难、乏力、气促、声嘶，活动或剧烈哭闹可出现青紫，易反复患呼吸道感染，如出现长时间发热警惕感染性心内膜炎。

体格检查时注意精神状态、生长发育情况，观察皮肤黏膜有无发绀及发绀程度，有无呼吸急促、呼吸困难、肺内湿啰音、肝大、水肿，视诊心前区有无隆起，触诊心脏有无震颤，叩诊心界大小，听诊心脏杂音的位置、时间、性质和程度，特别要注意肺动脉瓣第二心音是增强或减弱，有无心音分裂。有无周围血管征、杵状指。

②辅助检查：

a.心电图：是评估心脏电活动的最简便方法。可以了解心律情况、有无心室肥厚、心肌缺血。

b.X线检查：能显示心脏和大血管的轮廓、位置和大小，肺内血管粗细及走行。先天性心脏病患儿多有心影增大或异常，左向右分流型肺纹理增重，右心室流出道梗阻伴有右向左分流肺纹理减少。

c.超声心动图：能精确地显示心脏解剖结构与评估心脏功能。

d.心导管检查：通过外周血管插入各种功能导管至心腔及大血管，检测生理指标或进行造影，对重症及复杂性先天性心脏病有重要意义。

③心理社会评估：评估患儿是否因患先天性心脏病生长发育落后，正常活动、游戏、学习是否受到不同程度的限制和影响而出现抑郁、焦虑、自卑、恐惧等心理。评估患儿及家长对疾病的病因和防护知识的了解程度，家庭环境和家庭经济情况。了解家长是否因本病的检查和治疗比较复杂、风险较大、预后难以预测、费用高而出现焦虑和恐惧等。

2.护理诊断/合作性问题

(1)活动无耐力：与体循环血流量减少或血氧饱和度下降有关。

(2)营养失调：低于机体需要量：与喂养困难及体循环血量减少、组织缺氧有关。

(3)生长发育迟缓：与心脏结构及功能的异常情况有关。

(4)焦虑/恐惧：与疾病的威胁和对手术担忧，对环境或治疗过程陌生有关。

(5)有感染的危险：与肺血增多及心内血流冲击致心内膜损伤有关。

(6)潜在并发症：心力衰竭、感染性心内膜炎、脑血栓。

3.护理目标

(1)患儿活动量得到适当的限制，能满足基本生活所需。

(2)患儿获得充足营养，不发生营养不良。

(3)患儿心脏内分流及青紫得到有效控制，生长发育水平不落后于同龄儿。

(4)患儿及家长能获得疾病相关知识和心理支持，表达自己的感受，较少出现焦虑/恐惧，配合治疗。

(5)患儿不发生反复呼吸道感染或感染性心内膜炎。

(6)患儿无并发症发生或发生时能及时发现，得到适当处理。

4.护理措施

（1）一般护理：

①建立合理的生活制度：安排好患儿作息时间，保证充足的睡眠、休息，根据病情安排适当的活动量。轻型无症状者应与正常儿童一样生活，有症状患儿应限制活动，避免情绪激动和剧烈哭闹，减少心脏负担；重型患儿应卧床休息。护理操作集中进行，动作轻柔，减少疼痛。

②供给充足营养，合理喂养：提供高蛋白、维生素丰富、易消化的食物以及适量的蔬菜类粗纤维食品。有水肿时应根据病情采用低盐或无盐饮食，右向左分流型先天性心脏病患儿应补充充足的水分，预防血液黏稠形成血栓。重型患儿存在喂养困难，可少食多餐，亦可采用滴管哺养，以免导致呛咳、呼吸困难等，必要时予以静脉补充营养。喂乳后取右侧卧位，以免呕吐、窒息。

③预防感染：与其他感染性疾病患儿分开收治，以免交叉感染，保持病室内空气新鲜，温度、湿度适宜，注意体温变化，随时增减衣服，避免受凉引起呼吸系统感染。做小手术（如拔牙、扁桃体切除术）时，应给予抗生素预防感染，防止感染性心内膜炎的发生，一旦发生感染应积极治疗。仔细观察患儿口腔黏膜、皮肤有无充血及破损，每日做口腔护理 2 次。

（2）对症护理：

①心力衰竭护理：保持病室和患儿安静，避免哭闹，保持大便通畅，低盐饮食，记录出入量。吸氧，取半卧位，严格控制输液量和速度（每小时＜5mL/kg），遵医嘱应用强心药物及利尿药。

②缺氧发作护理：法洛四联症患儿因哭闹、进食、活动、排便等引起缺氧发作，一旦发生可立即置于膝胸卧位，吸氧，通知医师，并做好应用普萘洛尔、吗啡和纠正酸中毒等准备，配合抢救。

③高黏滞血症护理：右向左分流先天性心脏病患儿，由于血液黏稠度高，易形成血栓，发热、多汗、吐泻时体液量减少，加重血液浓缩，有造成重要器官栓塞的危险，因此应注意多饮水，必要时静脉输液。

（3）病情观察：监测患儿生命体征、心率、心律、心脏杂音的变化及肝大小、青紫的程度。发现患儿心率增快、呼吸困难、端坐呼吸、咳泡沫样痰、水肿、肝大等心力衰竭的表现，及时报告医师。如发热时间超过 1 周应警惕发生感染性心内膜炎。青紫型先天性心脏病患儿出现意识改变、抽搐、肢体运动障碍等考虑脑血栓形成。

（4）心理护理：

①鼓励父母陪伴患儿，预防分离性焦虑。

②理解患儿因不舒适、环境陌生及治疗性痛苦而哭闹；态度和蔼、关心爱护患儿，建立良好的护患关系。

③尽量避免侵入性或增加疼痛的操作，用患儿能够理解的方式解释治疗和创伤性操作，鼓励患儿用合理方式表达自己的感受。

④对家长和年长患儿解释病情，说明相关检查、治疗的注意事项，介绍心脏外科手术的进展及同类疾病治愈的病例，使他们了解本病可以通过手术治愈或部分矫治，以解除其焦虑。

(5)健康教育：

①向患儿家长介绍有关先天性心脏病的知识,如讲解疾病的病因、主要表现和转归,心导管检查、介入治疗或手术的意义和注意事项。

②预防感染:指导家长及患儿有关预防感染的方法,接触患儿前后要洗手;养成良好的卫生习惯,减少去人多场所,外出时戴口罩,并随天气变化及时增减衣物。居室应勤通风,保持清洁。注意体温变化,如有感冒、腹泻、牙龈炎、扁桃体炎、不明原因发热等,应及时就医。平时多加强体格锻炼,多饮水,以增强小儿抗病能力。

③提供营养:指导家长给予营养价值高、清淡易消化的乳类、瘦肉、鱼虾等食品,可适当吃些水果、蔬菜,少食多餐,耐心喂养,控制零食和饮料的摄入。病症复杂、心功能低下及有充血性心力衰竭者,应少食盐。

④做好出院健康指导及预防宣传:指导患儿及家长根据病情建立合理的生活制度和活动量,维持营养,合理用药,预防感染和并发症。掌握观察病情变化的知识。心功能较好者可按时预防接种。定期到医院复查,使患儿能安全达到适合手术的年龄。

5.护理评价

(1)患儿活动量能满足基本生活需要,活动耐力增加。

(2)患儿营养状况良好。

(3)患儿生长发育水平达同龄儿正常标准。

(4)患儿及家长了解本病的有关知识,焦虑、恐惧情绪减轻。

(5)患儿体温正常。

(6)患儿无支气管肺炎、心力衰竭等并发症。

(四)心导管检查及介入治疗患儿的护理

1.术前护理

(1)协助患儿完成心脏超声、心电图、X线胸片、交叉配血等各项检查。做好患儿的心理护理,消除其紧张情绪。

(2)测量并记录身高、体重、心率、血压、血氧饱和度,做好皮肤护理,术前1d清洁手术区域、备皮。

(3)做青霉素及碘过敏试验,并将结果记录到医嘱单上。如结果阳性报告医师。

(4)术前禁食水4～6h,建立静脉通道,按医嘱完成术前用药及静脉补液,避免发生脱水。

2.术中护理

(1)在导管室备好除颤仪、呼吸机、吸痰器、监护仪等抢救器材、监护设备,保证其运转正常。抢救车内急救药物齐全,必要时将急救药物抽入注射器内备用。

(2)密切监测生命体征,遵医嘱给药。

3.术后护理

(1)严密观察生命体征,尤其心率、血压、血氧饱和度。

(2)术后去枕平卧,头偏向一侧,以免发生呕吐误吸。

（3）青紫型先天性心脏病患儿注意补足液量，防止血液浓缩。完全清醒后可少量饮水，无呛咳和呕吐者开始进食。

（4）卧床休息 12～24h，穿刺部位点式压迫 2h，同时观察穿刺部位有无出血、肿胀、疼痛。观察肢端皮肤颜色、温度及足背动脉搏动强弱，注意有无血栓形成。

（5）密切观察先天性心脏病介入治疗可能出现的并发症如封堵器脱落、心律失常、心脏压塞等，做好紧急抢救的准备。

（6）做好出院指导。介入治疗 1 个月内避免剧烈活动及剧烈哭闹。1 个月、3 个月、6 个月、12 个月来院复查心电图、X 线胸片、心脏超声。房间隔缺损和室间隔缺损患儿术后口服阿司匹林抗凝治疗，共 6 个月，并建议坚持长期随访。

三、病毒性心肌炎

病毒性心肌炎是病毒侵犯心脏所致，临床表现以心肌炎性病变为主，有的可伴有心包炎和心内膜炎，症状轻重不一，多数预后良好，重症可发生心力衰竭、心源性休克，甚至猝死。

（一）病因及发病机制

引起心肌炎的病毒有柯萨奇病毒、埃可病毒、脊髓灰质炎病毒、腺病毒、乙型肝炎病毒、流感和副流感病毒、麻疹病毒、单纯疱疹病毒及流行性腮腺炎病毒等。其中以柯萨奇病毒乙组（1～6 型）最常见（占43.6%），其次为腺病毒（占 21.2%）和埃可病毒（占 10.9%）。其具体机制尚不完全清楚，一般认为与病毒及其毒素早期直接侵犯心肌细胞和病毒感染后变态反应或自身免疫参与有关。

（二）临床表现

根据病程将病毒性心肌炎分为急性病毒性心肌炎和慢性病毒性心肌炎两种。急性病毒性心肌炎患儿病前数日或 1～2 周有轻重不等的呼吸系统和胃肠道前驱症状。轻型病例一般无明显症状。典型病例常诉心前区不适、胸闷、心悸、头晕及乏力等。体征有心脏轻度扩大、心动过速、心律失常、第一心音低钝及奔马律，一般无明显器质性杂音，伴心包炎者可听到心包摩擦音。危重病例可发生心力衰竭、晕厥或突然出现心源性休克，在数日内死亡。反复出现心力衰竭、心脏明显扩大、严重心律失常或发生栓塞者预后很差。慢性病毒性心肌炎多由急性病毒性心肌炎迁延而来，也可无急性病史；主要表现是反复发作的心律失常或心力衰竭，进行性心脏扩大，心电图改变难以恢复，X 线心影持续扩大，病程多在 1 年以上。

（三）实验室检查

1.心电图检查

可有 QRS 波群低电压，ST 段偏移和 T 波低平、双向或倒置。重症病例出现 Q-T 间期延长，窦房结、房室或室内传导阻滞。室性期前收缩最常见。患儿可有阵发性心动过速、心房扑动或颤动。以上改变并非特异，但极为常见，是临床护理评估的重要依据。

2.血清酶的测定

病程早期血清门冬氨酸氨基转移酶（AST）、肌酸激酶（CK）及其同工酶、乳酸脱氢酶

(LDH)均升高。

3.X 线检查

轻症者心影正常,若合并心包积液、心力衰竭或反复迁延不愈者心脏搏动减弱,心影增大。

4.病原学检查

可取咽拭子、血液、心包液、粪便分离病毒,但需结合血清抗体测定才有意义。病程早期血清中特异性 IgM 抗体滴度在 1:128 以上具有诊断意义;聚合酶链反应(PCR)具有快速、操作简单、灵敏度高、特异性强等优点;早期可在活检组织和血液标本中查到病毒核酸。此外,可应用免疫荧光技术及免疫电子显微镜检查等方法证实某一型病毒的存在。

(四)治疗原则

本病目前尚无特殊治疗,主要原则是减轻心脏负荷,抗病毒治疗,改善心肌代谢及心功能,促进心肌修复。

1.维生素 C 及能量合剂的应用

急性期维生素 C 100～200mg/kg 静脉注射,每日 1 次,疗程 1 个月;能量合剂及 1-6,二磷酸果糖静脉点滴,持续 2～3 周。

2.肾上腺皮质激素的应用

病程早期及轻症病例不主张用,临床用于治疗心源性休克、严重心律失常、心力衰竭等。常用氢化可的松每日 15～20mg/kg 或地塞米松每日 0.2～0.4mg/kg。

3.控制心力衰竭

常用地高辛、西地兰,一般用有效剂量的 1/2～1/3 即可。

4.抗病毒治疗

可以选用干扰素、病毒唑(利巴韦林)、更昔洛韦等。

(五)护理评估

1.健康史

详细询问患儿发病诱因,特别是近期呼吸道、消化道病毒感染史和传染病接触史,注意有无发热、心前区不适、胸闷、心悸、乏力、饮食、睡眠及活动耐力情况。

2.身体状况

测量患儿体温、血压,检查患儿精神状态,有无面色苍白、多汗、青紫、气急、水肿、皮肤花纹改变、四肢厥冷症状,注意听诊心率、心音强弱、有无心律失常。

3.心理-社会因素

本病的预后主要取决于患儿心肌病变的轻重;治疗是否及时、科学;有无足够的休息。多数患儿预后良好,极少数转为慢性;暴发型若能度过急性期,经合理治疗后预后亦比较好。因此应注意评估患儿及其家长对本病的了解程度,能否配合医院的治疗和护理要求,是否具有焦虑及恐惧等心理,家庭经济情况如何。

（六）护理诊断

1.活动无耐力

活动无耐力与心肌受损、收缩无力有关。

2.潜在并发症

心律失常、心力衰竭、心源性休克。

（七）护理措施

1.减轻心脏负荷

减轻心脏负荷其主要手段是休息。有心功能不全及心脏扩大患者应绝对卧床至心功能改善、心脏大小恢复正常,逐渐恢复活动量以不出现心悸为宜。一般急性期休息到退热后 3～4 周,总休息时间为 3～6 个月。饮食宜高营养、易消化、低盐、避免刺激性食物及暴饮暴食。

2.严密观察病情,及时发现并处理并发症

密切观察并记录患儿心率、脉搏的强弱和节律,注意体温、呼吸、血压及精神状态的变化。对严重心律失常者应持续进行心电监护。若发现患儿出现多源性期前收缩、室性期前收缩、完全性房室传导阻滞、心动过速、心动过缓应立即报告医生并采取紧急措施。

3.对症及用药护理

(1)胸闷、气促者应给予吸氧。

(2)烦躁不安者可根据医嘱给镇静剂。

(3)心力衰竭患儿,静脉用药时注意控制滴注速度和量,以免加重心脏负荷。

(4)心源性休克患儿应及时扩充血容量。

(5)应用洋地黄类药物时应密切观察并记录患儿心律、心率。

4.健康教育

对患儿及其家长介绍本病的治疗原则及预后,使患儿及其家长减少焦虑及恐惧心理;强调患儿休息的重要性及预防呼吸道、消化道感染的常识,流行病期间尽量少到公共场所;心律失常患儿,应使其了解常用抗心律失常药物的名称、剂量、用药时间及不良反应,出院后定期到门诊复查。

参考文献

[1]陈茂君,蒋艳,游潮.神经外科护理手册[M].2 版.北京:科学出版社,2021.

[2]胡秀英.老年护理手册[M].2 版.北京:科学出版社,2020.

[3]李丽,虞玲丽.急危重症护理查房[M].北京:化学工业出版社,2020.

[4]关玉霞,杨晓艳,郭芝学.护理基础教程[M].北京:中华医学电子音像出版社,2020.

[5]李玲.老年护理学[M].北京:北京大学医学出版社,2020.

[6]段慧琴,田洁.儿科护理[M].2 版.北京:科学出版社,2020.

[7]吴欣娟,李庆印.临床护理常规[M].北京:中国医药科技出版社,2020.

[8]郭莉.手术室护理实践指南[M].北京:人民卫生出版社,2020.

[9]孙桂菊.护理营养学[M].2 版.南京:东南大学出版社,2020.

[10]杨术兰,田秀丽.老年护理与保健[M].北京:中国医药科技出版社,2019.

[11]魏碧蓉.助产学[M].2 版.北京:人民卫生出版社,2019.

[12]黄琴.老年护理指南[M].上海:学林出版社,2019.

[13]吴惠平,付方雪.现代临床护理常规[M].北京:人民卫生出版社,2018.

[14]黄金月,夏海鸥.高级护理实践[M].3 版.北京:人民卫生出版社,2018.

[15]徐波,陆宇晗.肿瘤专科护理[M].北京:人民卫生出版社,2018.

[16]张玉兰,王玉香.儿科护理学[M].4 版.北京:人民卫生出版社,2018.

[17]郝群英,魏晓英.实用儿科护理手册[M].北京:化学工业出版社,2018.

[18]吴欣娟.外科护理学[M].6 版.北京:人民卫生出版社,2017.

[19]张波.急危重症护理学[M].4 版.北京:人民卫生出版社,2017.

[20]于卫华.护理常规[M].北京:中国科学技术大学出版社,2017.

[21]王丽芹,池迎春,陈叶蕾.儿科护理细节管理[M].北京:科学出版社,2017.

[22]张仲景.老年护理学[M].4 版.北京:人民卫生出版社,2017.

[23]黄人健,李秀华.儿科护理学高级教程[M].北京:中华医学电子音像出版社,2016.